MUDRAS For Healing and Transformation
ムドラ全書

SECOND EDITION / COPYRIGHT © 2014 BY INTEGRATIVE YOGA THERAPY
TRANSLATION FROM THE ENGLISH LANGUAGE EDITION OF:
MUDRAS FOR HEALING AND TRANSFORMATION:
BY JOSEPH AND LILLIAN LE PAGE

ALL RIGHTS RESERVED. EXCEPT FOR USE IN A REVIEW, THE REPRODUCTION
OR UTILIZATION OF THIS WORK IN ANY FORM OR BY AN ELECTRONIC,
MECHANICAL, OR OTHER MEANS, NOW KNOWN OR HEREAFTER INVENTED,
INCLUDING XEROGRAPHY, PHOTOCOPYING, AND RECORDING, AND IN ANY
INFORMATION STORAGE AND RETRIEVAL SYSTEM, IS FORBIDDEN WITHOUT
THE WRITTEN PERMISSION OF THE PUBLISHER.
PRINTED IN THE UNITED STATES OF AMERICA.

INTEGRATIVE YOGA THERAPY WEBSITE: WWW.IYTYOGATHERAPY.COM

ILLUSTRATIONS BY SERGIO REZEK AND CARLOS EDUARDO BARBOSA
GRAPHIC DESIGN BY ALAN PEDRO

ムドラ全書

108種類のムドラの意味・効能・実践手順

共 著
ジョゼフ・ルペイジ、リリアン・ルペイジ
Joseph and Lilian Le Page

訳者
小浜 杏

目次

はじめに／ムドラの宇宙 1

本書の使用法 3

本書のアイコンの説明 6

I 入門編ムドラ

第1章　ハスタ・ムドラ 9
1. カニシュタ・ムドラ　　　　10
2. アナーミカー・ムドラ　　　12
3. マディヤマ・ムドラ　　　　14
4. タルジャニー・ムドラ　　　16
5. アングシュタ・ムドラ　　　18
6. ハーキニー・ムドラ　　　　20

第2章　シャリーラ・ムドラ 23
7. カニシュタ・シャリーラ・ムドラ　24
8. マディヤマ・シャリーラ・ムドラ　26
9. ジェシュタ・シャリーラ・ムドラ　28
10. プールナ・スワラ・ムドラ　30

第3章　メルダンダ・ムドラ 33
11. アディ・ムドラ　　　　　　34
12. アド・メルダンダ・ムドラ　36
13. メルダンダ・ムドラ　　　　38
14. ウールドヴァム・メルダンダ・ムドラ 40

第4章　5つのコーシャのムドラ 42
15. プリティヴィ・ムドラ　　　44
16. ヴィッタム・ムドラ　　　　46
17. プールナ・フリダヤ・ムドラ　48
18. チッタ・ムドラ　　　　　　50
19. ハンシー・ムドラ　　　　　52

II アンナマヤ・コーシャ（食物鞘）

第5章　健康上の問題に効くムドラ 54
20. ルーパ・ムドラ　　　　　　56
21. アヌダンディ・ムドラ　　　58
22. マツヤ・ムドラ　　　　　　60
23. アパナヤナ・ムドラ　　　　62
24. ヴァールナ・ムドラ　　　　64
25. ヨニ・ムドラ　　　　　　　66
26. シャーンカ・ムドラ　　　　68

27. トリムールティ・ムドラ　　70
28. プーシャン・ムドラ　　　　72
29. ブラフマー・ムドラ　　　　74
30. ミーラ・ムドラ　　　　　　76
31. ヴァーヤン・ムドラ　　　　78
32. アパーナ・ヴァーユ・ムドラ　80
33. マハーシールシャ・ムドラ　82
34. ガルダ・ムドラ　　　　　　84
35. ヴァジュラプラダマ・ムドラ　86
36. パーラ・ムドラ　　　　　　88
37. ヴィヤーナ・ヴァーユ・ムドラ　90
38. ブラーマラ・ムドラ　　　　92
39. マニ・ラトナ・ムドラ　　　94

第6章　五大元素のムドラ 96
40. ブー・ムドラ　　　　　　　98
41. ジャラ・ムドラ　　　　　100
42. スーリヤ・ムドラ　　　　102
43. ヴァーユ・ムドラ　　　　104
44. アーカーシャ・ムドラ　　106
45. ダルマ・プラヴァルタナ・ムドラ 108

第7章　アーユルヴェーダの癒しのムドラ .. 110
46. アチャラ・アグニ・ムドラ　112
47. アバヤ・ヴァラダ・ムドラ　114
48. ジャラーシャヤ・ムドラ　116
49. ラトナ・プラバー・ムドラ　118

III プラーナマヤ・コーシャ（生気鞘）

第8章　プラーナ・ヴァーユのムドラ 120
50. アパーナ・ムドラ　　　　122
51. プラーナ・ムドラ　　　　124
52. マータンギー・ムドラ　　126
53. リンガ・ムドラ　　　　　128
54. アヌシャーサナ・ムドラ　130

第9章　チャクラのムドラ 132
55. チンマヤ・ムドラ　　　　134
56. スワディシュターナ・ムドラ　136
57. ヴァジュラ・ムドラ　　　138
58. パドマ・ムドラ　　　　　140
59. カーリー・ムドラ　　　　142

60. トリシューラ・ムドラ......144
61. アナンタ・ムドラ......146
62. ダルマ・チャクラ・ムドラ......148

第10章　ナーディのムドラ......150
63. イダー・ムドラ......152
64. ピンガラ・ムドラ......154
65. シャカタ・ムドラ......156

IV　マノマヤ・コーシャ（意思鞘）

第11章　保護と安全性のムドラ......158
66. ヴァイカーラ・ムドラ......160
67. スワスティ・ムドラ......162
68. グプタ・ムドラ......164
69. ガネーシャ・ムドラ......166

第12章　回復のムドラ......168
70. ドヴィムカム・ムドラ......170
71. クールマ・ムドラ......172
72. プラニダーナ・ムドラ......174
73. ウシャス・ムドラ......176

V　ヴィジュニャーナマヤ・コーシャ（理智鞘）

第13章　八支則のムドラ......178
74. カポタ・ムドラ......180
75. サンプタ・ムドラ......182
76. ハスタプラ・ムドラ......184
77. クベラ・ムドラ......186
78. プシュパーンジャリ・ムドラ......188
79. ヴィシュッダ・ムドラ......190
80. チャトゥルムカム・ムドラ......192
81. ムシュティカーム・ムドラ......194
82. サークシー・ムドラ......196
83. チン・ムドラ......198
84. ムールティ・ムドラ......200
85. ディールガ・スワラ・ムドラ......202
86. イーシュヴァラ・ムドラ......204
87. アビシェカ・ムドラ......206
88. ダルマダートゥ・ムドラ......208
89. マンダラ・ムドラ......210

第14章　精神覚醒のムドラ......212
90. シヴァリンガム・ムドラ......214
91. シューンヤ・ムドラ......216
92. パッリ・ムドラ......218
93. アーヴァーハナ・ムドラ......220
94. カルナー・ムドラ......222
95. プールナ・ジュニャーナム......224
96. ヴァラーカム・ムドラ......226
97. シャクティ・ムドラ......228
98. ウッタ―ラボディ・ムドラ......230
99. カーレシュヴァラ・ムドラ......232

VI　アーナンダマヤ・コーシャ（歓喜鞘）

第15章　瞑想のムドラ......234
100. プラージュナ・プラーナ・クリヤー......236
101. メダー・プラーナ・クリヤー......238
102. ジュニャーナ・ムドラ......240
103. ディヤーナ・ムドラ......242
104. バイラヴァ・ムドラ......244

第16章　祈りと帰依のムドラ......246
105. フリダヤ・ムドラ......248
106. アーダーラ・ムドラ......250
107. テジャス・ムドラ......252
108. アンジャリ・ムドラ......254

VII　付録

付録A
主なヨガのポーズを助けるムドラ......256

付録B
主なプラーナヤーマを助けるムドラ......259

付録C
マントラの詠唱を助けるムドラ......266

付録D
ムドラの核となる特性......262

付録E
ムドラと健康上の問題......263

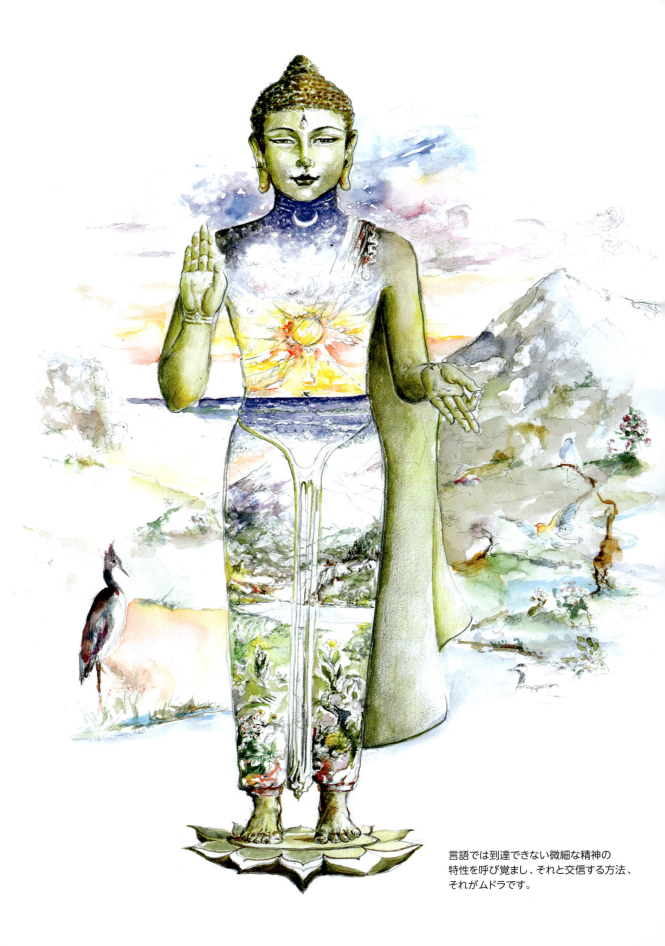

言語では到達できない微細な精神の
特性を呼び覚まし、それと交信する方法、
それがムドラです。

はじめに

ムドラの宇宙

ムドラとは、体の健康や心のバランス、そして精神的な覚醒を促してくれる、手や顔や体を使ったジェスチャーのことです。サンスクリット語の「mudrá」には、「身ぶり、印、態度、特性」などの意味があります。それぞれの印相の特性に応じた、心のあり方や精神的な態度を喚起してくれるジェスチャー、それがムドラです。ムドラは「喜び」や「魅力」を意味する「mud」と、「引きだす」を意味する「rati」が組み合わさってできた言葉です。つねにそこにあり、あとはただ目覚めるのを待っている私たちの内なる喜びや魅力を、ムドラは引きだしてくれるのです。

ムドラと聞くと、2000年以上前から印相を使用し精神世界を伝承してきた、インド固有のものというイメージがあります。しかし印相そのものは、世界中の様々な宗教に見られます。キリスト教も例外ではなく、イエスはしばしば特定の手の仕草をした姿で描かれます。世界共通の印相もあり、胸の前で両手を合わせる敬虔な祈りのポーズは、その代表でしょう。インドの精神世界では、これをアンジャリ・ムドラ（合掌）と呼びます。

ムドラの起源と進化

私たちは日々、身ぶりや手ぶりといったボディランゲージを使っています。腕組みは防御の姿勢です。頭を垂れるのは悲しいからかもしれません。こぶしを握りしめるのは怒りの現れです。両手の指先を合わせるのは考えこむとき、眉を上げるのは驚いたときです。私たちはこうした身ぶりで、しばしば無意識に、気分や意図や態度を非言語的に伝えています。

一方、手や顔や体のジェスチャーが、特定の精神的態度を呼び起こすために意識的に使われるとき、それはムドラと呼ばれます。統合や無限性などの微細な性質は、言語ではうまく言い表せなくても、ムドラを使えば完璧に表現できます。霊性の最も古い様式の一つであるシャーマニズムでは、音や動作、そして手や顔や体のジェスチャーが、宇宙の深遠で聖なるエネルギーを呼びさますのに使われます。シャーマンがそのエネルギーを伝える儀式にも、健康や癒しや霊的なつながりを助けるものとして、ジェスチャーが欠かせません。世界には様々なシャーマニズムが存在しますが、インドでは、創造の聖なる源と一体化したいという強い欲求が、完成度の高い一大体系にまで進化しました。その体系の一端を担うのがムドラです。

古代インドの偉大な聖者たちは、瞑想を通じて、創造の源との深い精神的結合の境地を極めようとしました。その瞑想状態の一つの現れとして、自然派生的にムドラが生まれます。やがてムドラは、リシが瞑想状態を追体験し、新たに加わった門弟とも体験を分かち合うための手段として使われるようになりました。古

代の聖者が瞑想体験のうちに悟った究極の知恵とは、あらゆる二元性を超越する「統合」の思想です。「統合」とは、認識力、無限性、統一性、慈悲心など、様々な心の特性を経たのちに到達される至高の境地です。こうした個々の特性を呼び覚まし、統合の世界的な地平へと自然に導いてくれる手段、それがムドラなのです。

インドの絵画や彫刻に見られる神々は、それぞれ異なる精神的な特性を体現しています。神々の多くは、その特性を反映したムドラや、その特性と関わりのあるムドラを結んだ姿で描かれます。ムドラを結んだ神々の像がこれほど多く存在することでも、インドで発展した思想体系におけるムドラの重要性がわかります。ムドラを結んだ像のなかでも最古の部類に入るのが、古いものは約2000年前にまで遡る、エローラ石窟群やアジャンタ石窟群の仏像や仏画です。

インドでタントラ教が隆盛を誇った5世紀から15世紀の間に、ムドラは現在知られているような完成形にまで発展しました。タントラ教では、身体を精神の住まう聖域であり、神の小宇宙であるとみなします。生身の肉体を魂の神殿へと変貌させるためには、複雑な儀式が必要でした。その際に用いられたのが、聖なる言葉であるマントラであり、神聖な幾何学的図形であるヤントラであり、多種多様なムドラだったのです。

身体を肯定的に捉えるタントラ教の考え方をもとに、11世紀初頭にハタ・ヨガの手法が生みだされました。ハタ・ヨガでは、精神を発展させ、やがては魂の解放へと至る主要な手段として、身体を用います。ハタ・ヨガの教典には、ヨガの実践が「支則」と呼ばれる段階ごとの枠組みで解説されていますが、ムドラもこの支則の一つです。これら教典内の数多くの節でムドラが言及されていることでも、ムドラの重要性は明らかです。その好例が、17世紀に書かれたハタ・ヨガの教典『ゲーランダ・サンヒター』の第100節でしょう。

「これより他にそなたに伝えることなどあろうか？　［精神の旅路において］迅速な成功を収めるのに、ムドラほど適したものはこの世にないのだ」

絵画や彫刻、タントラ教の儀式、ハタ・ヨガの教典でムドラが重要視されてきたことからもわかるように、インド哲学の発展全般において、ムドラは重要な役割を果たしてきたのです。

手のムドラは特別な意味を持つ

ムドラには、いくつかの種類があります。シャンバヴィ・ムドラ（〈第三の目〉を見るように両目を上に向ける）のような顔のジェス

はじめに　ムドラの宇宙　　　1

チャーは、微細な精神エネルギーを覚醒させるのに役立ちます。ハタ・ヨガの
ポーズによく似た、全身を使ったムドラもあります。半肩立ちに似たヴィパリタ・
カラニ・ムドラなどです。全身のムドラは、微細なエネルギーの流れを長期間
に渡って強め、維持する効果があります。インドの古典舞踊においても、踊りご
との真髄や情感を呼び起こすのに、こうしたムドラが大々的に使われています。

　舞踊において、また癒やしと覚醒の手段としても、最もよく使われているのは
手のムドラです。本書の主題である手のムドラは、以下のような理由から、ムド
ラの中でも特に重きを置かれています。

- 感覚神経と運動神経の末端が多く集まる指は、脳や体の各部位と直接つながるための強力な媒体となるため。
- 繊細で巧みな動作が可能な手と指は、より広く心や精神の特性を目覚めさせる可能性を秘めているため。
- 5本の指は昔から五大元素と結びつけられており、指で印を結ぶことで五大元素のバランスを安定させ、心と体を最大限に健康にする可能性が広がるため。
- 手そのものを健やかにする手のムドラは、節度を守って規則正しく行うことによって、関節炎の予防や治療に効果が期待できるため。

ムドラの「核となる特性」

　「核となる特性」とは、ムドラで呼び覚まされる、私たちに本来備わっている
好ましい性質のことです。核となる特性は、私たちのより深いところに潜在的
に眠り、目覚めるのを待っている、精神の真髄を反映しています。ムドラは、こ
うした特性を解き放つ強力な鍵となってくれます。サンスクリット語のムドラ名
を見れば、そのムドラと関連した核となる特性がわかったり、推察できたりしま
す。たとえば、「形」を意味するルーパの字を冠するルーパ・ムドラは、安定性
と身体感覚を高めてくれます。「長い息」を意味するディールガ・スワラを冠す
るディールガ・スワラ・ムドラは、胸郭と肺を最大限に膨らませ、肺活量を増や
してくれます。

　インドの神々の名を擁するムドラも多くありますが、こうしたムドラは、その神
や女神が体現している「核となる特性」に働きかけます。たとえば、富の神であ
るクベラの名を持つクベラ・ムドラは、私たちの内なる自尊心を高めてくれます。
障害の除去と保護を司る神、ガネーシャの名を擁したガネーシャ・ムドラは、深
い信頼感と守られているという実感をもたらしてくれます。

　ここでムドラが呼び覚ます「核となる特性」を強調するわけは、ムドラは印を結
ぶこと自体が目的ではなく、疾患を治療する特効薬でもないことをわかって頂きたい
からです。ムドラは、本来だれもが備えている好ましい性質を解き放ち、健康と癒
やしと覚醒に至る旅路を支えてくれる手段なのです。

ヨガの伝統をじかに体験する手段としてのムドラ

　本書では手のムドラを、5つのコーシャ(鞘)、五大元素、7つのチャクラ、八
支則といった、ヨガの思想体系の最も肝要な部分を極めるための手段とみなし
ています。ムドラの助けを借りながらこれらを探究すれば、ヨガをすばやく、よ
り直感的に理解できるようになり、健康や癒やしや覚醒への働きかけもいっそう
強化されます。ムドラの力強い支えによって、存在のあらゆる領域に潜在的に
眠る、ヨガの深遠な知恵がおのずと目覚め、統合されていくことでしょう。

健康と癒やしを得る手段としてのムドラ

　存在の全ての層においてバランスと調和を促すムドラの力は、健康と癒やし

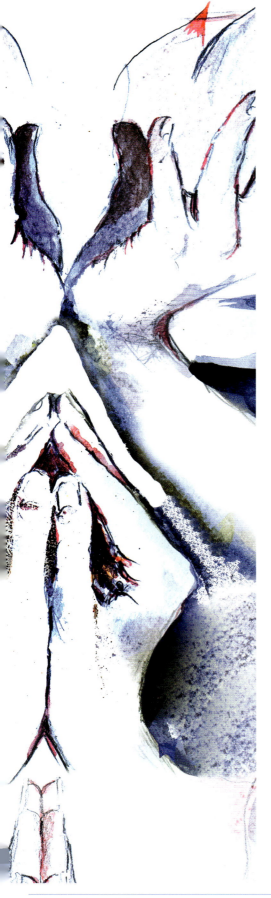

を支える大きな柱となります。身体面においては、ムドラの助けで体の特定の部位に呼吸と意識を向けることで、認知力が強まり、よりたやすく体の発するメッセージをとらえ、それに応えられるようになります。また、ムドラには呼吸をよりよく調える働きもあります。印を結ぶと、ムドラ自体が呼吸を導き、たちどころに呼吸の速さや集中点や性質や位置を変えることができます。特定の部位に意識と呼吸を向けるムドラの働きは、マッサージ効果を生み、呼吸が向けられた箇所の血行も改善されます。

ムドラは呼吸を広げ、導くだけでなく、微細な身体におけるバランスも調えてくれます。呼吸は、生命の気であるプラーナの最も重要な手段です。ムドラによって体の特定の部位に呼吸が向けられると、私たちは微細なエネルギーの流れを感じとれるようになり、エネルギーを遮断する障害物が取り除かれ、プラーナが再び自由に流れだすようになります。チャクラ(エネルギーの中心)、プラーナ・ヴァーユ(エネルギーの流れ)、ナーディ(エネルギーの通路)といった、微細な身体の様々な領域におけるバランスが、ムドラによって調えられるのです。

心理面においては、ムドラは心が凪いだ状態から激しく活動する状態まで、様々な気分や感情を引き起こします。リラックスした安らぎをもたらすムドラもあれば、やる気や楽観主義や活力を高めるムドラもあります。ムドラによって促進される幅広い心理状態や感情には、自信や勇気や自尊心も含まれます。さらに私たちは、自分をしばりつけ、ネガティヴな考えや感情のもととなる思いこみに、ムドラのおかげで気づき、そこから自由になることができます。そうした思いこみから解き放たれると、心に余裕が生まれ、自分の内に眠る好ましい特性を開花できるようになります。こうした「核となる特性」が全て溶け合ったとき、自由と統合(ユニティ)の境地として知覚される私たちの本当の姿が、おのずから立ち現れてくるのです。

ムドラの宇宙を旅するにあたって

ムドラは、儀式や舞踏や図像学をも含む一大体系です。この広大なムドラの宇宙を前に著者が特に着目したのは、「核となる特性」を覚醒させ、統合の境地に至るために、ムドラが効果的な鍵として使えるという点でした。ムドラの伝統をたどる著者の旅は、1990年代初頭にリチャード・ミラー博士の研究に出合ったのが始まりです。ムドラを種類別に分類した博士の研究をもとに、我々は博士の生みだした概念をヨガの思想体系全体へと押し広げました。著者のスピリチュアルな旅路を導いてくれた師は数多くいますが、なかでもカリ・レイ、ヴァーユアナンダ、エネイダ・ジョリヴェイラ、グロリア・アリエイラ、クリパルセンターの教師の皆さんには薫陶を受けました。我々は長い年月をかけて、5つのコーシャ(人間の存在を構成する5層の鞘(さや))の模式に沿ってムドラを実践する、ユニークな実験的枠組みを作り上げました。インテグラティヴ・ヨガセラピー(www.iytyogatherapy.com)のプログラムを通じて、これまでに数千人の生徒さんとこの枠組みに則ってムドラを実践してきました。また、ブラジルのエンチャンテッド・マウンテン・センター(www.enchanted-mountain.org)のセラピーでも、ムドラを幅広く活用しています。皆さんにぜひお伝えしておきたいのは、著者2人の健康と癒やしと覚醒の旅路において、ムドラは必要不可欠の手段であったということです。我々はこの個人的な体験を基礎とし、また柱として、本書を著しました。さあ、ともにムドラの宇宙に旅立ちましょう!

本書の使用法

本書ではムドラを、コーシャ(5つの鞘、第4章参照)の種類に従い、身体的なレベルから精神的なレベルへと徐々に高まるように配列しました。

- 第1章から第4章では、感受性を高め、ムドラの効果を実感するための基礎を形作る、入門編ムドラを紹介しています。
- 第5章から第7章では、肉体の層であるアンナマヤ・コーシャ（食物鞘）におけるムドラを紹介しています。健康上の問題に効くムドラ、五大元素を活性化するムドラ、アーユルヴェーダのドーシャのバランスを調えるムドラです。
- 第8章から第10章では、微細な身体であるプラーナマヤ・コーシャ（生気鞘）におけるムドラを紹介しています。プラーナ・ヴァーユのムドラ、チャクラのムドラ、ナーディのムドラです。
- 第11章と第12章では、思考や感情を司るマノマヤ・コーシャ（意思鞘）のバランスを調えるムドラを紹介しています。
- 第13章と第14章では、知恵の層であるヴィジュニャーナマヤ・コーシャ（理智鞘）を覚醒させるため、精神の浄化を助けるムドラを紹介しています。
- 第15章と第16章では、精神の真髄であるアーナンダマヤ・コーシャ（歓喜鞘）を覚醒させ、内なる特性を統合して日常生活に活かすためのムドラを紹介しています。

ムドラの実践方法

　ムドラの旅を始める場合、まずはハスタ・ムドラをやってみることをお勧めします。ハスタ・ムドラのジェスチャーが楽にできるようになったら、本書の記載順に5つのコーシャを探究していってもいいですし、特に関心のある項目や、改善したい健康上の問題をそのつど選んで頂いても構いません。巻末の付録Dのリストを参照し、深めたい「核となる特性」（自尊心など）に関わるムドラを選ぶこともできます。ムドラを実践するにつれて感受性が高まり、ムドラ自体が語りかける声が聞こえるようになります。そうなれば、あなたの旅路で特に今どのムドラがふさわしいのかが、直感的にわかるようになります。

　それぞれのムドラを知るのに最適な方法は、静かに印相を結び、感受性を高め、身体レベル、エネルギーレベル、心理・感情レベル、精神レベルそれぞれにおけるムドラの効果を探ってみることです。一度ムドラを結んだら、「核となる特性」が現れるのを感じとれるまでキープすることをお勧めします。初めは5呼吸から10呼吸キープし、慣れてきたら1つのムドラを1日3回、5分間ずつキープしてみましょう。ムドラの効果を探るときには、活力やエネルギーが増したか、心が落ちつき頭がすっきりしたか、人生の変化にオープンな心で向き合えるようになったかなど、存在のあらゆる領域における変化に気づくようにしましょう。

ムドラを実践する際の注意点

- 健康上の問題で治療を受けている場合には、専門家の指示のもと、血圧の乱れといった大きな体調の変化が現れないかを必ずチェックしながら行ってください。ムドラは医療行為の代わりになるものではありません。
- 各ムドラの紹介ページには、「注意・禁忌」の欄を設けています。ムドラを実践する前に確認してください。
- 本書では、ムドラごとに詳しい効能を記載しています。ムドラ

の効能についての研究は皆無に等しいため、これは「効能が期待できる」という意味だと考えてください。

- 実践の前に、体の各部位のリラクゼーションと手のウォームアップを行うと、体のこりがほぐれやすくなります。
- ムドラの効果はすぐには現れないかもしれません。ムドラの効果を実感すること自体が大きな旅路なのだということを理解し、あせらずにゆっくりと時間をかけてください。
- ムドラで微細なエネルギーへの扉が開くと、違和感や不快感を感じることがあるかもしれません。そんなときは無理に実践を続けようとせず、自分が心地よいと感じるレベルにとどめてください。
- 時と場合によっては、合わないムドラも出てくるかもしれません。そのような場合に備えて、「類似の効能を持つムドラ」の欄を設けました。どうもしっくりこないというときは、ここに表記された別のムドラを試してみてください。
- ムドラを結ぶときにお勧めの力加減は、弦楽器の弦を押さえるときの力加減と同様です。弱すぎても強すぎてもいけません。ムドラの実践では、つねに肌と肌が触れあいます。爪を切り、指の状態を調えて、快適に印が結べるようにしておきましょう。
- ムドラは横になっていても、座っていても、立っていても実践できます。背筋を自然に伸ばした座位の瞑想のポーズが理想的ですが、ムドラを癒やしに利用するときは、硬めのブランケットの上に仰向けになり、膝の下に円筒形のクッション、ボルスターを置く姿勢が特にお勧めです。
- 呼吸の速さや、呼気と吸気の長さは、ムドラによって自然と決まってきます。ただムドラに導かれるままに、呼吸をしてください。
- ムドラの実践には、空腹時が最適です。食後に実践するときは、30分ないし45分経ってからにしましょう。
- ムドラは場所や時間を選ばず、どんな精神状態のときでも実践できますが、早朝や日没時に行うのが理想的です。
- 就寝前に実践するのは、リラックスや落ちつきや沈静の効果のあるムドラだけにしましょう。ムドラの多くは、手のひらを上に向けて結びます。手のひらを下に向けるムドラは心を落ちつかせる効果がありますので、とりわけ夜にお勧めです。
- 複雑なムドラを長時間結んでいると、手や指が痛くなることがあります。実践中に痛くなったら、ムドラの形をイメージしたまま手をほどき、痛みがなくなってから再び再開しても構いません。
- 健康問題を抱えている場合や、微細な領域に働きかけるムドラを実践する場合には、できれば経験豊かなヨガインストラクターやヨガセラピスト、精神的指導者の指導を受けることをお勧めします。

本書は、各ムドラの重要な情報がひと目で簡単にわかるよう構成されています。以下に凡例を示します。

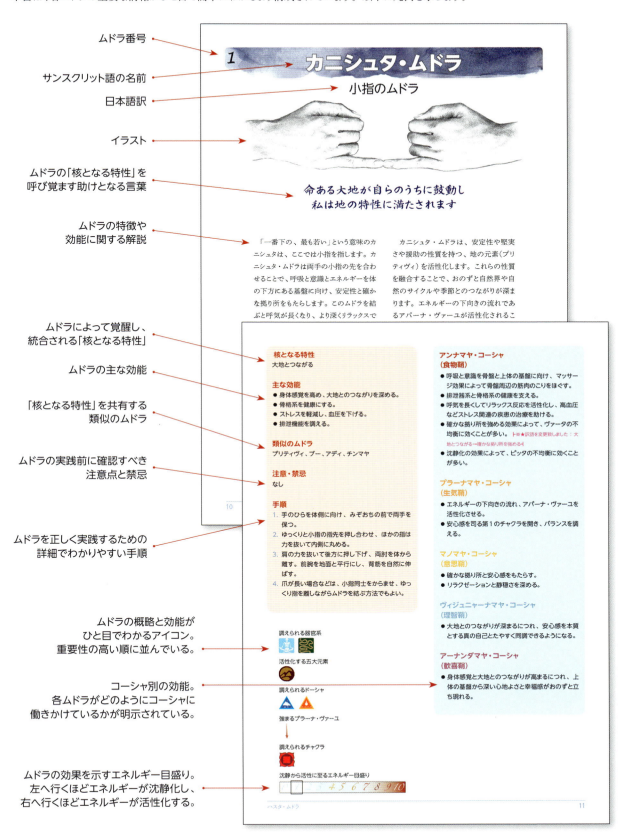

本書のアイコンの説明

　各ムドラは見開き2ページで解説されています。1ページ目の下部にアイコンを表示し、そのムドラの主な特徴と効能がひと目で分かるようにしました。ムドラによって活性化したりバランスが調ったりする、主要な器官系や微細な構造を、アイコンで表しています。その内訳は、人体の12の器官系、五大元素、5つのプラーナ・ヴァーユ、7つのチャクラ、アーユルヴェーダの3つのドーシャです。同じ項目内に表示された複数のアイコンは、ムドラが生みだす効果の強い順に並んでいます。

人体の器官系を表すアイコン（詳しくは第6章参照）

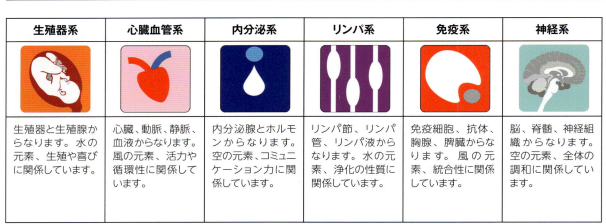

五大元素を表すアイコン（詳しくは第7章参照）

地	水	火	風	空
堅実さ、安定性、不動性、密度を体現します。嗅覚に関係しています。	流動性、柔軟性、心身の爽快感、水和性、順応性を体現します。味覚に関係しています。	熱、光、変容性、浄化の性質を体現します。視覚に関係しています。	動き、軽さ、感受性、交換の性質を体現します。触覚に関係しています。	雄大さ、無限性、広大さ、微細さを体現します。聴覚に関係しています。

5つのプラーナ・ヴァーユを表すアイコン（詳しくは第9章参照）

アパーナ	プラーナ	サマーナ	ウダーナ	ヴィヤーナ
↓	↑	☀	↻	✳
エネルギーの下向きの流れ。呼気に関係し、骨盤・生殖器系・排泄器系を強化します。	エネルギーの上向きの流れ。吸気に関係し、胸部・心臓血管系・免疫系を強化します。	エネルギーの水平な流れ。吸気で広がり、呼気で和らぎます。みぞおち・消化器系を強化します。	エネルギーの最上の流れ。吸気で上昇し、呼気で循環します。首・頭・神経系・内分泌系を強化します。	全方向へ広がるエネルギーの流れ。呼気で広がり、吸気で凝縮されます。四肢の血行を促進します。

7つのチャクラを表すアイコン（詳しくは第10章参照）

ムーラダーラ	スワディシュターナ	マニプーラ	アナーハタ	ヴィシュッダ	アージュナー	サハスラーラ
会陰に位置し、4枚の赤い花弁で表されます。地の元素、安定性と安全性に関係しています。	へその下に位置し、6枚のオレンジ色の花弁で表されます。水の元素、流動性と滋養に関係しています。	みぞおちに位置し、10枚の金色の花弁で表されます。火の元素、活力と自信に関係しています。	心臓に位置し、12枚の緑色の花弁で表されます。風の元素、愛と思いやりに関係しています。	喉に位置し、16枚の空色の花弁で表されます。空の元素、精神の浄化に関係しています。	第三の目に位置し、2枚のすみれ色の花弁で表されます。五大元素を融合させ、知恵と明晰さを覚醒させます。	頭頂に位置し、1000枚の水晶色の花弁で表されます。五大元素の源であり、自由と統合を覚醒させます。

アーユルヴェーダのドーシャを表すアイコン（詳しくは第8章参照）

特別なアイコン

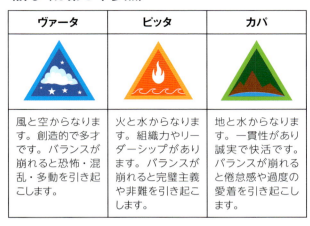

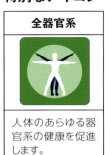

沈静から活性に至るエネルギー目盛り：0から10まで
数字が低いほどエネルギーが沈静化し、高いほどエネルギーが活性化します（第14章参照）

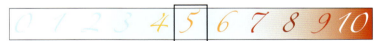

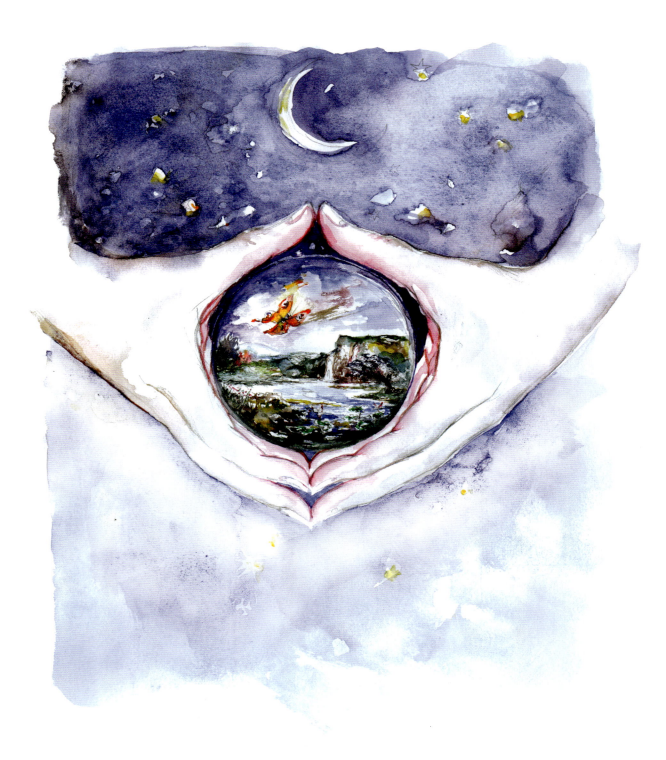

感受性が高まるにつれ、
ムドラは摩訶不思議で美しい、
微細な領域への扉を開いてくれます。

I 入門編ムドラ

第1章 意識を広げる ハスタ・ムドラ

「手のムドラ」という意味のハスタ・ムドラは、入門編のムドラになります。ここでは、両手の同じ指の指先を合わせることで、体の特定の部位に呼吸や意識やエネルギーを向けていきます。たとえば小指同士の指先を合わせると、呼吸と意識とエネルギーが骨盤底に向かいます。合わせる指を変えるごとに集中点は上昇し、アングシュタ・ムドラで親指を合わせたときに、喉元で頂点に達します。ハスタ・ムドラ最後のジェスチャー、ハーキニー・ムドラは、5本の指全ての指先を合わせることで体全体の統合を助けます。以下の表は、どのムドラがどの体の部位を覚醒させるか、またそれぞれのムドラが、どの五大元素、チャクラ、プラーナ・ヴァーユ、「核となる特性」と関連しているかを示したものです。

ムドラ	呼吸の部位	五大元素	チャクラ	プラーナ・ヴァーユ	核となる特性
カニシュタ	骨盤底	地（プリティヴィ）	ムーラダーラ	アパーナ	大地とつながる
アナーミカー	骨盤	水（ジャラ）	スワディシュターナ	アパーナ	自らを癒やす
マディヤマ	みぞおち	火（テジャス）	マニプーラ	サマーナ	エネルギーのバランスを調える
タルジャニー	胸部	風（ヴァーユ）	アナーハタ	プラーナ	心を開く
アングシュタ	首	空（アーカーシャ）	ヴィシュッダ	ウダーナ	内なる声を聴く
ハーキニー	全身の統合	五大元素全て	第1から第6まで	ヴィヤーナを中心とする全プラーナ・ヴァーユ	統合する

1 カニシュタ・ムドラ
小指のムドラ

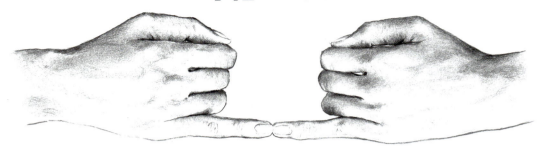

**命ある大地が自らのうちに鼓動し
私は地の特性に満たされます**

　「一番下の、最も若い」という意味のカニシュタは、ここでは小指を指します。カニシュタ・ムドラは両手の小指の先を合わせることで、呼吸と意識とエネルギーを体の下方にある基盤に向け、安定性と確かな拠り所をもたらします。このムドラを結ぶと呼気が長くなり、より深くリラックスできるため、ストレスが軽減され、血圧が下がります。カニシュタ・ムドラには呼気のあとの自然な止息を伸ばす働きもあるため、リラクゼーションがさらに深まり、より大きな安らぎを感じることができます。

　カニシュタ・ムドラは、安定性や堅実さや援助の性質を持つ、地の元素（プリティヴィ）を活性化します。これらの性質を融合することで、おのずと自然界や自然のサイクルや季節とのつながりが深まります。エネルギーの下向きの流れであるアパーナ・ヴァーユが活性化されることで、大地とのつながりが増します。それによって骨格系が強まり、排泄器系の機能が向上します。カニシュタ・ムドラは、会陰に位置するムーラダーラ・チャクラが開くのを助けます。このチャクラが開くと、生存に必要な欲求を妨害する微細な障害物が取り除かれ、信頼感や安全性や安心感が高まります。心に大きな安心を抱いて前進することで、大地の豊かな恵みを享受できます。

核となる特性
大地とつながる

主な効能
- 身体感覚を高め、大地とのつながりを深める。
- 骨格系を健康にする。
- ストレスを軽減し、血圧を下げる。
- 排泄機能を調える。

類似のムドラ
プリティヴィ、ブー、アディ、チンマヤ

注意・禁忌
なし

手順
1. 手のひらを体側に向け、みぞおちの前で両手を保つ。
2. ゆっくりと小指の指先を押し合わせ、ほかの指は力を抜いて内側に丸める。
3. 肩の力を抜いて後方に押し下げ、両肘を体から離す。前腕を地面と平行にし、背筋を自然に伸ばす。
4. 爪が長い場合などは、小指同士をからませ、ゆっくり指を離しながらムドラを結ぶ方法でもよい。

アンナマヤ・コーシャ（食物鞘）
- 呼吸と意識を骨盤と上体の基盤に向け、マッサージ効果によって骨盤周辺の筋肉のこりをほぐす。
- 排泄器系と骨格系の健康を支える。
- 呼気を長くしてリラックス反応を活性化し、高血圧などストレス関連の疾患の治療を助ける。
- 確かな拠り所を強める効果によって、ヴァータの不均衡に効くことが多い。
- 沈静化の効果によって、ピッタの不均衡に効くことが多い。

プラーナマヤ・コーシャ（生気鞘）
- エネルギーの下向きの流れ、アパーナ・ヴァーユを活性化させる。
- 安心感を司る第1のチャクラを開き、バランスを調える。

マノマヤ・コーシャ（意思鞘）
- 確かな拠り所と安心感をもたらす。
- リラクゼーションと静穏さを深める。

ヴィジュニャーナマヤ・コーシャ（理智鞘）
- 大地とのつながりが深まるにつれ、安心感を本質とする真の自己とたやすく同調できるようになる。

アーナンダマヤ・コーシャ（歓喜鞘）
- 身体感覚と大地とのつながりが高まるにつれ、上体の基盤から深い心地よさと幸福感がおのずと立ち現れる。

調えられる器官系

活性化する五大元素

調えられるドーシャ

強まるプラーナ・ヴァーユ

調えられるチャクラ

沈静から活性に至るエネルギー目盛り

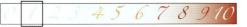

2 アナーミカー・ムドラ
薬指のムドラ

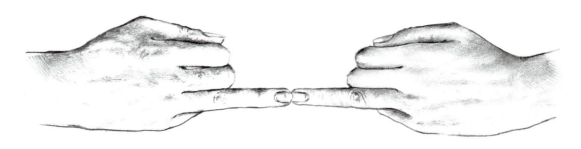

内なる海のリズムに同調し
癒やしのエネルギーの波に育まれます

　アナーミカーは「薬指」を意味します。アナーミカー・ムドラは両手の薬指の先を合わせることで、呼吸と意識とエネルギーを骨盤に向け、内なる滋養と自己治癒をもたらします。このムドラを結ぶと骨盤の内側に微細なマッサージ効果を感じ、骨盤の中心から流れだした癒やしのエネルギー波が自分の全存在を育むのを実感します。滋養を与えるマッサージ効果によって、本来の自分に回帰する感覚が得られ、完全な心地よさと安らぎを経験できます。内なる心地よさが深まるにつれ、生まれつき備わる全体性とのつながりができ、周囲の雑音に関係なく、真の自己に集中しつづけられるようになります。自らを育む力と集中力が強まることで、真に癒やされる人間関係も培われていきます。

　骨盤周辺は水の元素（ジャラ）が宿る場所のため、アナーミカー・ムドラは流動性、柔軟性、順応性などの水の性質を深めてくれます。エネルギーの下向きの流れであるアパーナ・ヴァーユが活性化されることで、流動性はより強化されます。心を落ちつかせる水の性質とアパーナ・ヴァーユが組み合わさり、泌尿器系と生殖器系の健康が維持されます。スワディシュターナ・チャクラが開いて調うことで、エネルギーを阻む障害物が骨盤から取り除かれます。同時に、自らを育む力や自己治癒力が養われるため、自暴自棄な気持ちや依存症や共依存関係など、このチャクラに関連した問題から自由になることができます。

核となる特性
自らを癒やす

主な効能
- 自己治癒力を高める。
- 生殖器系と泌尿器系の健康を支える。
- 親密な関係を健全に育む。
- 依存症や共依存関係を克服できる。

類似のムドラ
スワディシュターナ、シャーンカ、ヨニ、トリムールティ

注意・禁忌
なし

手順
1. 手のひらを体側に向け、みぞおちの前で両手を保つ。
2. ゆっくりと薬指の指先を押し合わせ、ほかの指は力を抜いて内側に丸める。
3. 肩の力を抜いて後方に押し下げ、両肘をやや体から離す。前腕を地面と平行にし、背筋を自然に伸ばす。
4. 薬指同士をからませ、ゆっくり指を離しながらムドラを結ぶ方法でもよい。

アンナマヤ・コーシャ（食物鞘）
- 呼吸と意識を骨盤に向け、マッサージ効果によって骨盤周辺の筋肉のこりをほぐす。
- 骨盤の血行を改善し、生殖器系と泌尿器系の健康を支える。
- 腰部分を中心に、全身の関節の柔軟性が増す。
- 滋養を与える効果によって、ヴァータの不均衡に効くことが多い。
- 沈静化の効果によって、ピッタの不均衡に効くことが多い。

プラーナマヤ・コーシャ（生気鞘）
- エネルギーの下向きの流れ、アパーナ・ヴァーユを活性化させる。
- 自らを育む力を司る第2のチャクラを開き、バランスを調える。

マノマヤ・コーシャ（意思鞘）
- 自らのセクシャリティに心地よさと安らぎを感じるようになる。
- 依存症や共依存関係を克服するのに役立つ。

ヴィジュニャーナマヤ・コーシャ（理智鞘）
- 内なる満足感が目覚め、強迫観念的に外界から滋養を得ようとする欲求から自由になる。

アーナンダマヤ・コーシャ（歓喜鞘）
- 自らを育む力や自己治癒力が高まるにつれ、骨盤から内なる全体性や幸福感が立ち現れる。

調えられる器官系

活性化する五大元素

調えられるドーシャ

強まるプラーナ・ヴァーユ

調えられるチャクラ

沈静から活性に至るエネルギー目盛り
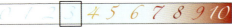

第1章 意識を広げる ハスタ・ムドラ

3 マディヤマ・ムドラ
中指のムドラ

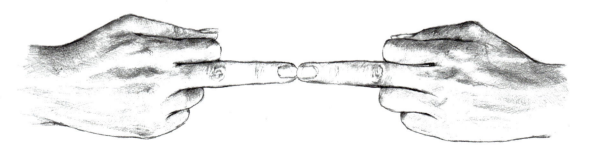

あらゆる活動のバランスを調えることで より大きなエネルギーと活力を体感します

「真ん中」を意味するマディヤマは、ここでは「中指」を指します。マディヤマ・ムドラは両手の中指の先を合わせることで、呼吸と意識とエネルギーを、個人の力が宿るみぞおちに向けます。みぞおち周辺とより深く同調するにつれ、エネルギーレベルのバランスを整える重要性に自然と気づきます。このムドラを結べば、エネルギーバランスの均衡、不均衡を見極められるようになります。意識が高まり、エネルギーの保持が可能になると、全活動を支えるのに十分な活力が貯えられます。エネルギーの水平な流れであるサマーナ・ヴァーユが活性化されることで、肉体のレベルと微細な身体のレベル双方において消化が促され、エネルギーレベルのバランス調整力が高まります。

マディヤマ・ムドラは、暖かさ、輝き、光、変容などの性質を持つ、テジャスと呼ばれる火の元素を穏やかに活性化し、エネルギーレベルのバランス調整力を高めます。このムドラを結ぶと、みぞおちに位置するマニプーラ・チャクラが開いて調います。このチャクラが開くと、エネルギーを阻む障害物がみぞおちから取り除かれ、自尊心や個人の力や活力が自然と高まります。エネルギーの溜まり場であるみぞおちを意識し、バランス維持力を高めることで、このエネルギーを自分の才能や可能性の開花に意識的に用いることが可能となります。

核となる特性
エネルギーのバランスを調える

主な効能
- エネルギーレベルを安定させる。
- 消化を支える。
- 背中中部のこりをほぐす。
- 与えることと受けとることのバランスを調える。
- あらゆる可能性を開花させる。

類似のムドラ
プーシャン、クベラ、スーリヤ

注意・禁忌
なし

手順
1. 手のひらを体側に向け、みぞおちの前で両手を保つ。
2. ゆっくりと中指の指先を押し合わせ、ほかの指は力を抜いて内側に丸める。
3. 肩の力を抜いて後方に押し下げ、両肘をやや体から離す。前腕を地面と平行にし、背筋を自然に伸ばす。
4. 爪が長い場合などは、中指同士をからませ、ゆっくり指を離しながらムドラを結ぶ方法でもよい。

調えられる器官系

活性化する五大元素

調えられるドーシャ

強まるプラーナ・ヴァーユ

調えられるチャクラ

沈静から活性に至るエネルギー目盛り
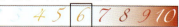

アンナマヤ・コーシャ（食物鞘）
- 呼吸と意識をみぞおちに向け、マッサージ効果によってみぞおち周辺の筋肉のこりをほぐす。
- 腹式呼吸が強化され、マッサージ効果によって消化器系の健康を支える。
- 背中中部へのマッサージ効果によって、腰痛の緩和が期待できる。
- 背中中部へのマッサージ効果によって、腎臓と副腎周辺の血行を改善する。
- 穏やかにエネルギーを活性化する効果によって、カパの不均衡に効くことが多い。
- 温めてバランスを調える効果によって、ヴァータの不均衡に効くことが多い。

プラーナマヤ・コーシャ（生気鞘）
- エネルギーの水平な流れ、サマーナ・ヴァーユを活性化させる。
- 個人の力を司る第3のチャクラを開き、バランスを調える。

マノマヤ・コーシャ（意思鞘）
- 自尊心と自信が得られる。

ヴィジュニャーナマヤ・コーシャ（理智鞘）
- 自らの行動への意識が高まり、エネルギーを賢く使えるようになる。

アーナンダマヤ・コーシャ（歓喜鞘）
- エネルギーバランスが調うにつれ、輝きや清澄さがおのずと立ち現れる。

4 タルジャニー・ムドラ

人差し指のムドラ

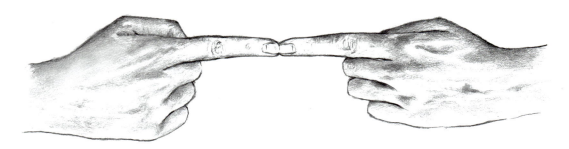

**心の内なるシンフォニーに同調し
喜びと活気を持って生きていきます**

　タルジャニーは「人差し指」を意味します。タルジャニー・ムドラは両手の人差し指の先を合わせることで、呼吸と意識とエネルギーを胸部と心臓と肺に向け、拡張性や開放感をもたらします。このムドラを結ぶと胸郭が四方に広がるため、肺活量が増大し、胸部の筋肉のこりがほぐれます。胸が開くことによって、心臓血管系の機能が向上します。胸腺周辺へのマッサージ効果が生まれ、免疫系の健康が支えられます。

　タルジャニー・ムドラは、ヴァーユと呼ばれる風の元素を活性化し、軽快さ、優美さ、気楽さ、感受性などの特性を高めます。エネルギーの上向きの流れであるプラーナ・ヴァーユが活性化され、やる気や高揚感が得られます。タルジャニー・ムドラはアナーハタ・チャクラを覚醒させ、胸部や肋骨や背中の上部から、エネルギーを阻む障害物を取り除きます。それによって感情をたやすく受け入れられるようになり、その余裕で生じたスペースに、自己を受け入れること、感謝の念、思いやり、あらゆる存在との霊的な交わりといった、心の本質的な特性が自然と立ち現れます。これらの特性が現れるに従って、おのずと無条件の愛が目覚め、やがてはその愛が全ての特性を融合し、調和のとれたシンフォニーへと導いてくれます。

核となる特性
心を開く

主な効能
- 微細な心臓を開く。
- 胸部の圧迫感を楽にする。
- 肺活量を増やす。
- やる気が増すことで、うつ病の治療に効果が期待できる。

類似のムドラ
パドマ、プールナ・フリダヤ、ヴァジュラプラダマ

注意・禁忌
なし

手順
1. 手のひらを体側に向け、みぞおちの前で両手を保つ。
2. ゆっくりと人差し指の指先を押し合わせ、ほかの指は力を抜いて内側に丸める。
3. 肩の力を抜いて後方に押し下げ、両肘をやや体から離す。前腕を地面と平行にし、背筋を自然に伸ばす。
4. 爪が長い場合などは、人差し指同士をからませ、ゆっくり指を離しながらムドラを結ぶ方法でもよい。

アンナマヤ・コーシャ（食物鞘）
- 呼吸と意識を胸部に向け、肺活量を増やし、胸部の筋肉のこりをほぐす。
- 胸腺周辺の血行を改善する。
- 穏やかにエネルギーを活性化する効果と胸の開きによって、カパの不均衡に効くことが多い。
- 心を開く特性によって、ピッタの不均衡に効くことが多い。

プラーナマヤ・コーシャ（生気鞘）
- エネルギーの上向きの流れ、プラーナ・ヴァーユを活性化させる。
- 無条件の愛を司る第4のチャクラを開き、バランスを調える。

マノマヤ・コーシャ（意思鞘）
- やる気と高揚感を高める。
- 心を開き、心臓の微細な特性への感受性を高める。

ヴィジュニャーナマヤ・コーシャ（理智鞘）
- 感情を受け入れ、統合し、解放するだけの余裕が心に生まれることで、自己の本質である好ましい特性があらわになる。

アーナンダマヤ・コーシャ（歓喜鞘）
- 思いやりや無条件の愛などの、微細な心臓の特性を覚醒させる。

調えられる器官系

活性化する五大元素

調えられるドーシャ

強まるプラーナ・ヴァーユ

調えられるチャクラ

沈静から活性に至るエネルギー目盛り
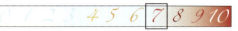

5 アングシュタ・ムドラ
親指のムドラ

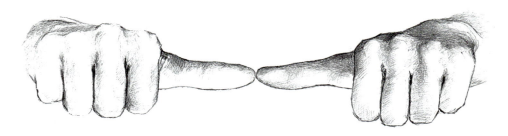

耳をすまし、感受性を高めることで
内なる存在の導きを受け止めます

　アングシュタは「親指」の意味です。アングシュタ・ムドラは両手の親指の先を合わせることで、呼吸と意識とエネルギーを胸の最上部、鎖骨、喉、首に向けます。この部位への呼吸と意識が強まると、肩と喉と首のこりがほぐれます。こりがほぐれるにつれて頸椎の配列が是正され、頸椎のずれが原因の首のこりが和らぎます。エネルギーの最上の流れであるウダーナ・ヴァーユが活性化され、神経系と内分泌系が強化され、五感が研ぎ澄まされます。呼吸とエネルギーが首に流れこむことで、甲状腺周辺の血行が改善され、代謝のバランスが調います。

　アングシュタ・ムドラは、アーカーシャと呼ばれる空の元素を活性化し、拡張性、無限性、存在の微細なエネルギーへの開放性などの性質を高めます。微細な層への扉が開くことで、執着心のなさ、精神の浄化、明瞭なコミュニケーションなどの性質が高まります。喉と首のこりがほぐれることで、エネルギーを阻む障害物が取り除かれ、精神の浄化を司るヴィシュッダ・チャクラが自然に開きます。それによって内なる声を聴く力が高まり、人生の旅路の道しるべとなるメッセージを受け取れるようになります。また、内なる声が覚醒し、受けとった導きをより明瞭に発信できるようになります。

核となる特性
内なる声を聴く

主な効能
- 内なる導きを受けとり、世界に向けて明瞭に発信できる。
- 肩、喉、首のこりをほぐす。
- 頚椎を正しく配列する。
- 甲状腺の健康を支える。
- 話術と歌唱力を向上させる。

類似のムドラ
ガルダ、ヴィシュッダ、アーカーシャ、シューンヤ

注意・禁忌
なし

手順
1. 手のひらを体側に向け、みぞおちの前で両手を保つ。
2. ゆっくりと親指の指先を押し合わせ、ほかの指は力を抜いて内側に丸める。
3. 肩の力を抜いて後方に押し下げ、両肘をやや体から離す。前腕を地面と平行にし、背筋を自然に伸ばす。
4. 親指同士をからませ、ゆっくり指を離しながらムドラを結ぶ方法でもよい。

アンナマヤ・コーシャ（食物鞘）
- 呼吸と意識を喉と首に向け、喉と首周辺の筋肉のこりをほぐす。
- 甲状腺周辺の血行を改善する。
- 頚椎を伸ばし、頭部と胴体を正しく配列する。
- エネルギーを活性化する効果によって、カパの不均衡に効くことが多い。

プラーナマヤ・コーシャ（生気鞘）
- エネルギーの最上の流れ、ウダーナ・ヴァーユを活性化させる。
- 精神の浄化を司る第5のチャクラを開き、バランスを調える。

マノマヤ・コーシャ（意思鞘）
- 明瞭なコミュニケーションを可能にする。
- 感受性と内なる声を聴く力を高める。

ヴィジュニャーナマヤ・コーシャ（理智鞘）
- 内なる声に耳をすますことで、習慣的な紋切り型の対応ではない、人生の旅路における真の導きを受け取れるようになる。

アーナンダマヤ・コーシャ（歓喜鞘）
- 首と喉のこりがほぐれるにつれ、より清澄な境地をおのずと体感する。

調えられる器官系

強まるプラーナ・ヴァーユ

活性化する五大元素

調えられるチャクラ

調えられるドーシャ

沈静から活性に至るエネルギー目盛り
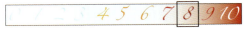

6 ハーキニー・ムドラ

女神ハーキニーのムドラ

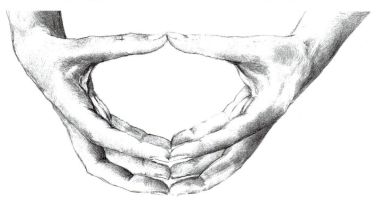

存在の全ての層が
完全に一つに統合されます

　ハーキニーは内なる知恵の中心である、第三の目に関連した女神です。ハーキニー・ムドラは、存在の全ての層に内在する知恵の開花に役立ちます。このムドラを結ぶとヨガの完全呼吸法が容易になり、それによって体の全部位が統合され、身体感覚が強化されます。また左右の鼻孔が均等に開くことで、体の左右のバランス、能動性と受動性のバランス、男性性と女性性のバランスなどが均等になり、おのずから全体の統合と調和がもたらされます。

　ハーキニー・ムドラで統合と調和が促進されると、存在の全ての層における健康と癒やしが最大限に高まります。肉体のレベルでは、全器官系の血行が改善され、全器官系が調和をもって機能するようになります。この身体の調和は、ムドラで五大元素のバランスが向上することで、さらに高まります。微細な身体のレベルでは、5つのプラーナ・ヴァーユ全てが活性化されて統合され、第1から第6までのチャクラが開き、バランスが調います。精神的なレベルでは、第三の目に位置し、存在の全ての層の統合を指揮する命令中枢であるアージュナー・チャクラへと、自然と意識が向かいます。こうした全レベルにおける統合を象徴するのが、ハーキニー・ムドラを結ぶ手が形作る球体です。この形は、私たちだれもが生まれながらに持つ、全体性と統合(ユニティ)を表しているのです。

核となる特性
統合する

主な効能
- 全体性と統合をもたらす。
- ヨガの完全呼吸法を助ける。
- 健康と癒やし全般を支える。
- 身体感覚を強化する。

類似のムドラ
ダルマ・チャクラ、ダルマ・プラヴァルタナ、マンダラ

注意・禁忌
なし

手順
1. みぞおちの前で両手の手のひらを向かい合わせる。
2. ゆっくりと両手の同じ指同士の指先を合わせる。
3. 球体を持つように、両手で丸い形を作る。
4. 肩の力を抜いて後方に押し下げ、両肘をやや体から離す。前腕を地面と平行にし、背筋を自然に伸ばす。

アンナマヤ・コーシャ（食物鞘）
- 呼吸と意識を全身に向け、全器官系と五大元素のバランスを調え、統合する。
- 気を張った状態とリラックスした状態の、理想的なバランスを生みだす。
- バランス効果が高まることによって、ヴァータ、ピッタ、カパの不均衡に効くことが多い。

プラーナマヤ・コーシャ（生気鞘）
- 5つのプラーナ・ヴァーユ全てのバランスを調える。
- 第1から第6までのチャクラを開き、バランスを調える。
- イダー・ナーディとピンガラ・ナーディのバランスを調える。

マノマヤ・コーシャ（意思鞘）
- 統合と調和の感覚全般を高める。
- 自尊心を強化する。
- 釣り合いの取れた落ちつきをもたらす。

ヴィジュニャーナマヤ・コーシャ（理智鞘）
- 統合の感覚が高まるにつれ、全体性という本質を持つ真の自己との、自然なつながりが生まれる。

アーナンダマヤ・コーシャ（歓喜鞘）
- 生来の全体性と同調するにしたがい、歓喜の念と深い幸福感がおのずと覚醒する。

調えられる器官系

活性化する五大元素

調えられるドーシャ

強まるプラーナ・ヴァーユ
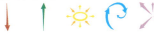

調えられるチャクラ

沈静から活性に至るエネルギー目盛り
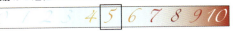

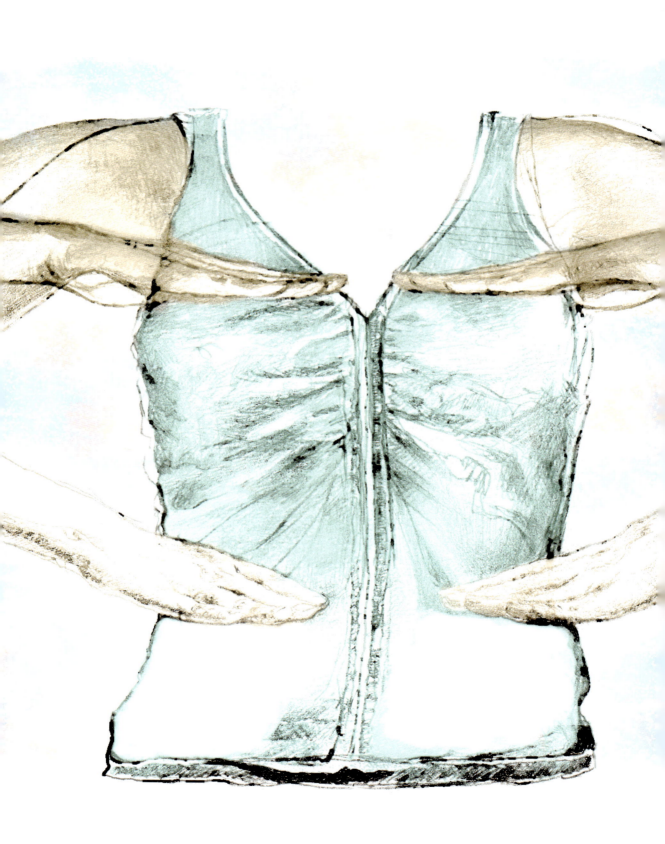

シャリーラ・ムドラを結ぶと上体の各部位の呼吸が覚醒し、ヨガの完全呼吸法の準備が整います。

第2章 呼吸を覚醒させる シャリーラ・ムドラ

シャリーラは「体」という意味です。シャリーラ・ムドラは、上体の主な3つの部位への意識を高めると同時に、肺の3つの主要な部位（下部・中部・上部）での呼吸を覚醒させます。本章では上体の3つの部位それぞれを覚醒させるムドラに加え、ヨガの完全呼吸法を助け、上体と肺の全部位を統合するプールナ・スワラ・ムドラを扱っています。象徴的なレベルでは、各シャリーラ・ムドラは、ヨガ哲学の説く3つの異なる体と関連しています。ストゥーラ・シャリーラ（粗大身）、スクシュマ・シャリーラ（微細身）、カナラ・シャリーラ（原因身）です。最初の3つのムドラは3つのシャリーラを覚醒させ、4つ目のムドラはそれらを統合します。

カニシュタ・シャリーラ・ムドラ

腹式呼吸を活性化し、呼吸と意識とエネルギーを上体の下部に向けると同時に、肺の下部での呼吸を強化します。ストゥーラ・シャリーラ（粗大身）とのつながりを助けます。

マディヤマ・シャリーラ・ムドラ

胸式呼吸を活性化し、呼吸と意識とエネルギーを胸部の中ほどに向けると同時に、肺の中部での呼吸を強化します。エネルギーと思考と感情からなる、スクシュマ・シャリーラ（微細身）とのつながりを助けます。

ジェシュタ・シャリーラ・ムドラ

鎖骨式呼吸を活性化し、呼吸と意識とエネルギーを胸部の上部と鎖骨に向けると同時に、肺の上部での呼吸を強化します。カルマのパターンが蓄えられている、カラナ・シャリーラ（原因身）とのつながりを助けます。

プールナ・スワラ・ムドラ

ヨガの完全呼吸法を活性化し、上体と肺の全部位と、3つのシャリーラを統合します。

ムドラ	体の部位／呼吸法	覚醒するシャリーラ
カニシュタ・シャリーラ	骨盤、腹部、みぞおち、背中中部 腹式呼吸	ストゥーラ・シャリーラ／粗大身。全器官系と五大元素を含む
マディヤマ・シャリーラ	胸部と背中上部 胸式呼吸	スクシュマ・シャリーラ／微細身。微細な身体（チャクラ、プラーナ・ヴァーユ、ナーディ）、思考、感情を含む
ジェシュタ・シャリーラ	胸の上部、鎖骨、首、頚椎 鎖骨式呼吸	カラナ・シャリーラ／原因身。カルマのパターンと深い信念の貯蔵庫。精神の覚醒で変容する
プールナ・スワラ	上体全体 ヨガの完全呼吸法	ストゥーラ、スクシュマ、カラナの3つのシャリーラを統合し、3つのシャリーラを包含し超越する真の自己へと導く

7 カニシュタ・シャリーラ・ムドラ
上体下部のムドラ

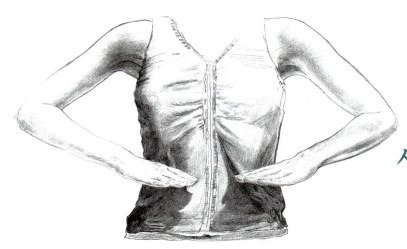

体と呼吸に
しっかりと支えられ
全き自信を持って
人生を歩んでいきます

カニシュタは「一番下」、シャリーラは「体」を意味します。カニシュタ・シャリーラ・ムドラは呼吸とエネルギーを上体の下部に向け、骨盤、腹部、みぞおちへの意識を高めます。胸郭のすぐ下に手を置くことで、呼吸に重要な横隔膜の働きと筋力を強化し、肺活量を増やします。酸素と二酸化炭素を交換する肺の中でも最も表面積の大きい、肺の下部の呼吸が活性化されます。横隔膜と腹部の動きが腹部の器官へのマッサージ効果を生み、消化と排泄が促進されます。またリズミカルな動きが生むポンプ効果が、心臓に戻る静脈血の流れとリンパ液の循環を助けます。さらに手の動きと呼吸によって、背中下部、腎臓、副腎へのマッサージ効果が生まれます。

このムドラを結ぶと呼気が長くなり、大地や上体下部とのつながりが強化され、支えられているという感覚や確かな拠り所が生まれます。上体下部とのつながりが深まることで、自然とムーラダーラ・チャクラが開いてバランスが調い、時と場所を選ばず人生の旅路でつねに安心感や安全性が育まれます。また、呼吸と同調した手のリズミカルな動きへの気づきが高まります。この動きのおかげで精神に集中点が与えられ、無理なく落ちついたくつろぎを得られます。みぞおちに位置する火の元素が穏やかに活性化されることで力が湧き、安らぎと活力を共に抱いてあらゆる活動に臨めるようになります。

核となる特性
上体下部の呼吸を調える

主な効能
- 上体下部とつながる。
- 呼吸に重要な横隔膜を活性化し、腹式呼吸をより完全にする。
- 消化を改善する。
- 腰のこりをほぐす。
- 落ちつきと集中力をもたらす。
- 自信を養う。

類似のムドラ
ブー、アディ、グプタ

注意・禁忌
なし

手順
1. 肋骨のすぐ下のウエストに親指と人差し指の間の水かきを当て、親指が後方、ほかの指が前方を向くようにする。
2. 親指以外の指をそろえ、手のひらと前腕を地面と平行にする。
3. 両肘を体から離し、肩の力を抜いて後方に押し下げ、背筋を自然に伸ばす。

調えられる器官系

活性化する五大元素

調えられるドーシャ

強まるプラーナ・ヴァーユ

調えられるチャクラ

沈静から活性に至るエネルギー目盛り

アンナマヤ・コーシャ（食物鞘）
- 呼吸と意識を腹部に向け、マッサージ効果によって排泄器系と消化器系の血行を改善する。
- 横隔膜の動きを強化することで、腰のこりをほぐし、腎臓と副腎周辺の血行を改善する。
- 呼気が長くなり、余った肺の空気が完全に吐きだされる。
- 横隔膜の動きによって、心臓に戻る静脈血の流れとリンパ液の循環が促される。
- 確かな拠り所を強める効果によって、ヴァータの不均衡に効くことが多い。
- 沈静化の効果によって、ピッタの不均衡に効くことが多い。

プラーナマヤ・コーシャ（生気鞘）
- エネルギーの下向きの流れ、アパーナ・ヴァーユを活性化させる。
- エネルギーの水平な流れ、サマーナ・ヴァーユを穏やかに活性化させる。
- 安心感、自らを育む力、個人の力を司る第1、第2、第3のチャクラを開き、バランスを調える。

マノマヤ・コーシャ（意思鞘）
- 支えられているという感覚や確かな拠り所をもたらす。
- 自信を育む。

ヴィジュニャーナマヤ・コーシャ（理智鞘）
- 集中点が生まれることで精神が落ちつき、現在の時間に留まれるようになり、頭脳がより明晰になる。

アーナンダマヤ・コーシャ（歓喜鞘）
- 腹部に充足感、全体性、幸福感が目覚める。

8 マディヤマ・シャリーラ・ムドラ
上体中部のムドラ

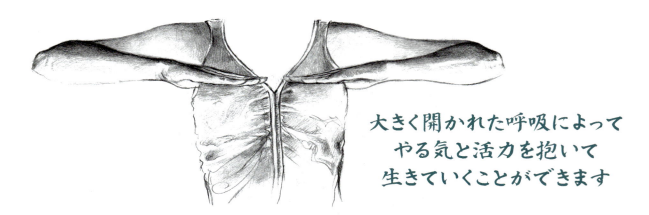

大きく開かれた呼吸によって
やる気と活力を抱いて
生きていくことができます

　マディヤマは「真ん中」、シャリーラは「体」を意味します。マディヤマ・シャリーラ・ムドラは呼吸と意識とエネルギーを胸部、肋骨、背中の上部に向けます。胸郭をリズミカルに広げてリラックスさせることでマッサージ効果を生み、上体の中ほどのこりをほぐし、胸式呼吸を促進します。吸気が長くなりエネルギーと活力が増加する一方、呼気によって軽快さと開放感がもたらされます。脇の下の下方への親指の圧力と胸郭のリズミカルな動きによって、リンパ節がマッサージされ、リンパ系の健康が促進されます。胸郭のリズミカルな動きはまた、胸骨上端の裏にある胸腺周辺の血行を改善することで、免疫系の健康も助けます。

　心理・感情面では、軽快さと活力をもたらすマディヤマ・シャリーラ・ムドラは、やすやすと空を飛ぶ鳥のイメージを想起させます。このムドラを結ぶと気持ちが高揚し、やる気が生まれ、活気に満ちて生きていけるようになります。このムドラで心臓に位置するアナーハタ・チャクラが開くと、さらにやる気が高まります。自分の感情を今まで以上に大切にするようになり、自分と他人をあるがままに受け入れ、思いやるようになります。それによって、人生の旅路の全てをあまさず受け入れられるようになります。

核となる特性
上体中部の呼吸を調える

主な効能
- 上体中部とつながる。
- 特に肺中部の肺活量を増やす。
- 背中中部のこりをほぐす。
- 免疫機能を支える。
- 開放感をもたらす。

類似のムドラ
タルジャニー、ウールドヴァム・メルダンダ、ディールガ・スワラ

注意・禁忌
乳がんやリンパ腺がんがある場合は、リンパ節への圧迫は行わない。

手順
1. 親指をできるだけ他の4本の指から離し、4本の指はそろえる。
2. 親指で脇の下の中心を優しく押し、人差し指の親指側の側面を胸の上部に当てる。
3. 手のひらと前腕を地面と平行にする。
4. 肩の力を抜いて後方に押し下げ、背筋を自然に伸ばす。

アンナマヤ・コーシャ（食物鞘）
- 胸郭の前後左右を開き、こりをほぐして肺活量を上げる。
- 胸部を開くことで、急性期以外の喘息に効果が期待できる。
- 脇の下下方の圧迫によるマッサージ効果で、リンパ節の血行が改善される。
- 呼吸と意識を胸腺周辺に向ける。
- エネルギーを活性化する効果によって、カパの不均衡に効くことが多い。

プラーナマヤ・コーシャ（生気鞘）
- エネルギーの上向きの流れ、プラーナ・ヴァーユを活性化させる。
- 無条件の愛を司る第4のチャクラを広げて開く。

マノマヤ・コーシャ（意思鞘）
- 活力を高め、開放感とやる気をもたらす。
- 信頼感と自信を育む。

ヴィジュニャーナマヤ・コーシャ（理智鞘）
- 心を開くことで締めつけられた感情が解放され、微細な心臓に本来ある軽快さと開放感が立ち現れる。

アーナンダマヤ・コーシャ（歓喜鞘）
- 胸部のこりがほぐれることで、おのずと心臓のチャクラから喜びや満足感が放たれる。

調えられる器官系

活性化する五大元素

調えられるドーシャ

強まるプラーナ・ヴァーユ

調えられるチャクラ

沈静から活性に至るエネルギー目盛り
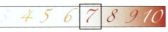

9 ジェシュタ・シャリーラ・ムドラ
上体上部のムドラ

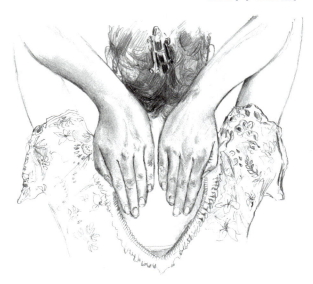

開放感が増すにつれ、
より広い視野で人生を
見つめられるようになります

　ジェシュタは「最年長の、最も高い」、シャリーラは「体」を意味します。ジェシュタ・シャリーラ・ムドラは、呼吸と意識とエネルギーを胸部の上部、鎖骨、首、喉に向けます。吸気が大幅に長くなり、心拍数と血圧が上がり、エネルギーと活力が増大します。喉元にある甲状腺周辺の血行が改善され、新陳代謝が刺激されます。このムドラを結ぶと肩甲骨の間に隙間ができ、頸椎が正しく配列されるため、頭部がバランスよく胴体の上に配置されます。

　ジェシュタ・シャリーラ・ムドラを結ぶと、開放感を始めとする空の元素の特性が活性化され、存在の微細な層を感じとることができます。それによってより広い視野が得られ、個人の限界を超えた可能性に気づけるようになります。喉に位置するヴィシュッダ・チャクラが活性化され、精神の浄化が進みます。その過程で自分を縛る思いこみが表面化し、そこから解放されることによって、無限の可能性が花開くようになります。新たな可能性が開花するにつれ、自然と創造性が高まり、特に話術と歌唱力が強化されます。

　このムドラを心地よく結ぶためには、壁を背にして座って行うか、仰向けになって両腕をクッションで支え、膝の下にボルスターを置くのがおすすめです。

核となる特性
上体上部の呼吸を調える

主な効能
- 上体上部とつながる。
- エネルギーと活力を増大させる。
- 甲状腺周辺の血行を改善する。
- 五感を刺激する。
- やる気と創造性を高める。
- 無限の可能性を目覚めさせる。

類似のムドラ
アングシュタ、リンガ、カーリー、ヴィシュッダ

注意・禁忌
高血圧、心臓病、偏頭痛、緑内障、甲状腺機能亢進症がある場合は実践禁止。肩や首に問題を抱えている場合は、代わりにアングシュタ・ムドラを実践してもよい。

手順
1. 肩は下げつつ、両腕をまっすぐ上に上げる。
2. 肘を曲げ、手のひらを肩甲骨に乗せ、肘は外に開く。
3. 肩は力を抜いて下げ、頭頂は引き上げる。首の両側はやや後方に倒す。
4. 背筋を自然に伸ばす。

アンナマヤ・コーシャ（食物鞘）
- 肺上部の呼吸を拡張する。
- 心拍数と血圧を上げ、心臓血管系を鍛える。
- 甲状腺周辺の血行を改善する。
- 頚椎を正しく配列する。
- 心地よいと感じる範囲で実践すれば、エネルギーを活性化する効果によってカパの不均衡に効くことが多い。

プラーナマヤ・コーシャ（生気鞘）
- エネルギーの最上の流れ、ウダーナ・ヴァーユを活性化させる。
- 精神の浄化を司る第5のチャクラを開き、バランスを整える。

マノマヤ・コーシャ（意思鞘）
- 活力とやる気をもたらす。
- 集中力を高め、気を引き締める。
- 開放感と高揚感を生む。

ヴィジュニャーナマヤ・コーシャ（理智鞘）
- 開放感によって自らの無限の可能性が花開く。

アーナンダマヤ・コーシャ（歓喜鞘）
- 存在の微細な領域に同調するにつれ、無限性や自由の感覚がおのずと立ち現れる。

調えられる器官系

活性化する五大元素

調えられるドーシャ

強まるプラーナ・ヴァーユ

調えられるチャクラ

沈静から活性に至るエネルギー目盛り
0 1 2 3 4 5 6 7 8 9 **10**

10 プールナ・スワラ・ムドラ

完全呼吸法のムドラ

**呼吸の波が
内なる自己に満ちるにつれ
体と精神と魂が
完全に統合されます**

　プールナは「全ての」、スワラは「息」、つまりプールナ・スワラはヨガの完全呼吸法、ディールガ・プラーナヤーマを指します。プールナ・スワラ・ムドラを結ぶと自然とヨガの完全呼吸法が培われ、上体全体にエネルギー波が流れるのを感じるようになります。この呼吸法で、上体の3つの部位（下部、中部、上部）と肺の3つの部分（下部、中部、上部）が統合されます。このムドラを結ぶと腹部、横隔膜、胸郭、そして呼吸を補助する肩や首の筋肉のこりがほぐれ、呼吸がたやすくなり肺活量が増えます。このムドラを組んでヨガの完全呼吸法を行えば、全器官系の健康が促進されます。

　プールナ・スワラ・ムドラは、存在の全ての層における統合と調和をもたらします。統合を促すのが、親指の上に置かれた他の指です。小指の先で親指の根元を押すことで、上体下部と肺下部の呼吸を活性化します。これはストゥーラ・シャリーラ（粗大身）に関係しています。薬指の先で親指の第1関節を押すことで、上体中部と肺中部の呼吸を活性化します。これはスクシュマ・シャリーラ（微細身）に関係しています。中指の先と親指の先を合わせることで、上体上部と肺上部の呼吸を活性化します。これはカラナ・シャリーラ（原因身）に関係しています。3本の指が親指を押すことで、3つの 体 が一気に統合されます。伸ばした人差し指は、3つのシャリーラ全てを包みこみ超越する、真の自己を指し示しています。

核となる特性
完全呼吸法を調える

主な効能
- ヨガの完全呼吸法を助けることで、呼吸器疾患に効果が期待できる。
- 上体全体のこりをほぐす。
- 全器官系の健康と癒やしを支える。
- 体と精神と魂を統合する。

類似のムドラ
ハーキニー、ダルマ・プラヴァルタナ、マンダラ、ダルマ・チャクラ

注意・禁忌
なし

手順
1. 小指の先を親指の根元に当てる。
2. 薬指の先を親指の第1関節に当てる。
3. 中指の先を親指の先に当てる。
4. 人差し指をまっすぐ伸ばし、両手の甲を腿か膝の上に置く。
5. 肩の力を抜いて後方に押し下げ、背筋を自然に伸ばす。

アンナマヤ・コーシャ(食物鞘)
- ヨガの完全呼吸法を自然と活性化し、肺活量を増やす。
- 神経系のバランスを調え、全器官系の機能を改善する。
- バランスを調える効果によって、ヴァータ、ピッタ、カパの不均衡に効くことが多い。

プラーナマヤ・コーシャ(生気鞘)
- 5つのプラーナ・ヴァーユを全て活性化させる。
- 第1から第5までのチャクラを開き、バランスを調える。

マノマヤ・コーシャ(意思鞘)
- 体と精神と魂を統合し、全てに渡って全体性と調和をもたらす。

ヴィジュニャーナマヤ・コーシャ(理智鞘)
- 存在の全領域が融合されることで、自己の本質が統合であるという認識への道が拓ける。

アーナンダマヤ・コーシャ(歓喜鞘)
- ヨガの完全呼吸法に熟達するにつれ、幸福感が波のように全身に満ちてくる。

調えられる器官系

活性化する五大元素

調えられるドーシャ

強まるプラーナ・ヴァーユ

調えられるチャクラ

沈静から活性に至るエネルギー目盛り
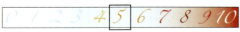

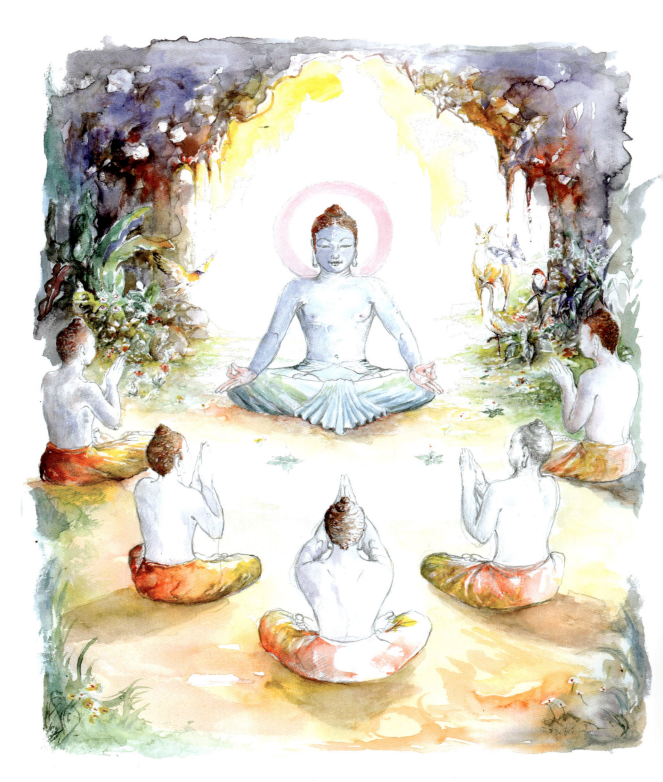

バランスのとれたエネルギーは、精神が覚醒する基盤となります。

第3章 エネルギーレベルのバランスを調える メルダンダ・ムドラ

メルダンダ・ムドラを実践すると、ムドラによってエネルギーレベルのバランスがいかに調うかがよくわかります。本章のムドラにはどれも、沈静化する、バランスを調える、活性化するなど、エネルギーを変化させる効果があります。本書で紹介するムドラには全て、その効果を示すエネルギー目盛りを付記しました。メルダンダ・ムドラは、エネルギーレベルをすばやく、また簡単に調整する方法を学ぶのに特に役立ちます。

メルダンダ・ムドラでは、呼吸と意識を向ける体の部位を、1つ目のアディ・ムドラでは上体の基盤、2つ目のアド・メルダンダ・ムドラでは骨盤というように、骨盤底から徐々に上昇して胸の上部へと移動させていきます。部位が上昇するに従い、エネルギーや集中度や活力も増大します。車のギアに似ているかもしれません。遅いけれどもグリップ力のある1速から始まり、2速、3速とギ

アを上げるにつれ、スピードとともに活力も増していくのです。メルダンダ・ムドラを全て実践してエネルギーバランス全体を調えてもいいですし、ムドラを個別に実践して、そのつど必要なエネルギーを調整しても構いません。

生理学のレベルでは、メルダンダ・ムドラは自律神経系への気づきを促します。自律神経系は、交感神経と副交感神経の2つからなります。交感神経は心身を興奮状態に導き、蓄えたエネルギーを必要時に使用します。副交感神経は回復と再生の機能を司り、将来に備えてエネルギーを蓄えます。交感神経と副交感神経が車のアクセルとブレーキのように互いに補完しあいながら働き、活動と休息のバランスをとったり、活動全般に最適なエネルギーを供給したりしているのです。メルダンダ・ムドラを実践し、自律神経系のダイナミックなバランス調整力をさらに強化しましょう。

ムドラ	呼吸を向ける部位	エネルギーレベル	核となる特性
● アディ	骨盤底	確かな拠り所、平静さ、リラックス	静止する
● アド・メルダンダ	骨盤の中心	安定性、中心軸、滋養	中心軸を定める
● メルダンダ	みぞおち、脊柱	活性化、やる気、活力	一直線になる
● ウールドヴァム・メルダンダ	胸の上部、肋骨、背中上部	強力なエネルギー活性化、拡張性、開放性	拡張する

11 アディ・ムドラ
根源の静寂のムドラ

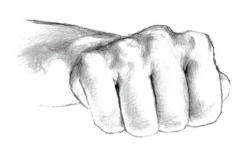 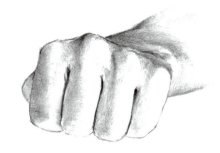

彫像のように静かに呼吸し
存在の完全な静けさに安らぎます

アディは「根源的な」を意味し、あらゆる活動や思考や感情の根底にある、人間の本質的な静けさを表しています。アディ・ムドラは呼吸と意識とエネルギーを上体の基盤に向け、支えられる感覚や確かな拠り所をもたらします。安定性や不動性といった地の元素の性質が活性化され、さらに拠り所が確かなものとなります。それによって、身体構造に支えられているという実感や身体感覚が強まります。呼気が長くなり、副交感神経が活性化され、リラックス反応が起きます。呼気のあとの止息も長くなり、さらに深く存在の本質的な静けさを経験できます。このムドラで得られる確かな拠り所とリラクゼーションと静止状態によって、究極の平穏と静けさが味わえます。

エネルギー目盛りが0であるアディ・ムドラには、ムドラ全体でも一、二を争う沈静効果があります。このムドラで得られる深い静けさと安らぎは冬眠状態に入ったかと錯覚するほどで、呼吸はほぼ完全に静止します。深いリラクゼーションによって全器官系が回復しますが、特に神経系と五感が安らぎます。肉体が安らぎ回復するにつれ、精神も自然と沈静化し落ちつくため、不安障害におすすめのムドラです。精神が安らぐことで、あらゆる活動の背後にある内なる静謐への扉が自然と開かれます。

核となる特性
静止する

主な効能
- 存在の本質的な静けさとのつながりを深める。
- 骨を強くし、骨密度を高める。
- 確かな拠り所をもたらす。
- 不安障害の治療に効く。
- 座位の瞑想を助ける。

類似のムドラ
ブー、ムールティ、チンマヤ

注意・禁忌
血圧を低下させるため、低血圧の人は十分な注意が必要となる。

手順
1. 親指を軽く握って、ゆるいこぶしを作る。
2. 手のひらを下にして、両手のこぶしを腿か膝の上に置く。
3. 肩の力を抜いて後方に押し下げ、背筋を自然に伸ばす。

アンナマヤ・コーシャ（食物鞘）
- 呼吸と意識を上体の基盤に向け、骨盤底周辺のこりをほぐし、排泄器系の健康を支える。
- 身体感覚と内なる安定性を高めることで、特に高齢者のバランスを改善し、転倒を防ぐ。
- 安定性が高まることで、筋骨格系に支えられている感覚が強まる。
- 呼吸が遅く、呼気が長くなり、心拍数と血圧が低下する。
- 確かな拠り所を強める効果によって、ヴァータの不均衡に効くことが多い。
- 沈静化の効果によって、ピッタの不均衡に効くことが多い。

プラーナマヤ・コーシャ（生気鞘）
- エネルギーの下向きの流れ、アパーナ・ヴァーユを活性化させる。
- 安心感を司る第1のチャクラを開き、バランスを調える。

マノマヤ・コーシャ（意思鞘）
- 確かな拠り所と安心感がもたらされ、ストレスや不安が軽減する。
- 思考に余裕が生まれ、落ちつきと静けさが経験できる。

ヴィジュニャーナマヤ・コーシャ（理智鞘）
- 身体と呼吸と精神が静まるにつれ、存在の本質をなす完全な静穏を体験する。

アーナンダマヤ・コーシャ（歓喜鞘）
- 静けさに包まれ、深い充足感と調和が存在に沁みわたっていく。

調えられる器官系

活性化する五大元素

調えられるドーシャ

強まるプラーナ・ヴァーユ

調えられるチャクラ

沈静から活性に至るエネルギー目盛り
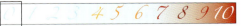

12 アド・メルダンダ・ムドラ
背骨の基部のムドラ

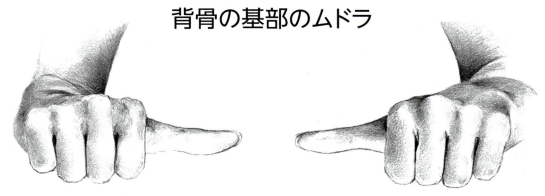

心の中心軸がしっかりと定まり
完全な落ちつきを味わいます

　アドは「下方の」、メルダンダは「脊柱」を意味します。アド・メルダンダ・ムドラは、呼吸と意識とエネルギーを体の重心をなす骨盤と仙骨に向けます。骨盤周辺とのつながりが深まるにつれ、内なるバランスが強まり、中心軸が定まります。骨盤の中心に意識が向くことで腹式呼吸が活性化され、マッサージ効果によって泌尿器系と生殖器系の血行が改善されます。中心軸が定まることで骨盤周辺の緊張がほぐれ、セクシュアリティに関する心地よさが自然と高まります。また、身体構造全てにおける安定性と全体性が高まります。

　エネルギー目盛りが3であるアド・メルダンダ・ムドラは、沈静化し、中心軸を定めつつ、エネルギーもやや活性化させるムドラです。水の元素が宿る骨盤とのつながりが増し、絶大な潜在的エネルギーを蓄える、広大な内なる海を体感できます。心身の中心とより深く同調するにつれ、中心に宿るエネルギーを外に向かわせ、存在全体に滋養を与えられるようになります。中心軸がよりしっかりと定まることによって心が平静に凪ぎ、周囲の雑音に関係なく、存在の中心をなす深く静かな内なる海に安らげるようになります。

核となる特性
中心軸を定める

主な効能
- 心身の中心が定まる。
- 骨盤の安定感が増す。
- 生殖器系と泌尿器系の健康を支える。
- 感情面の落ちつきが深まる。

類似のムドラ
シャーンカ、スワディシュターナ、ジャラーシャヤ、ヴァールナ

注意・禁忌
なし

手順
1. 親指を外に突きだし、残りの指を丸める。
2. 親指を真横に伸ばす。
3. 手のひらを下にして両手を腿の上に置き、親指の先同士がまっすぐ互いを指すようにする。
4. 肩の力を抜いて後方に押し下げ、背筋を自然に伸ばす。

調えられる器官系

活性化する五大元素

調えられるドーシャ

強まるプラーナ・ヴァーユ
↓

調えられるチャクラ

沈静から活性に至るエネルギー目盛り
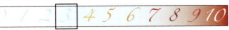

アンナマヤ・コーシャ（食物鞘）
- 呼吸と意識を骨盤の中心に向け、マッサージ効果によって骨盤周辺のこりをほぐす。
- 骨盤内のマッサージ効果によって、泌尿器系と生殖器系の血行を改善する。
- 姿勢のバランスがよくなる。
- 骨盤筋が鍛えられ、尿失禁に効果が期待できる。
- 中心軸を定める効果によって、ヴァータの不均衡に効くことが多い。
- 落ちつきをもたらす効果によって、ピッタの不均衡に効くことが多い。

プラーナマヤ・コーシャ（生気鞘）
- エネルギーの下向きの流れ、アパーナ・ヴァーユを活性化させる。
- 自らを育む力を司る第2のチャクラを開き、バランスを調える。

マノマヤ・コーシャ（意思鞘）
- 心が落ちつく。
- 感情のバランスが調う。

ヴィジュニャーナマヤ・コーシャ（理智鞘）
- 中心軸が定まるにつれ、落ちつきという本質を持つ真の自己とおのずと一致していく。

アーナンダマヤ・コーシャ（歓喜鞘）
- 落ちつきの中で安らぐにつれ、充足感と全体性がおのずと立ち現れる。

13 メルダンダ・ムドラ

背骨のムドラ

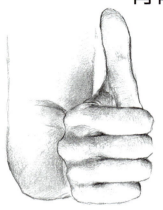 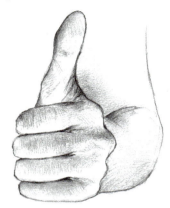

*存在の中心軸と一致することで
統合性とともに生きていきます*

　メルはインド神話で宇宙の中心にあるとされる聖なる山、ダンダは「杖」を意味します。メルダンダは万物の支えとなる杖、つまり中心軸を指しますが、人間の体を支える中心軸である「背骨」の名称でもあります。メルダンダ・ムドラは、呼吸と意識を、体の中心を通って大地から空へと流れるエネルギーの通路に向けます。エネルギーの中心軸への意識が覚醒することで背骨が伸び、椎骨と椎骨の間に隙間が生まれ、姿勢が改善されます。それによって全器官系の機能も促進されます。

　エネルギー目盛りが6であるメルダンダ・ムドラは、穏やかにエネルギーを活性化させます。吸気のたびに楽観主義と活力が高まり、呼気のたびに安定性と確かな拠り所が強まります。活力と安定性が組み合わさったこのムドラは、あらゆる活動におけるエネルギーのバランス維持に役立ちます。大地と空をつなぐ軸への意識が強まることによって、プラーナ・ヴァーユ（上向きのエネルギー）とアパーナ・ヴァーユ（下向きのエネルギー）のバランスが調います。この2つのヴァーユが出合う場所、みぞおちに位置するサマーナ・ヴァーユ（水平なエネルギー）も活性化されます。大地と空をつなぐ軸に沿ってエネルギーが自由に流れると、全てのチャクラが養われ、調和します。精神面と感情面では、思考と感情と言動がより深い価値観や信念を自然と反映するようになり、人格の統合性が高められます。

核となる特性
一直線になる

主な効能
- 大地と空をつなぐエネルギー軸と同調する。
- 背骨の配列を正し、最適な空間を作り出すことで、全ての臓器や器官系の機能を高める。
- 存在の物質面と精神面を統合する。
- 活力と安定性の理想的なバランスを養う。

類似のムドラ
シヴァリンガム、シャカタ、アヌダンディ

注意・禁忌
なし

手順
1. 親指を外に出してこぶしを握る。
2. 親指以外の指の爪でそっと手のひらを圧迫しながら、親指の先を上に向ける。
3. 両手を腿か膝の上に置く。
4. 肩の力を抜いて後方に押し下げ、背筋を自然に伸ばす。

アンナマヤ・コーシャ（食物鞘）
- 呼吸と意識を脊柱に向け、背骨の配列を自然に矯正する。
- 腹部とみぞおちが呼吸によってリズミカルに動くことでマッサージ効果が生まれ、消化器系の血行が改善する。
- エネルギーを活性化する効果によって、カパの不均衡に効くことが多い

プラーナマヤ・コーシャ（生気鞘）
- プラーナ・ヴァーユとアパーナ・ヴァーユのバランスを調え、エネルギーの水平な流れ、サマーナ・ヴァーユを活性化する。
- 全チャクラに気づきをもたらすが、特に個人の力を司る第3のチャクラに意識が集中する。

マノマヤ・コーシャ（意思鞘）
- 決断力と意志力が高まる。
- 楽観主義と自信がもたらされる。

ヴィジュニャーナマヤ・コーシャ（理智鞘）
- 大地と空をつなぐ軸と一直線になることで、内なる真の自己の反映である、人格の統合性が高まる。

アーナンダマヤ・コーシャ（歓喜鞘）
- 呼吸とエネルギーが背骨に沿って自由に流れることで、源のエネルギーと同一線上に並び、それと調和する。

調えられる器官系

活性化する五大元素
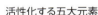

調えられるドーシャ

強まるプラーナ・ヴァーユ

調えられるチャクラ

沈静から活性に至るエネルギー目盛り

第3章 エネルギーレベルのバランスを調える メルダンダ・ムドラ

14 ウールドヴァム・メルダンダ・ムドラ
背骨の上部のムドラ

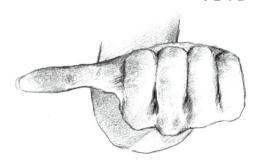 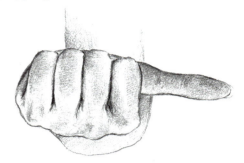

新たな視点に心を開くことで
やる気とエネルギーを持って生きていきます

「上部の、高い」を意味するウールドヴァムはこの場合は上体上部を、メルダンダは「背骨」を指します。ウールドヴァム・メルダンダは、上体および脊柱の上部のことです。ウールドヴァム・メルダンダ・ムドラは呼吸と意識とエネルギーを胸の上部、肋骨、背中の上部に向け、肋骨を広げて、肺の中部と上部の肺活量を増大させます。肩甲骨の間のこりがほぐれ、慢性的にこっていることが多い胸椎間の隙間が広がります。また呼吸とエネルギーを胸の最上部に向けることで、胸腺の血行を改善します。

エネルギー目盛りが8のウールドヴァム・メルダンダ・ムドラは、エネルギーを大いに活性化し、やる気や楽観主義や活力をもたらします。肋骨から背中上部にかけてのこりがほぐれることで、背中側に抑えこまれた感覚や感情が自然と表面に現れます。このムドラを結ぶと、こうした感覚や感情を批判したり分析したりすることなく受け入れ、徐々にそこから自由になります。それによってやる気が高まり、視野が広がり、無限の可能性が垣間見えるようになります。さらには日々の生活に新たな、より開かれた視点を取り入れるエネルギーや活力が生まれてきます。

核となる特性
拡張する

主な効能
- 開放性、楽観主義、やる気がもたらされ、視野が広がる。
- 背中上部、特に肩甲骨の間のこりをほぐす。
- 特に肺の背中側の肺活量を増やす。

類似のムドラ
カーレシュヴァラ、プールナ・フリダヤ、ジェシュタ・シャリーラ

注意・禁忌
エネルギーを活性化させるため、高血圧、心臓病、偏頭痛がある場合は十分な注意が必要となる。

手順
1. 親指を外に出してこぶしを握り、親指以外の指の爪でそっと手のひらを圧迫する。
2. 両手の甲を腿か膝の上に置く。
3. 両手の親指を真横に伸ばす。
4. 肩の力を抜いて後方に押し下げ、背筋を自然に伸ばす。

アンナマヤ・コーシャ（食物鞘）
- 胸の上部、肋骨、背中上部を広げ、肺上部の肺活量を増やす。
- 肩甲骨間と胸椎間の隙間を広げ、背中上部のこりをほぐす。
- 肺を開きエネルギーを活性化する効果によって、カパの不均衡に効くことが多い。

プラーナマヤ・コーシャ（生気鞘）
- エネルギーの上向きの流れ、プラーナ・ヴァーユを活性化する。
- 無条件の愛を司る第4のチャクラを開き、バランスを整える。

マノマヤ・コーシャ（意思鞘）
- 開放性がもたらされる。
- 楽観主義と自信が強まる。
- 活力とエネルギーが高まる。

ヴィジュニャーナマヤ・コーシャ（理智鞘）
- 背中側のこりがほぐれることで、真の自己の本質的な無限性が反映され、新たな可能性の地平が広がる。

アーナンダマヤ・コーシャ（歓喜鞘）
- 開放性が生まれることによって、背中側から無限性や自由の感覚がおのずと立ち現れる。

調えられる器官系

活性化する五大元素

調えられるドーシャ

強まるプラーナ・ヴァーユ

調えられるチャクラ

沈静から活性に至るエネルギー目盛り
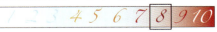

第4章 存在の5つの層に気づく 5つのコーシャのムドラ

奥義書『タイッティリーヤ・ウパニシャッド』には、精神の旅路を導いてくれる、コーシャの雛形となる人間存在の図解が載っています。コーシャは「鞘」や「層」を意味し、人間存在の異なる層である5つの「身体」を表します。食物鞘、生気鞘、意思鞘、理智鞘、歓喜鞘です。使用頻度は低いですが同じように重要なコーシャの意味に、「宝」があります。人間存在の全ての層は、見つけられるのを待つ宝なのです。コーシャ名はどれも「〜マヤ」で終わっていますが、マヤはこの場合「〜からなる」という意味です。

1. アンナマヤ・コーシャ（食物鞘）

アンナは「食物」の意味です。アンナマヤ・コーシャは食物で維持される人間存在の物質的な層を指し、解剖学的・生理学的な身体および、人間の身体を含む万物のもととなっている五大元素（地、水、火、風、空）を覆っています。物質的な身体への意識が深まることで、器官系や五大元素のバランスがよりたやすく調うようになります。このバランスが、他の4層への気づきとその統合を生む、確かな基盤となるのです。

2. プラーナマヤ・コーシャ（生気鞘）

プラーナは、人間の身体を含む万物に充満する「生気」を意味します。プラーナマヤ・コーシャは、生気からなる人間存在の一側面を指します。プラーナを体内に取り入れ、チャクラ（エネルギーの中心）、プラーナ・ヴァーユ（エネルギーの流れ）、ナーディ（エネルギーの通路）といった微細な身体の隅々にプラーナを行き渡らせるには、呼吸が欠かせません。プラーナが自由に流れることは、器官系の健康だけでなく、理性と感情のバランスを調えるのにも重要となります。生気鞘を意識することで、人間が肉体以上の存在であると気づけるようになり、人間存在のより微細な領域への扉が開きます。

3. マノマヤ・コーシャ（意思鞘）

マナは「意思」の意味です。マノマヤ・コーシャは性格を形作る思考や感情からなる、人間存在の心理的・情緒的な層を指しています。幸福感から苦しみまであらゆる感情を経験する領域であることから、5つの鞘の中で最も困難な鞘であるとも言えます。自らの思考や感情を非難したり拒絶したりせず、おのれの心理・感情面をあるがまま受け入れることで、自然と身も心も軽くなり、ずっと楽に生きられるようになります。

4. ヴィジュニャーナマヤ・コーシャ（理智鞘）

ヴィジュニャーナは「理智」の意味です。ヴィジュニャーナマヤ・コーシャは経験し、理解し、やがては自分を縛る思いこみから自由にならせてくれる、知性からなる存在の層を指します。思いこみから自由になると、それと関連した思考や感情のパターンも自然と消え、より大きな解放感と清澄さを抱いて旅を続けられるようになります。

5. アーナンダマヤ・コーシャ（歓喜鞘）

アーナンダは「歓喜」の意味です。アーナンダマヤ・コーシャは、だれもが生まれながらに持ち、自分を縛る思いこみから自由になると同時におのずと花開く、好ましい特性を覆っています。こうした重要な特性には、落ちつき、満足感、喜び、無限性、全体性、心の平穏などが含まれます。瞑想などの霊的な行いの実践中に至福体験をするのも、アーナンダマヤ・コーシャの表出です。

ブラフマン──旅路の終着点

5つのコーシャを極め、統合すると、自由と統合を本質とする真の自己の認識におのずと至ります。インド哲学の伝統においては、この全ての存在に浸透する単一性を「ブラフマン」と呼びます。ブラフマンは全てのコーシャを内包し、同時にそれを超越しています。

ムドラ	コーシャ
プリティヴィ	アンナマヤ・コーシャ 食物鞘
ヴィッタム	プラーナマヤ・コーシャ 生気鞘
プールナ・フリダヤ	マノマヤ・コーシャ 意思鞘
チッタ	ヴィジュニャーナマヤ・コーシャ 理智鞘
ハンシー	アーナンダマヤ・コーシャ 歓喜鞘

5. アーナンダマヤ・コーシャ（歓喜鞘）

アーナンダは「歓喜」の意味です。アーナンダマヤ・コーシャは魂の真髄が自然と反映された、人が生来持つ好ましい特性を全て覆っています。

4. ヴィジュニャーナマヤ・コーシャ（理智鞘）

ヴィジュニャーナは「理智」の意味です。ヴィジュニャーナマヤ・コーシャは洞察力や精神的な変容をもたらす人間存在の層です。

3. マノマヤ・コーシャ（意思鞘）

マナは「意思」の意味です。マノマヤ・コーシャは性格を形作る思考や感覚や感情を覆っています。

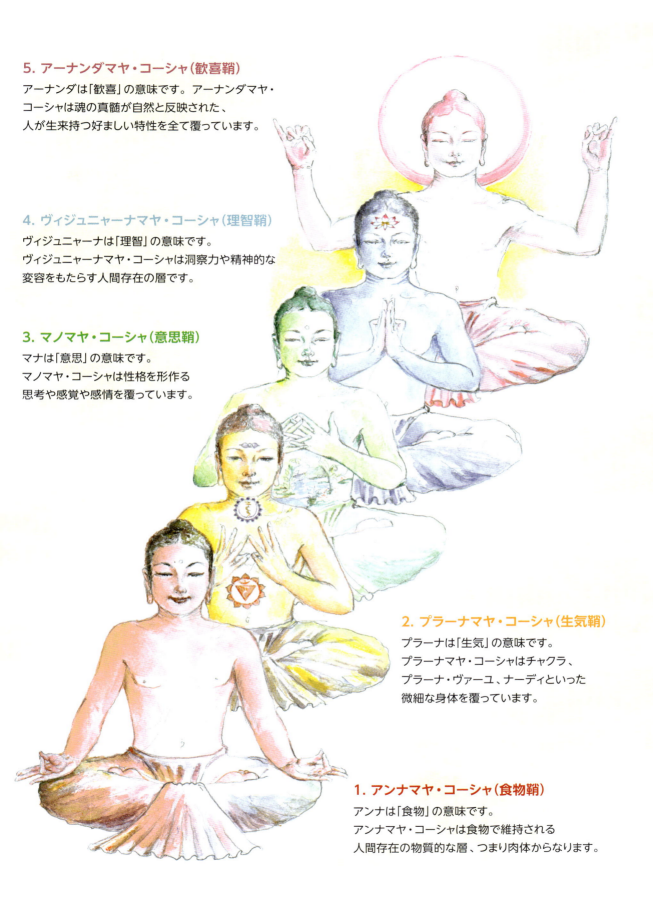

2. プラーナマヤ・コーシャ（生気鞘）

プラーナは「生気」の意味です。プラーナマヤ・コーシャはチャクラ、プラーナ・ヴァーユ、ナーディといった微細な身体を覆っています。

1. アンナマヤ・コーシャ（食物鞘）

アンナは「食物」の意味です。アンナマヤ・コーシャは食物で維持される人間存在の物質的な層、つまり肉体からなります。

15 プリティヴィ・ムドラ

アンナマヤ・コーシャ（食物鞘）のための大地のムドラ

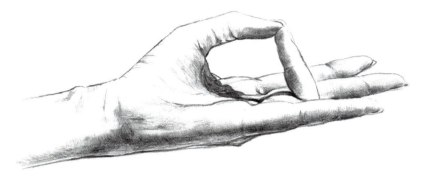

**肉体の在り方に心からくつろぎ
自信を持って人生を歩んでいきます**

　アンナは「食物、物質」の意味です。アンナマヤ・コーシャは、食物から栄養を得ている人間存在の層、つまり肉体を指します。解剖学的・生理学的な身体および、身体の母体をなす五大元素を含みます。肉体の健康と癒やしの鍵となるのは、完全に肉体とともに今そこに存在することです。身体感覚を高めると、自然と体からのメッセージに敏感になり、不調のサインにいち早く気づくようになります。身体への意識が高まることで、体の健康維持に本当にいい食事や生活習慣が何かもわかるようになります。さらに余計な負荷をかけず、容易に効率よく体を動かせるようになると、怪我のリスクも減ります。身体を十全に生きることで、身体の驚くべき機能をまとめている知性への尊敬が高まります。身体への自覚と理解が深まると、おのずと自分を慈しみ、労る心が生まれ、身体と完全に調和した生き方ができるようになります。

　プリティヴィは「大地」の意味です。プリティヴィ・ムドラは呼吸と意識とエネルギーを上体の基盤に向け、身体を十全に生きるのに必要な、確かな拠り所や安定性や安心感を高めます。このムドラを結ぶと自然界とのつながりを感じ、自信が高まり、環境への信頼感が増します。また、身体構造に支えられているという実感が生まれ、骨格系の健康が促進されます。確かな拠り所と身体感覚が組み合わさることで安心して人生を歩めるようになり、より微細な領域を極め、統合するための、しっかりした基盤が形成されます。

核となる特性
身体感覚を高める

主な効能
- 身体感覚を高める。
- 姿勢を改善する。
- ストレスと高血圧が緩和される。
- 排泄器系の健康を支える。
- 安心感をもたらす。

類似のムドラ
ブー、アディ、ルーパ、チンマヤ

注意・禁忌
なし

手順
1. 親指の先を薬指の先と合わせ、その他の指は伸ばす。
2. 両手の甲を腿か膝の上に置く。
3. 肩の力を抜いて後方に押し下げ、背筋を自然に伸ばす。

アンナマヤ・コーシャ（食物鞘）
- 呼吸と意識を骨盤底に向け、骨盤底周辺のこりをほぐし、血行を改善する。
- 身体感覚が高まり、不調のサインに気づきやすくなる。
- 上体の基盤に呼吸が送られ、呼気が長くなることで、ストレスと高血圧が緩和される。
- 背骨が伸び、姿勢が改善される。
- 確かな拠り所とリラックス効果によって、ヴァータの不均衡に効くことが多い。

プラーナマヤ・コーシャ（生気鞘）
- エネルギーの下向きの流れ、アパーナ・ヴァーユを活性化する。
- 安心感を司る第１のチャクラを開き、バランスを整える。

マノマヤ・コーシャ（意思鞘）
- 深い落ちつきが得られる。
- 安定性、連続性、忍耐力が高まる。
- 大地に支えられているという信頼感が増す。

ヴィジュニャーナマヤ・コーシャ（理智鞘）
- 身体感覚が高まることで、存在の微細な領域をより深く極められるようになる。

アーナンダマヤ・コーシャ（歓喜鞘）
- 身体を十全に生きることで、開放性と統合がおのずと立ち現れてくる。

調えられる器官系

活性化する五大元素

調えられるドーシャ

強まるプラーナ・ヴァーユ

調えられるチャクラ

沈静から活性に至るエネルギー目盛り

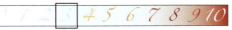

16 ヴィッタム・ムドラ

プラーナマヤ・コーシャ（生気鞘）のための生気のムドラ

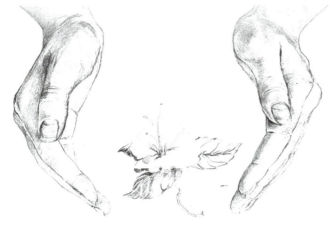

*生気の自由な流れに同調し
命のリズムとともに
よどみなく歩みを進めます*

　プラーナは、人間の身体を含む万物を支える「生命エネルギー」のことです。生気鞘とも呼ばれるプラーナマヤ・コーシャは、存在の中にある生命力の発現です。微細な身体の3つの領域、チャクラ（エネルギーの中心）、プラーナ・ヴァーユ（エネルギーの流れ）、ナーディ（エネルギーの通路）を覆っています。微細な身体の健康は、体に取り入れる生命エネルギーの量と質、さらに生命エネルギーがどれほど自由に流れているかにかかっています。プラーナは、新鮮な空気と水、新鮮で自然な食物、自然な環境と太陽光で得られます。微細な身体の健康はまた、環境や人間関係にも影響されます。そのため、スピリチュアルな活動に定期的に参加することがおすすめです。プラーナの最も重要な源は呼吸です。呼吸の仕方はプラーナの量と質に影響し、ゆくゆくは全身の健康と活力を左右します。ムドラによってプラーナを体の特定の部位に向けることで、エネルギーを阻む障害物が取り除かれ、微細な身体と肉体の双方にプラーナが自由に流れこむようになります。

　ヴィッタムは「生命エネルギー」を意味します。ヴィッタム・ムドラは、呼吸と意識とエネルギーを骨盤と腹部に向けます。骨盤と腹部周辺への意識が深まるにつれ、この部位が活力の内なる源泉との実感が強まり、健康と癒やしと覚醒の手段であるエネルギーが存在の隅々にまで巡るようになります。ヴィッタム・ムドラは、流動性や柔軟性といった水の元素の性質を活性化し、微細な身体と肉体双方で生気が自由に流れるようになります。またリズミカルな腹式呼吸と水の元素の活性化によって、生殖器系と泌尿器系の健康が促進されます。

核となる特性
生命エネルギーの自由な流れを助ける

主な効能
- 微細なエネルギーが再び自由に流れるようになる。
- 生殖器系と泌尿器系の健康を支える。
- 腰のこりをほぐす。
- 活力を目覚めさせる。

類似のムドラ
スワディシュターナ、シャクティ、ミーラ、ヨニ

注意・禁忌
なし

手順
1. 両手をかすかに丸め、下腹部の前で30cmほど離して手のひらを向かい合わせる。
2. 吸気とともに自然と両手を離し、呼気とともにゆっくりと元の位置に戻す。
3. 肩の力を抜いて後方に押し下げ、背筋を自然に伸ばす。

アンナマヤ・コーシャ（食物鞘）
- 呼吸と意識を骨盤と腹部に向け、マッサージ効果によって生殖器系と泌尿器系の血行を改善する。
- 腹式呼吸で腰が穏やかにマッサージされ、こりと緊張がほぐれる。
- 腹式呼吸によって、四肢の先端から戻る静脈血とリンパ液の流れが促される。
- 強化された生命エネルギーによって、カパの不均衡に効くことが多い。
- 中心軸を定める効果によって、ヴァータの不均衡に効くことが多い。
- 微細なエネルギーとのつながりによって、ピッタの不均衡に効くことが多い。

プラーナマヤ・コーシャ（生気鞘）
- アパーナ・ヴァーユ（下向きの流れ）とヴィヤーナ・ヴァーユ（中心から四肢への全方向の流れ）を活性化する。
- 自らを育む力を司る第2のチャクラを開き、バランスを整える。

マノマヤ・コーシャ（意思鞘）
- 流動性と順応性をもたらす。
- 感情のバランスが調う。

ヴィジュニャーナマヤ・コーシャ（理智鞘）
- 生気鞘への気づきによって、性格に関する硬直した決めつけが和らぐ。

アーナンダマヤ・コーシャ（歓喜鞘）
- プラーナが自由に流れるにつれ、存在の微細な領域との深いつながりを体験する。

調えられる器官系

活性化する五大元素

調えられるドーシャ

強まるプラーナ・ヴァーユ

調えられるチャクラ

沈静から活性に至るエネルギー目盛り
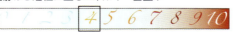

17 プールナ・フリダヤ・ムドラ

マノマヤ・コーシャ（意思鞘）のための開いた心臓のムドラ

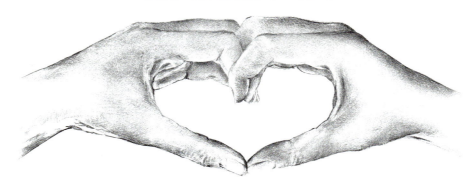

思考と感情を歓迎することで意思鞘をあますところなく受け入れます

　マナは「意思」を意味します。マノマヤ・コーシャは思考や感情を包含する、人間存在の心理的・情緒的な層を指しています。この層は幸福を追い求め、苦しみに耐える領域であることから、しばしば困難さを伴う鞘となります。幸せになれそうな方向を目指し、苦悩の原因を避けようとするのは、人間の自然な感情です。しかしこの生き方は、満足感が長続きすることのない、損と得、幸福と苦悩の果てしない悪循環を生みます。心理・感情面での苦しみを無くす究極の方法は、精神の自由です。とはいえ、各自の内に眠る自由を見出すのは、一生の大事業です。まずは思考や感情を、存在に欠かせないものとして受け入れてみましょう。完全には同化せずに自らの心理・感情面を受容することで、心は難敵などではなく、信頼感と安心感を生む手段なのだとわかるようになります。その信頼感や安心感を土台として、真の自己の本質である愛に対して、徐々に心が開かれていくのです。

　プールナは「完全な」、フリダヤは「心臓」を意味します。プールナ・フリダヤ・ムドラは、胸部・肋骨・背中上部の呼吸を広げ、肺活量を増すことで、微細な心臓を開きます。心が開くと、思考や感情への心構えができ、思考や感情を容易に受け入れられるようになります。呼吸のリズミカルな流れによって、心が安らげる集中点が生まれ、心理的・情緒的な層をたやすく極められるようになります。このムドラを結ぶと吸気が長くなり、高揚感がもたらされ、感情の受容に必要なエネルギーと活力が与えられます。呼気も長くなることで、心臓のチャクラの緊張がほぐれます。

核となる特性
思考と感情を尊ぶ

主な効能
- 心理・感情面が苦手でなくなる。
- 胸部の筋肉のこりをほぐす。
- 肺活量を増やす。
- 免疫力を高める。
- うつ病の治療に効く。

類似のムドラ
メダー・プラーナ・クリヤー、タルジャニー、ウールド ヴァム・メルダンダ、ヴァジュラプラダマ

注意・禁忌
なし

手順
1. 心臓の前で両手の手のひらを向かい合わせ、指先を上に向ける。
2. 親指以外を内側に丸め、人差し指を心臓側にして、左右の指の上半分を内向きに交互に組み合わせる。
3. 親指を下に伸ばし、左右の親指の先を合わせて、ハートの形を作る。
4. 肩の力を抜いて後方に押し下げ、両肘を体から離し、背筋を自然に伸ばす。

アンナマヤ・コーシャ（食物鞘）
- 呼吸と意識を胸部・肋骨・背中上部に向け、こりをほぐし、呼吸を改善する。
- 呼吸と意識を胸骨上部に向け、胸腺周辺の血行を改善する。
- 穏やかにエネルギーを活性化する効果と肺の拡張によって、カパの不均衡に効くことが多い。

プラーナマヤ・コーシャ（生気鞘）
- エネルギーの上向きの流れ、プラーナ・ヴァーユを活性化する。
- 無条件の愛を司る第4のチャクラを開き、バランスを整える。

マノマヤ・コーシャ（意思鞘）
- 心を静め、思考と思考の間にスペースを作る。
- 思いやりと自己受容をもたらす。

ヴィジュニャーナマヤ・コーシャ（理智鞘）
- 思考と感情を受け入れることによって、重苦しさや密度が薄れ、思考や感情を純粋なエネルギー波としてとらえるようになる。

アーナンダマヤ・コーシャ（歓喜鞘）
- 思考と感情を歓迎し、受容するにつれ、心の底から喜びと輝きが立ち現れる。

調えられる器官系

強まるプラーナ・ヴァーユ

活性化する五大元素

調えられるチャクラ

調えられるドーシャ

沈静から活性に至るエネルギー目盛り

18 チッタ・ムドラ

ヴィジュニャーナマヤ・コーシャ（理智鞘）のための観察する意識のムドラ

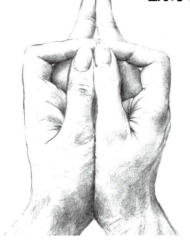

**自分を縛る思いこみから
徐々に解放され
大いなる清澄さとともに旅を続けます**

　ヴィジュニャーナは「より高き知恵」を意味します。ヴィジュニャーナマヤ・コーシャは観察し、理解し、やがては自分を縛る思いこみから自由にならせてくれる、知性の層を指します。マノマヤ・コーシャの段階では、拒絶したり非難したりせず、思考と感情を受け入れることを学びました。ヴィジュニャーナマヤ・コーシャの段階では、つらい思考や感情は、根深く条件付けされた自分を縛る思いこみの反映であると認識します。内なる観察者を覚醒させることで、完全には同化せずに、こうした思いこみを観察できるようになります。観察し、明確に認識することで、思いこみが形作る架空の筋立てに引きずられることがなくなり、やがては思いこみ自体が取り除かれます。観察力がつくにつれ、真の自己との一致が進み、自由で清澄な生き方ができるようになります。

　チッタは「意識」を意味します。チッタ・ムドラは、対象と完全には同化することなく、思考や感情や自分を縛る思いこみを明確に認識する、「観察する意識」の覚醒を助けます。このムドラを結ぶと、呼吸と意識とエネルギーが首と頭部、とりわけ知恵と明晰さを司るチャクラである第三の目に向けられます。一点への集中力を高めるチッタ・ムドラは、自分を縛る思いこみを観察し、除去するのに役立つ、客観性を高めてくれます。人差し指と親指が形作る2つの目は「はっきりと物事を見る目」を表し、極めて限定された性格というものから、真の自己を見分ける能力を象徴しています。他の3本の指が形作る三角形は、その観察眼を助ける、体と心と精神の調和を表しています。

核となる特性
内なる観察者を覚醒させる

主な効能
- 観察によって、自分を縛る思いこみから自由になる。
- 肩と首のこりをほぐす。
- 知性が研ぎ澄まされ、清澄になる。

類似のムドラ
ウッターラボディ、カーリー、トリシューラ、ジニャーナ

注意・禁忌
なし

手順
1. 人差し指の腹と親指の先を合わせ、他の3本の指は伸ばす。
2. 胸の前で、体から少し離して両手を合わせる。両手の中指と薬指と小指の腹を合わせる。
3. 左右の親指の側面を合わせる。左右の人差し指の指先を合わせ、人差し指の線が大地と平行になるようにする。
4. 肩の力を抜いて後方に押し下げ、両肘を体から離し、背筋を自然に伸ばす。

アンナマヤ・コーシャ（食物鞘）
- 呼吸と意識を首と頭部に向け、顔のこりをほぐし、五感を休ませる。
- 肩、喉、声帯の緊張をほぐす。
- 呼吸と意識を脳下垂体に向ける。
- エネルギーを活性化させる効果によって、カパの不均衡に効くことが多い。

プラーナマヤ・コーシャ（生気鞘）
- エネルギーの最上の流れ、ウダーナ・ヴァーユを活性化する。
- 知恵を司る第6のチャクラを開き、バランスを整える。

マノマヤ・コーシャ（意思鞘）
- 思考と思考の間にスペースを作り、自己の観察を容易にする。

ヴィジュニャーナマヤ・コーシャ（理智鞘）
- 内なる観察者の覚醒によって、自分を縛る思いこみから自由になり、限定された性格から真の自己を明確に見分けられるようになる。

アーナンダマヤ・コーシャ（歓喜鞘）
- 明晰な知性とともに、自由の感覚がおのずと立ち現れる。

調えられる器官系

活性化する五大元素

調えられるドーシャ

強まるプラーナ・ヴァーユ

調えられるチャクラ

沈静から活性に至るエネルギー目盛り

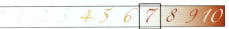

19 ハンシー・ムドラ

アーナンダマヤ・コーシャ（歓喜鞘）のための内なる微笑みのムドラ

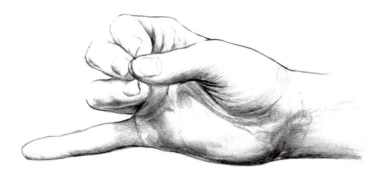

存在の隅々から内なる微笑みが輝きを放ち
本質的な好ましい特性が全て覚醒します

　アーナンダは「歓喜」を意味します。歓喜鞘とも呼ばれるアーナンダマヤ・コーシャは、自分を縛る思いこみから自由になるにつれ開花する、真の自己が生来持つ好ましい特性を全て内包しています。曇りのない真の自己と同調するにつれ、知恵と知性の源泉に水脈が通じ、おのずと喜びや全体性や無限性や至福感が花開きます。歓喜鞘は精神の自由と密接に関係していますが、体験が一時的なものである場合があるため、至福体験が即完全な自由を意味するとは限りません。また、至福体験に味をしめてしまうことで、完全な自由が阻まれる可能性もあります。ムドラを組み入れた瞑想を行うと、こうした本質的な好ましい特性が自然と花開きます。まずはこうした特性を意識的に高めるように努めていけば、ゆくゆくはそれを真の自己の反映とみなせるようになるでしょう。

　ハンシーは「微笑み、笑い」を意味します。ハンシー・ムドラは、呼吸と意識とエネルギーを胸の上部・首・頭部に向け、喜びと快活さの実感を高めてくれます。このムドラを結ぶと口元に笑みが浮かび、その微笑みが存在全体に広がっていくことで、生来持つ好ましい特性が全て自然と覚醒されます。ハンシー・ムドラによって胸骨上部の胸腺の血行が改善され、免疫系の健康が促進されます。またエンドルフィンの分泌が促され、楽観主義が高まります。

核となる特性
好ましい特性を開花させる

主な効能
- 生来持つ好ましい特性をあらわにする。
- あごのこりをほぐすことで、顎関節症に効果が期待できる。
- 免疫力を高める。

類似のムドラ
バイラヴァ、アナンタ、マンダラ、ブラーマラ

注意・禁忌
なし

手順
1. 人差し指と中指と薬指の先を、同じ手の親指の先に当てる。
2. 小指はまっすぐ伸ばす。
3. 両手の甲を腿か膝の上に置く。
4. または、両手を体の横に掲げ、小指の先を上に向けてもよい。
5. 肩の力を抜いて後方に押し下げ、背筋を自然に伸ばす。

アンナマヤ・コーシャ（食物鞘）
- 呼吸と意識を胸腺に向ける。
- ポジティヴな気分が高まり、免疫系の健康が促進される。
- 顎のこりをほぐすことで、顎関節症に効果が期待できる。
- 快活さによって、カパの不均衡に効くことが多い。
- 喜びによって、ピッタの不均衡に効くことが多い。

プラーナマヤ・コーシャ（生気鞘）
- エネルギーの最上の流れ、ウダーナ・ヴァーユを活性化する。
- 精神の浄化、知恵、統合を司る第5、第6、第7のチャクラを開き、バランスを整える。

マノマヤ・コーシャ（意思鞘）
- 満足感、快活さ、喜びなどのポジティヴな感情が高まる。

ヴィジュニャーナマヤ・コーシャ（理智鞘）
- 好ましい特性が内から湧き上がるのに気づくことで、真の自己とのつながりがおのずと強まる。

アーナンダマヤ・コーシャ（歓喜鞘）
- 内なる微笑みが目覚めることで、至福感と無限性がおのずと立ち現れる。

調えられる器官系

活性化する五大元素

調えられるドーシャ

強まるプラーナ・ヴァーユ

調えられるチャクラ

沈静から活性に至るエネルギー目盛り
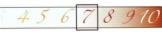

II アンナマヤ・コーシャ（食物鞘）

第5章 健康と癒やしの鍵となる 健康上の問題に効くムドラ

健康を意味する英単語「health」は、「全体」を意味する古英語「haelp」に由来し、「聖なる」を意味する古ノルド語「helge」とも関係しています。この語源からもわかるように、健康の本質とは存在の全ての層における全体性であり、それは精神の真髄との絆を取り戻すことによって到達されるのです。この見方に従えば、健康と癒やしとは、全体性と精神的覚醒に至る旅路が反映されたものと言えます。この旅路の道しるべとなるのが、全体性を手にした全き人の雛形である、5つのコーシャです。この5つの層のいずれにおいても、ムドラは、健康と癒やしと覚醒の旅を助ける重要な手段となってくれるでしょう。

アンナマヤ・コーシャ（食物鞘）

ムドラは呼吸と意識とエネルギーを体の特定の部位に向けることで、肉体の層の健康と癒やしを支えてくれます。身体感覚が高まるにつれ、体調の良し悪しを告げる体のメッセージにたやすく気づき、応えられるようになります。特定の部位への呼吸はマッサージ効果も生み、血行が改善され、栄養摂取と排泄が促進されます。たとえばブラフマー・ムドラは、呼吸と意識をみぞおちに向け、呼吸を広げ、腹部全体に強力なマッサージ効果をほどこし、消化器系の血行を改善します。

呼吸を特定の部位に向けられるムドラは、健康を高める重要な助けとなります。印を結ぶと、ムドラ自体が呼吸を導き、たちどころに呼吸の速さや集中点や質や位置を変えることができます。すると、おのずと身体によりよい変化が生じるのです。たとえばアディ・ムドラには、呼吸を劇的に遅くすることでリラクゼーションを高め、心拍数と血圧を抑える効果があります。

もう一つムドラが健康にいい点は、食物鞘を形作る五大元素のバランスを調えてくれることです。五大元素それぞれに最適なムドラがあり、それらを実践することで体のバランスを取り戻すことができます。たとえば地の元素を活性化し、地の元素の特性である力や安定性を高めてくれるルーパ・ムドラは、骨格系の健康維持に有効です。

ムドラ		健康問題	核となる特性
20 ルーパ		骨粗しょう症など 骨格系の疾患	骨格系を健康に保つ
21 アヌダンディ		腰痛など脊椎の疾患	腰痛を緩和する
22 マツヤ		変形性関節症など 関節の疾患	関節を健康に保つ
23 アパナヤナ		過敏性腸症候群など 排泄器系の疾患	排泄のバランスを 調える
24 ヴァールナ		膀胱炎など 泌尿器系の疾患	泌尿器系を健康に 保つ
25 ヨニ		月経前症候群など 女性生殖器系の疾患	女性の生殖器系を 健康に保つ
26 シャーンカ		前立腺肥大症など 男性生殖器系の疾患	男性の生殖器系を 健康に保つ
27 トリムールティ		更年期障害など 人生の節目における問題	調和のとれた 人生の節目を迎える
28 プーシャン		消化器系の疾患	消化のバランスを 調える
29 ブラフマー		体重コントロールなど エネルギーと活力の問題	エネルギーと活力を 覚醒させる
30 ミーラ		喘息など呼吸器系の疾患	呼吸を楽にする
31 ヴァーヤン		高血圧など 心臓血管系の疾患	血行を改善する
32 アパーナ・ヴァーユ		心臓の疾患	心臓を健康に保つ
33 マハーシールシャ		頭痛など 緊張による疾患	頭痛を緩和する
34 ガルダ		甲状腺疾患など 内分泌系の疾患	代謝のバランスを 調える
35 ヴァジュラプラダマ		うつ病	生きる気力を与える
36 パーラ		不安障害	不安を緩和する
37 ヴィヤーナ・ヴァーユ		多発性硬化症など 神経系の疾患	神経系を健康に保つ
38 ブラーマラ		アレルギーなど 免疫系の疾患	免疫系を健康に保つ
39 マニ・ラトナ		総合的な癒やし	全てを癒やす

プラーナマヤ・コーシャ（生気鞘）

　ムドラを結ぶと、微細な身体である生気鞘に流れるエネルギーを敏感に感じ取れるようになります。この気づきによって、エネルギーを阻む障害物が取り除かれ、微細なエネルギーが再び自由に流れだします。エネルギーが自由に流れることで、全身の器官系に十分な滋養が行き渡ります。チャクラ、プラーナ・ヴァーユ、ナーディなど、微細な身体の各領域それぞれに、バランスを調えるのに最適なムドラが存在します。ムドラを結ぶことによって微細な身体の各領域にエネルギーが送られ、必要な部位のエネルギーバランスが調います。たとえばスワディシュターナ・ムドラは、呼吸と意識とエネルギーを骨盤に向け、アパーナ・ヴァーユの流れを活性化し、第2のチャクラのバランスを調えます。骨盤のエネルギーバランスが再び調うことで、生殖器系や泌尿器系や排泄器系の健康が維持されます。

マノマヤ・コーシャ（意思鞘）

　ムドラは様々な方法で心理・感情面に働きかけます。パーラ・ムドラなど多くのムドラには沈静化とリラックスの効果があり、ストレスの軽減に役立ちます。ルーパ・ムドラなどのムドラは、安定性と確かな拠り所によって不安を緩和します。ヴァジュラプラダマ・ムドラなど、自信とやる気を高めることで、うつ病の治療に効くムドラもあります。中心軸が定まるトリムールティ・ムドラなどのムドラは、人生の節目を乗り越えるのに有効な落ちつきをもたらしてくれます。アパーナ・ヴァーユ・ムドラのような心を開くムドラは、自らの心理・感情面を受け入れ、尊重する助けになってくれます。それによって緊張がほぐれ、心身全般に渡る健康と癒やしがもたらされるのです。

ヴィジュニャーナマヤ・コーシャ（理智鞘）

　理智鞘は、精神的な成長と変容を支えている領域です。内なる観察者が覚醒すると、真の知性が立ち現れ、自分を縛る思いこみに、それと同化することなく気づけるようになります。こうした思いこみから自由になるにつれ、思考と感情に翻弄されることがなくなり、その結果、微細な身体内にエネルギーがよどみなく流れるようになります。それによって全身にエネルギーが行き渡り、各器官系の機能が改善されます。この理智鞘の覚醒に、ムドラは重要な役割を果たしています。アパーナ・ヴァーユ・ムドラなどのムドラを結ぶと、内に眠る知恵と導きの源泉に対する感受性が高まり、内なる声が聞こえるようになります。ガルダ・ムドラなどのムドラは、喉のチャクラを開くことで心にスペースを作ります。このスペースによって人は自分を縛る思いこみに気づき、そこから自由になることができます。

アーナンダマヤ・コーシャ（歓喜鞘）

　自分を縛る思いこみが取り除かれると、それで生じた心のスペースによって、歓喜鞘を形作る、生来持つ好ましい特性が明らかになってきます。無条件の愛、全体性、無限性といったこれらの特性を覚醒させるのに、ムドラの助けは欠かせません。マニ・ラトナ・ムドラなどのムドラを結ぶことで、これらの特性が全て融合し、精神の真髄をなす統合が目覚めます。統合によって私たちは、5つのコーシャ全てにおける癒やしを経験するのです。

心身の健康は、5つのコーシャのバランスを自然な形で反映しています。

20 ルーパ・ムドラ

骨粗しょう症など骨格系の疾患のための形のムドラ

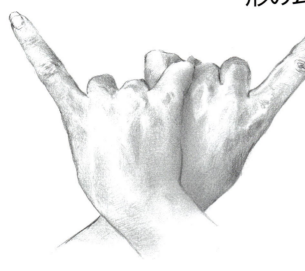

*大地の癒やしの美酒に育まれ
しっかりと支えられて
旅路を歩みます*

　骨粗しょう症は、新しい骨を作る骨形成よりも古い骨が壊される骨吸収が上回ることで、骨密度が下がり、骨がもろくなる病気です。ある程度の骨密度の減少は正常な老化現象ですが、すぐに骨折してしまうほど骨密度が減少した場合を、骨粗しょう症と呼びます。エストロゲンの分泌が低下する、閉経後の女性に多い病気です。エストロゲンは骨を形成する骨芽細胞を刺激し、骨を吸収する破骨細胞を抑制する働きがあるためです。骨粗しょう症の患者数はアメリカで約2800万人に上り、若者を含むさらに多くの人が、骨粗しょう症の一歩手前である骨減少症を発症しています。

　ルーパは「形、構造」を意味します。ルーパ・ムドラは支えられているという感覚や安定感を、特に筋骨格系で高めてくれます。呼吸と意識とエネルギーを骨盤と上体の基盤に向け、大地とのつながりを深め、安定性と確かな拠り所をもたらします。安定性と確かな拠り所が増すにつれ、自然と身体感覚が強化されます。骨粗しょう症の原因の一つはストレスです。ストレス反応が生じると、骨からカルシウムやミネラルといった成分が減少することがわかっています。偏った食事、睡眠不足といった生活習慣や、アルコールの摂取や喫煙なども骨粗しょう症の原因になります。ルーパ・ムドラで安定性や確かな拠り所や身体感覚を高めることで、深いくつろぎを体験し、ストレスを軽減して、筋骨格系の健康を維持しましょう。

核となる特性
骨格系を健康に保つ

主な効能
- 骨強度や骨密度を維持する。
- 身体感覚を高める。
- ストレスを軽減する。
- 支えられているという感覚や安心感をもたらす。

類似のムドラ
ジャラーシャヤ、アディ、ブー、アパナヤナ

注意・禁忌
なし

手順
1. 親指を中に入れて、こぶしを握る。
2. 人差し指と小指をまっすぐ伸ばし、手のひらを下に向ける。
3. 右手を上にして両手を交差させ、左手首の上に右手首を乗せる。
4. 小指同士をそっと組み合わせる。
5. 人差し指をまっすぐ前に向ける。
6. 両手をへその下で保つか、腿の付け根に置く。
7. 肩の力を抜いて後方に押し下げ、背筋を自然に伸ばす。

アンナマヤ・コーシャ（食物鞘）
- 呼吸と意識を上体の基盤と骨盤に向け、マッサージ効果によって骨盤周辺の筋肉のこりをほぐし、血行を改善する。
- 骨を強化し、骨に栄養がいきわたっているという感覚を高める。
- 身体感覚を高めてバランスのとれた安全な歩行を助けることで、怪我につながる転倒を防ぐ。
- 呼吸を遅くし、ストレスを軽減する。
- 沈静化の効果と確かな拠り所によって、ヴァータの不均衡に効くことが多い。

プラーナマヤ・コーシャ（生気鞘）
- アパーナ・ヴァーユ（下向きの流れ）とヴィヤーナ・ヴァーユ（中心から四肢への全方向の流れ）を活性化する。
- 安心感と自らを育む力を司る、第1と第2のチャクラを開き、バランスを調える。

マノマヤ・コーシャ（意思鞘）
- 安定性と安心感が得られる。
- 深い落ちつきと静穏さがもたらされる。

ヴィジュニャーナマヤ・コーシャ（理智鞘）
- 確かな拠り所と静穏さを手中にするにつれ、支えや安心感を本質とする、内なる自己と同調できるようになる。

アーナンダマヤ・コーシャ（歓喜鞘）
- 体への信頼感が高まるにつれ、骨格系自体から症状の緩和と幸福感が立ち現れる。

調えられる器官系

活性化する五大元素

調えられるドーシャ

強まるプラーナ・ヴァーユ

調えられるチャクラ

沈静から活性に至るエネルギー目盛り
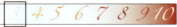

21 アヌダンディ・ムドラ

腰痛など脊椎の疾患のための背骨のムドラ

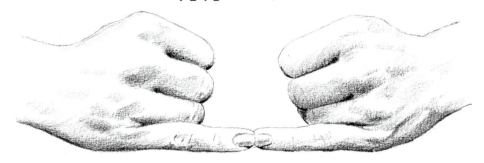

**体の背面を心地よい波が渡り
より大きな調和を体験します**

　腰痛は、背中や脊椎の下部に痛みや不快感がある多様な症状をまとめて呼ぶ総称です。アメリカ人の8割が、一生に一度は腰痛に悩まされます。前触れなしに起こる急性の腰痛は通常数日から数週間で収まりますが、慢性の腰痛は3か月以上続きます。腰痛のケアにはストレスの軽減が重要です。ストレスにさらされた人は、「戦うか逃げるか反応」と言われる、主要な骨格筋の収縮を起こすことがあるからです。ストレス反応が慢性化すると背中の筋肉が収縮したままになり、血行が悪くなって老廃物が溜まり、炎症や痛みを引き起こします。

　アヌダンディは「背骨」を意味します。アヌダンディ・ムドラは呼吸と意識とエネルギーを背中全体に向け、こりをほぐし、心地よさをもたらします。波のようなリズミカルな呼吸が背中を上下するにつれ、筋収縮が緩んでいきます。筋肉のこりがほぐれると、その心地よさからストレスが軽減され、さらに腰痛が緩和されます。こうしてストレスと筋肉のこりがともに軽減されることで、腰痛をもたらす悪循環を断ち切ることができます。さらに、よい姿勢を意識して背筋が伸びることで、背中の健康も促進されます。また背中側の呼吸が強化され、腎臓と副腎にマッサージ効果がもたらされます。

核となる特性
腰痛を緩和する

主な効能
- 背中のこりをほぐす。
- 姿勢を改善する。
- 腎臓と副腎周辺にマッサージ効果をもたらす。
- ストレスを軽減する。

類似のムドラ
ディールガ・スワラ（背中上部）、ヴァジュラ（背中中部）、ヨニ（腰部）

注意・禁忌
なし

手順
1. 親指を中に入れて、こぶしを握る。手のひらを体に向ける。
2. 小指をまっすぐ伸ばし、両手の小指の先をしっかりと合わせる。
3. 両手をへその下で保つか、腿の付け根に置く。
4. 座位ではやりにくければ、仰向けの楽な姿勢で行ってもよい。
5. 肩の力を抜いて後方に押し下げ、両肘をやや体から離し、背筋を自然に伸ばす。

アンナマヤ・コーシャ（食物鞘）
- 呼吸と意識を背中全体に向け、背中の筋肉のこりをほぐし、血行を改善する。
- 呼気を長くし、ストレスを軽減する。
- 背中への意識と呼吸が強化されることで、背筋がまっすぐになる。
- 背中中部の血行が改善され、腎臓と副腎の健康が促進される。
- リラックス効果によって、ピッタの不均衡に効くことが多い。
- 確かな拠り所を強め、沈静化する効果によって、ヴァータの不均衡に効くことが多い。
- 肺の背面が拡張することによって、カパの不均衡に効くことが多い。

プラーナマヤ・コーシャ（生気鞘）
- プラーナ・ヴァーユ（上向きの流れ）とアパーナ・ヴァーユ（下向きの流れ）を活性化する。
- 第1から第5までのチャクラを開き、バランスを調える。

マノマヤ・コーシャ（意思鞘）
- リラクゼーションと解放感が高まり、腰痛が緩和される。

ヴィジュニャーナマヤ・コーシャ（理智鞘）
- 内なる存在が生みだす癒やしへの信頼が増すにつれ、内なる治療者である真の自己とのつながりがおのずと深まる。

アーナンダマヤ・コーシャ（歓喜鞘）
- 健康が生みだす幸福感が深まり、身体が好ましい感情の源となりうることが理解される。

調えられる器官系

活性化する五大元素

調えられるドーシャ

強まるプラーナ・ヴァーユ

調えられるチャクラ

沈静から活性に至るエネルギー目盛り

22 マツヤ・ムドラ

変形性関節症など関節の疾患のための魚のムドラ

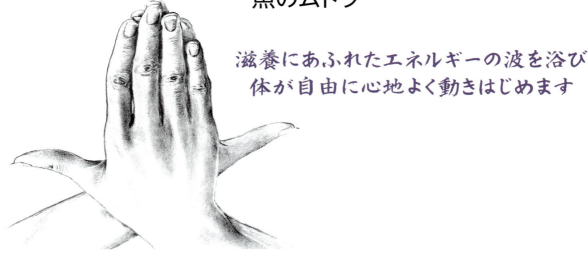

**滋養にあふれたエネルギーの波を浴び
体が自由に心地よく動きはじめます**

　変形性関節症は、関節を守る軟骨の変性により、むき出しの関節表面が接触しあって炎症や痛みを生じ、関節の動きが不自由になる疾患です。腰や膝など体重を支える部位に起きやすいですが、手足、肩、脊柱などでも起こります。老化によってほぼ全ての人がある程度の変形性関節症を起こしますが、症状が現れない人もいます。更年期のホルモン変化が一因となるため、この疾患を抱える女性は男性の2倍に上ります。関節に外傷を生じやすい運動選手なども、変形性関節症を発症しやすくなります。肥満、カルシウム不足の食事、胃酸過多、座ってばかりいる生活習慣、姿勢の悪さなども原因となります。ストレスは慢性的な筋収縮を促進し、可動性を弱め、血行を阻害し、老廃物を溜めこむことで変形性関節症を悪化させるため、治療にはストレスの軽減が重要となります。

　マツヤは「魚」を意味します。マツヤ・ムドラの印相を魚の形に見立てた名です。このムドラは水の元素を活性化し、流動性や水和性や心身の爽快感を高めます。骨盤に向けられた呼吸とエネルギーには痛みの緩和作用があるため、変形関節症のつらさが和らぐことが期待できます。呼気が長くなり鎮静効果が高まることで、ストレスも軽減されます。姿勢がよくなり、関節への圧力が減ることも、症状の緩和に役立ちます。また意思鞘に流動性と落ちつきがもたらされることで、健康上の変化に動じることがなくなります。

核となる特性
関節を健康に保つ

主な効能
- 関節に滋養を与える。
- 筋肉のこりをほぐす。
- 背筋を伸ばす。
- ストレスを軽減する。
- 内なる爽快感がもたらされる。
- 情緒面での流動性が高まる。

類似のムドラ
ドヴィムカム、ミーラ、スワディシュターナ、ヴィヤーナ・ヴァーユ

注意・禁忌
なし

手順
1. 下腹部の前で、手のひらを下にして両手を保つ。5本の指をそろえて前に向ける。
2. 左手の甲に、右手の手のひらを乗せる。
3. 魚のひれのように、両手の親指を左右に伸ばす。
4. 前腕を下腹部に当てるか、両手を腿の付け根に置く。
5. 肩の力を抜いて後方に押し下げ、背筋を自然に伸ばす。

アンナマヤ・コーシャ（食物鞘）
- 呼吸と意識を骨盤に向け、生殖器系と泌尿器系の血行を改善する。
- 冷却と鎮静のエネルギーによって、炎症の痛みの緩和が期待できる。
- 顔とあごの筋肉のこりをほぐすため、顎関節症に効果が期待できる。
- 滋養を与える効果によって、ヴァータの不均衡に効くことが多い。
- 沈静化の効果によって、ピッタの不均衡に効くことが多い。

プラーナマヤ・コーシャ（生気鞘）
- エネルギーの下向きの流れ、アパーナ・ヴァーユを活性化する。
- 自らを育む力を司る第2のチャクラを開き、バランスを調える。

マノマヤ・コーシャ（意思鞘）
- リラクゼーションと静穏さが高まる。
- 流動性がもたらされる。

ヴィジュニャーナマヤ・コーシャ（理智鞘）
- リラックスし、ストレスが軽減するにつれ、痛みと同化せずに痛みを観察できるようになる。

アーナンダマヤ・コーシャ（歓喜鞘）
- 波のような呼吸によって、完全な心地よさと軽快さがもたらされる。

調えられる器官系

強まるプラーナ・ヴァーユ

活性化する五大元素

調えられるチャクラ

調えられるドーシャ

沈静から活性に至るエネルギー目盛り
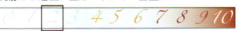

23 アパナヤナ・ムドラ

過敏性腸症候群など排泄器系の疾患のための排泄手段のムドラ

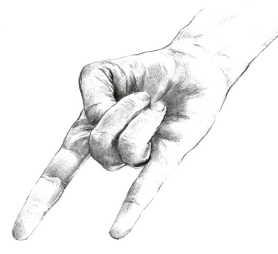

**全ての活動のバランスが調い
体が最適の状態で機能します**

　過敏性腸症候群は、けいれん性の腹痛、腹部の膨満、便秘、下痢が特徴の疾患です。下痢になりやすい人、便秘になりやすい人、下痢と便秘をくり返す人など、症状は人により様々です。数か月収まったのちに再発する人もいれば、時間が経つにつれ症状が悪化していく人もいます。原因としては、結腸の過敏性、食物過敏、自己免疫疾患、細菌感染などが考えられていますが、慢性的なストレスも一因となります。「戦うか逃げるか反応」が起きると、運動中の大きな筋肉の要求を満たすため、消化器官から筋肉へと血行が切り替えられます。短期的なストレス原因が解消されれば消化機能は正常に戻りますが、ストレスが慢性化すると、消化器系のバランスが崩れてしまうのです。

　アパナヤナは「除去、排泄」のことですが、「癒やし」も意味します。アパナヤナ・ムドラは呼吸と意識とエネルギーを骨盤と下腹部に向け、マッサージ効果によって排泄器系全体の血行を改善します。呼気と呼気のあとの止息が長くなるため、落ちつきとリラクゼーションがもたらされ、ストレスが軽減し、排泄器系の機能が改善されます。長くなった呼気は、排泄機能を促進するアパーナ・ヴァーユ（エネルギーの下向きの流れ）も活性化します。ムドラのマッサージ効果とアパーナ・ヴァーユによって、生殖器系と泌尿器系の健康が促進されます。

核となる特性
排泄のバランスを調える

主な効能
- 過敏性腸症候群の治療を助ける。
- 排泄器系、泌尿器系、生殖器系の健康を支える。
- ストレスを軽減する。
- エネルギーのバランスを調え、エネルギーを保持する。

類似のムドラ
アパーナ、ドヴィムカム、プラニダーナ、ジャラーシャヤ

注意・禁忌
なし

手順
1. 親指を中に入れて、軽くこぶしを握る。
2. 小指と人差し指をまっすぐ伸ばす。
3. 両手の甲を腿か膝の上に置く。
4. 肩の力を抜いて後方に押し下げ、背筋を自然に伸ばす。

アンナマヤ・コーシャ（食物鞘）
- 呼吸と意識を骨盤と下腹部に向け、マッサージ効果によって排泄器系、生殖器系、泌尿器系の血行を改善する。
- 呼気と呼気のあとの止息が長くなり、リラクゼーションが進みストレスが軽減され、消化器系と排泄器系のバランスが調う。
- 中心軸を定める効果によって、ヴァータの不均衡に効くことが多い。
- 沈静化の効果によって、ピッタの不均衡に効くことが多い。

プラーナマヤ・コーシャ（生気鞘）
- エネルギーの下向きの流れ、アパーナ・ヴァーユを活性化する。
- 安心感と自らを育む力を司る、第1と第2のチャクラを開き、バランスを調える。

マノマヤ・コーシャ（意思鞘）
- 心が凪いで安定し、過敏性腸症候群の一因である心配や不安が軽減する。
- 思考・感情・経験がよくこなれるようになる。
- 恨みや怒りから自由になる。

ヴィジュニャーナマヤ・コーシャ（理智鞘）
- 全活動のバランスが調うにつれ、落ちつきを本質とする真の自己とたやすく同調できるようになる。

アーナンダマヤ・コーシャ（歓喜鞘）
- 大いなるくつろぎとともに、深い心地よさと健康が腹部の内部から立ち現れる。

調えられる器官系

活性化する五大元素

調えられるドーシャ

強まるプラーナ・ヴァーユ

↓

調えられるチャクラ

沈静から活性に至るエネルギー目盛り

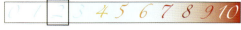

24 ヴァールナ・ムドラ

膀胱炎など泌尿器系の疾患のための
水神のムドラ

*流れるように人生を歩むことで
水の器官が調和をもって機能します*

　膀胱炎は膀胱の内面に炎症が起きる疾患で、症状には頻尿、排尿時のしみるような痛み、排尿後の残尿感などがあります。膀胱炎の原因はいくつかありますが、最も多いのは細菌感染です。膀胱を極度に消耗させる慢性の膀胱炎に、膀胱内と骨盤周辺の痛みや頻尿が特徴の、間質性膀胱炎（膀胱痛症候群）があります。間質性膀胱炎の原因は炎症と遺伝とされ、ストレスが症状を悪化させると考えられています。

　ヴァールナは水神の名です。ヴァール

ナ・ムドラは昔から、泌尿器の疾患に効くとされてきました。このムドラは呼吸と意識とエネルギーを骨盤の前面、特に膀胱周辺に向け、こりをほぐし、血行を改善します。このムドラは呼吸と意識とエネルギーを腎臓にも向け、腎機能を改善します。清涼感や爽快感を高めることで、炎症を起こした尿道に快適さをもたらします。骨盤底へのマッサージ効果によって、こりをほぐして血行を改善し、泌尿器系と生殖器系、特に前立腺の健康を促進します。

64　　II アンナマヤ・コーシャ（食物鞘）

核となる特性
泌尿器系を健康に保つ

主な効能
- 泌尿器系と生殖器系の機能を改善する。
- 骨盤底、骨盤、背中中部の筋肉のこりをほぐす。

類似のムドラ
ジャラ、ドヴィムカム、マツヤ、ミーラ

注意・禁忌
過活動膀胱に罹患している場合は実践禁止。

手順
1. 右手の小指を親指の付け根のほうに曲げ、その上から親指で押さえる。
2. 右手の人差し指と中指と薬指をまっすぐ伸ばす。
3. 右手の甲を左手の手のひらに乗せ、右手の左右の端を左手の指で包みこむ。
4. 左手の親指を、小指を押さえている右手の親指の上に乗せる。
5. 両手をへその下で保つか、腿の付け根に置く。
6. 肩の力を抜いて後方に押し下げ、背筋を自然に伸ばす。

アンナマヤ・コーシャ（食物鞘）
- 呼吸と意識を骨盤と背中中部に向け、泌尿器系のこりをほぐし、血行を改善する。
- 呼気と吸気のあとの止息を長くし、落ちつきと静穏さをもたらし、ストレスを軽減する。
- 水和性を高める効果によって、ヴァータの不均衡に効くことが多い。
- 沈静化の効果と爽快感によって、ピッタの不均衡に効くことが多い。

プラーナマヤ・コーシャ（生気鞘）
- エネルギーの下向きの流れ、アパーナ・ヴァーユを活性化する。
- 自らを育む力を司る第2のチャクラを開き、バランスを調える。

マノマヤ・コーシャ（意思鞘）
- 平静さと精神的安定が高まる。
- 内なる爽快感がもたらされる。

ヴィジュニャーナマヤ・コーシャ（理智鞘）
- 呼気のあとの止息が長くなることで、真の自己へのとば口となる静穏さがもたらされる。

アーナンダマヤ・コーシャ（歓喜鞘）
- 骨盤のこりがほぐれるにつれ、喜びと心地よさがおのずと立ち現れる。

調えられる器官系

活性化する五大元素

調えられるドーシャ

強まるプラーナ・ヴァーユ
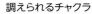

調えられるチャクラ

沈静から活性に至るエネルギー目盛り
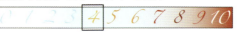

ヨニ・ムドラ

月経前症候群など女性生殖器系の疾患のための子宮のムドラ

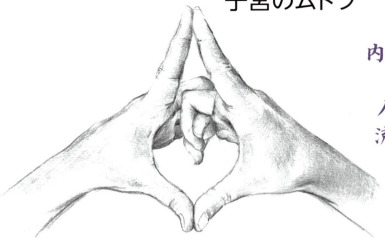

内なる存在のリズムに
同調するにつれ
人生における調和と
流動性が高まります

　月経前症候群は、月経前の2週間に現れる様々な症状の総称です。月経前症候群には、腹部の膨満感、気分の急な変動、不安感、疲労感などがあります。症状を緩和するには、健康的な食事、運動、適度な休息など生活習慣の改善が効果的です。月経前にストレスの多い生活を送ると、症状が悪化することがあります。月経前症候群はセロトニンの低下と関連していますが、瞑想を行うとセロトニンが増加することがわかっています。ムドラを結びながら瞑想を行うと、セロトニンが増加し、症状の緩和に役立つことが期待できます。

　ヨニは、食物鞘における女性の生殖器系を指し、象徴的なレベルでは「創造の子宮」をも意味します。ヨニ・ムドラは呼吸と意識とエネルギーを骨盤に向け、マッサージ効果によって生殖器の血行を改善すると同時に、自らを育む力を高めてくれます。このムドラは呼吸を減らし呼気を長くするため、ストレスが軽減され、月経前症候群の症状を緩和します。呼気のあとの止息が長くなることで内なる沈黙が増し、それによって意識が内に向かい、本来の自然なリズムやサイクルに同調できるようになります。心地よさとくつろぎがもたらされ、症状の一つである怒りっぽさが和らぐことが期待できます。心地よさとくつろぎが高まることで、生殖器系と泌尿器系の健康全般が促進されます。

核となる特性
女性の生殖器系を健康に保つ

主な効能
- 月経前症候群、月経不順、不妊、更年期障害などに効く。
- 泌尿器系の健康を支える。
- 女性的で直感的な自己の本質に同調する。

類似のムドラ
トリムールティ、ミーラ、マツヤ、スワディシュターナ

注意・禁忌
妊娠中は十分に注意しながら、短時間のみ実践する。

手順
1. 左手の小指が一番下に来るように、両手の指を内向きに組み合わせる。
2. 両手の人差し指の腹を合わせ、前方に伸ばす。
3. 両手の親指の腹を合わせ、後方の体側に伸ばす。
4. 両手をへその下で保つか、腿の付け根に置く。
5. 肩の力を抜いて後方に押し下げ、両肘をやや体から離し、背筋を自然に伸ばす。

アンナマヤ・コーシャ（食物鞘）
- 呼吸と意識を骨盤に向け、マッサージ効果によって生殖器系と泌尿器系の血行を改善する。
- 呼気を長くしてストレスを軽減し、骨盤周辺のこりをほぐすことで、生理痛の軽減が期待される。
- 沈静化の効果と爽快感によって、ピッタの不均衡に効くことが多い。
- 中心軸を定める効果によって、ヴァータの不均衡に効くことが多い。

プラーナマヤ・コーシャ（生気鞘）
- エネルギーの下向きの流れ、アパーナ・ヴァーユを活性化する。
- 自らを育む力を司る第2のチャクラを開き、バランスを調える。

マノマヤ・コーシャ（意思鞘）
- 静穏さが高まる。
- 流動性と内なる滋養がもたらされる。
- 精神的安定が高まり、困難によりたやすく向き合えるようになる。

ヴィジュニャーナマヤ・コーシャ（理智鞘）
- 子宮に回帰する感覚がもたらされ、真の自己の反映である心地よさや安心感が生まれる。

アーナンダマヤ・コーシャ（歓喜鞘）
- 内なるリズムに同調するにつれ、深い心地よさや内なる平穏が骨盤の内部から立ち現れる。

調えられる器官系

活性化する五大元素

調えられるドーシャ

強まるプラーナ・ヴァーユ

調えられるチャクラ

沈静から活性に至るエネルギー目盛り
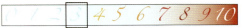

26 シャーンカ・ムドラ

前立腺肥大症など男性生殖器系の疾患のためのほら貝のムドラ

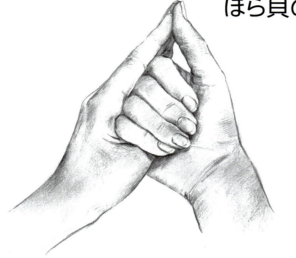

内なる泉の心地よさに安らぎ
存在の全領域での癒やしを
実感します

　前立腺肥大症は、膀胱の下の尿道の周囲に男性だけにある、クルミ大の前立腺が肥大化する疾患です。腺の部分は精液に前立腺液を分泌し、柔らかい筋肉の部分は射精を助ける働きがあります。前立腺がやや肥大化するのは自然な加齢現象ですが、肥大化した前立腺が尿道を圧迫し、排尿が困難になったり残尿感を生じたりすると、治療が必要です。ほかに、前立腺が急性の炎症を起こして痛み、ときに慢性化する、前立腺炎という疾患もあります。前立腺疾患の原因の一つはストレスです。ストレスによって「戦うか逃げるか反応」が起きると、生殖器への血行が減らされるのです。

　シャーンカは「貝」を意味します。シャーンカ・ムドラは呼吸と意識とエネルギーを骨盤と上体の基盤へ向け、その部位の筋肉のこりをほぐし、血行を改善します。前立腺は血行が不足しやすい部位にあるため、こうして意識と血流が骨盤底に向かうことがこれらの疾患には重要となります。骨盤に呼吸が向けられると、内なる滋養と満足感が湧き上がり、疾患の原因となりうる緊張やストレスを軽減します。また、このムドラで安心感が高まることで、前立腺の疾患に伴う不安が緩和されます。

核となる特性
男性の生殖器系を健康に保つ

主な効能
- 前立腺疾患などの生殖器系の疾患に効く。
- 骨盤のこりをほぐす。
- 確かな拠り所、安心感、内なる滋養を高める。

類似のムドラ
プラージュナ・プラーナ・クリヤー、アド・メルダンダ、スワディシュターナ

注意・禁忌
なし

手順
1. 右手の人差し指から小指まで4本の指で、左手の親指を包みこむ。右手の甲を左手の手のひらに乗せる。
2. 右手の親指の先を、左手の人差し指の先と合わせる。
3. 左手の中指と薬指と小指で、右手を包みこむ。
4. 両手首をへその下で保つか、腿の付け根に置く。
5. 肩の力を抜いて後方に押し下げ、両肘をやや体から離し、背筋を自然に伸ばす。

調えられる器官系

活性化する五大元素

調えられるドーシャ

強まるプラーナ・ヴァーユ

調えられるチャクラ

沈静から活性に至るエネルギー目盛り
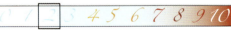

アンナマヤ・コーシャ（食物鞘）
- 呼吸と意識を骨盤と骨盤底に向け、マッサージ効果によってこりをほぐし、生殖器系と泌尿器系の血行を改善する。
- 呼吸を遅くしてストレスを軽減し、骨盤の血行を改善する。
- 中心軸を定める効果によって、ヴァータの不均衡に効くことが多い。
- 沈静化の効果によって、ピッタの不均衡に効くことが多い。

プラーナマヤ・コーシャ（生気鞘）
- エネルギーの下向きの流れ、アパーナ・ヴァーユを活性化する。
- 安心感と自らを育む力を司る、第1と第2のチャクラを開き、バランスを調える。

マノマヤ・コーシャ（意思鞘）
- エネルギーの貝殻に守られているように安心感が高まる。
- 平静さと静穏さがもたらされる。

ヴィジュニャーナマヤ・コーシャ（理智鞘）
- 心地よさと安心感が高まるにつれ、完全な静穏さを本質とする真の自己が垣間見えるようになる。

アーナンダマヤ・コーシャ（歓喜鞘）
- 骨盤周辺がリラックスするにつれ、滋養と健康がおのずと立ち現れる。

27 トリムールティ・ムドラ

更年期障害など人生の節目における問題のための三神一体のムドラ

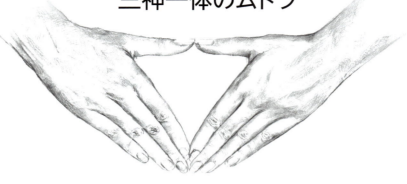

*存在の中心のバランスが調うことで
人生の節目をチャンスとして受け入れます*

　更年期は、子育ての時期が終わった女性に訪れる、自然な人生のステージです。更年期を肯定的にとらえる社会も多く、特に高齢者を敬う文化がある場合に顕著です。しかし多くの場合、更年期は、ほてり、気分の急な変動、集中力の低下、うつ、不安感、性欲の低下など、不快な症状を伴います。骨組織が減少し、場合によっては高血圧や心臓病の危険も高まります。先進国のほうが障害の診断が下りやすいことから、更年期障害には社会・文化的な素因もあると考えられます。ストレスがあると、主要な女性ホルモンであるエストロゲンとプロゲステロンの生成が妨げられ、更年期障害の症状が悪化する可能性があります。広い視野に立てば、更年期もまた人生の旅路の自然な一部です。バランスと調和のとれた心でこうした変化を受け入れることで、よりスムーズに人生の節目を迎えられるのではないでしょうか。

　トリムールティは「三神一体」、つまり三神とそれに対応する三女神が、存在の3つの様相を体現しているという思想を指します。ブラフマーとサラスヴァティは「創造」を、ヴィシュヌとラクシュミは「維持」を、シヴァとパルヴァティは「破壊と再生」を体現します。トリムールティ・ムドラは呼吸と意識とエネルギーを骨盤の中心に向け、バランスと調和を高めます。それによって、更年期を人生の旅路の自然な一段階として、心穏やかに迎えられるようになります。聖なる女性性の象徴であるこのムドラは、呼吸と意識とエネルギーを骨盤に向け、マッサージ効果によって生殖器系の血行を改善します。手が形作る三角形は、体と心と魂のバランスを表しています。この3つが統合されると、存在の中心に留まれるようになり、人生の節目をチャンスとして受け入れることができます。

核となる特性
調和のとれた人生の節目を迎える

主な効能
- 更年期障害や不妊などの生殖器系の疾患に効く。
- ストレスを軽減する。
- あらゆる人生の節目に役立つ。
- 心が落ちつき、中心軸が定まる。

類似のムドラ
ダルマ・チャクラ、ミーラ、アバヤ・ヴァラダ

注意・禁忌
なし

手順
1. 5本の指をそろえて指先を下にし、手のひらを体側に向け、両手を骨盤の前で保つ。
2. 両手の親指を伸ばして指先を合わせ、両手の人差し指を合わせて、下向きの三角形を作る。
3. 両手を、へその下の骨盤の上に当てる。
4. 肩の力を抜いて後方に押し下げ、両肘をやや体から離し、背筋を自然に伸ばす。

アンナマヤ・コーシャ（食物鞘）
- 呼吸と意識を骨盤に向け、マッサージ効果によってこりをほぐし、生殖器系の血行を改善する。
- このマッサージ効果は月経前症候群や月経痛にも効果が期待できる。
- 中心軸を定める効果によって、ヴァータの不均衡に効くことが多い。
- 落ちつきをもたらす効果によって、ピッタの不均衡に効くことが多い。

プラーナマヤ・コーシャ（生気鞘）
- エネルギーの下向きの流れ、アパーナ・ヴァーユを活性化する。
- 自らを育む力を司る第2のチャクラを開き、バランスを調える。

マノマヤ・コーシャ（意思鞘）
- 静穏さがもたらされ、人生の節目を心穏やかに迎えることができる。
- 体と心と魂の統合が進む。

ヴィジュニャーナマヤ・コーシャ（理智鞘）
- 人生の節目を、新たな知恵やチャンスに恵まれた、長い旅路の一行程であると思えるようになる。

アーナンダマヤ・コーシャ（歓喜鞘）
- 骨盤周辺の緊張がほぐれるにつれ、幸福感と落ちつきがおのずと立ち現れる。

調えられる器官系

活性化する五大元素

調えられるドーシャ

強まるプラーナ・ヴァーユ
↓

調えられるチャクラ

沈静から活性に至るエネルギー目盛り
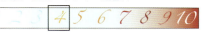

28 プーシャン・ムドラ

消化器系の疾患のための繁栄の神のムドラ

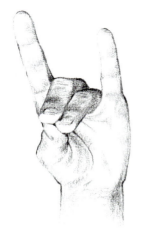
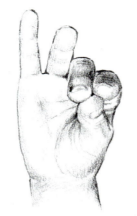

存在全体が完全なる
滋養に満たされ
最高の健康状態と
活力を味わいます

古代インドの癒やしの体系、アーユルヴェーダの思想では、身体に主な栄養と活力をもたらす消化機能こそ、健康の鍵だとされてきました。消化機能が改善されれば、病のもととなる蓄積された老廃物も排出されやすくなります。消化機能の改善には、健康的な食生活に加え、意識してストレスのない環境で食事をするといった、バランスのとれた生活習慣も欠かせません。消化機能の改善には、ストレスの軽減が大切です。ストレス反応が起こると、消化器系への血行が運動中の筋肉へと振り分けられてしまうからです。この仕組はストレスの大きい活動においてはエネルギーを保存するいい方法ですが、ストレスが慢性化すると、消化器系全体のバランスが崩れかねません。

プーシャンは食物と繁栄を司る太陽神です。プーシャン・ムドラは、呼吸と意識とエネルギーをみぞおちと腹部に向け、マッサージ効果によって消化器系の血行を増やします。消化への意識が高まることでさらに消化機能が促進され、重症化する前に、消化器系のバランスの崩れを示すサインに気づけるようになります。また、消化への意識が高まると食べ物や食べ方にも注意を払うようになり、食事の変化で生じる体の変化にも気づくようになります。このムドラは、消化を進め、滋養を与え、排泄を促す微細な火である「アグニ」を高めてくれます。アグニのバランスが調うことで人生経験も巧みに消化されるようになり、それによるストレス軽減で、肉体の消化機能も改善されます。

核となる特性
消化のバランスを調える

主な効能
- 消化、吸収、排泄の機能を改善する。
- 人生経験を巧みに消化できるようになる。

類似のムドラ
クベラ、アチャラ・アグニ、スーリヤ、ヴァジュラ

注意・禁忌
なし

手順
1. 左手は、親指の先を中指と薬指の先と合わせる。人差し指と小指はまっすぐ伸ばす。
2. 右手は、親指の先を人差し指と中指の先と合わせる。薬指と小指はまっすぐ伸ばす。
3. 両手の甲を腿か膝の上に置く。
4. 肩の力を抜いて後方に押し下げ、背筋を自然に伸ばす。

アンナマヤ・コーシャ（食物鞘）
- 呼吸と意識をみぞおちと腹部に向け、マッサージ効果によって消化器系の血行を改善する。
- 吸気と呼気を等しく長くし、より深い完全な呼吸を導く。
- 3つのドーシャ全てにおける消化機能の不均衡全般に効く。

プラーナマヤ・コーシャ（生気鞘）
- エネルギーの水平な流れ、サマーナ・ヴァーユを活性化する。
- 個人の力を司る第3のチャクラを開き、バランスを調える。

マノマヤ・コーシャ（意思鞘）
- 精神と呼吸が穏やかになり、安定する。
- 情緒が安定し、人生経験の消化・吸収に役立つ。

ヴィジュニャーナマヤ・コーシャ（理智鞘）
- 人生経験を巧みに消化・吸収することで、生命エネルギーを賢く使い、経験から学んだり、旅路に不必要なものを気軽に手放せるようになる。

アーナンダマヤ・コーシャ（歓喜鞘）
- みぞおちや腹部の内側から充足感や満足感が立ち現れる。

調えられる器官系

活性化する五大元素

調えられるドーシャ

強まるプラーナ・ヴァーユ

調えられるチャクラ

沈静から活性に至るエネルギー目盛り
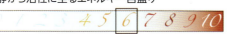

29 ブラフマー・ムドラ

体重コントロールのための
創造的なエネルギーのムドラ

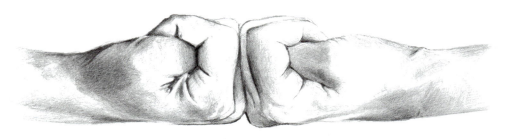

存在の全ての層に活力がみなぎり
人生の目的が明確に示されます

　運動不足、食べすぎ、不健康な食事などの生活習慣は、肥満の重要な因子となります。ストレスも体重増加に関係します。現代のせわしない生活は不安感をあおりやすく、そのストレスから逃れようとつい食べすぎてしまいがちです。慢性化したストレスはコルチゾールの分泌を促し、腹部の脂肪を蓄積させます。科学技術の発達でバーチャルな世界が生まれ、人間関係が希薄になり、体を動かすことが減りました。このことが、特に子供の肥満の主な原因となっています。現代社会の価値観も、肥満の一因です。消費主義に毒された現代人は、心と体の飢えを、人生の本当の価値や意味を探ることによってではなく、外部からモノを詰めこむことで満たそうとしてしまうからです。

　ブラフマーは創造神の名です。ブラフマー・ムドラは呼吸と意識とエネルギーを、個人の力を司るチャクラの宿る、みぞおちに向けます。この刺激的なムドラを結ぶと、消化と排泄の機能が高まり、活力が増強されます。やる気と自尊心が高まり、ダイエットなどの目標達成を容易にする、意志の強さが備わります。自分は生まれつき欠けるところがなく完全だという意識が生まれ、足りないところを過食によって埋めようとする欲求が抑えられます。より深いレベルにおいては、このムドラによって精神が澄み、生活習慣を変えて、自分で運命を切り開くことができると考えるようになります。

核となる特性
エネルギーと活力を覚醒させる

主な効能
- 体重コントロールに役立つ。
- 消化と排泄の機能を改善する。
- エネルギーと活力が高まる。
- 自尊心と意志の力が強まる。
- 自らの十全な可能性に気づく。
- 自制心が身につく。

類似のムドラ
マータンギー、ムシュティカーム、メルダンダ

注意・禁忌
高血圧の人はまずプーシャン・ムドラから始め、スーリヤ・ムドラ、ヴァジュラ・ムドラと続け、最後によく注意しながらブラフマー・ムドラを試すとよい。

手順
1. 親指を中に入れて、こぶしを握る。
2. 手のひらを上にし、両手の第2関節と第3関節の間を軽く押し合わせる。
3. 両手をみぞおちに当てる。
4. 肩の力を抜いて後方に押し下げ、両肘をやや体から離し、背筋を自然に伸ばす。

アンナマヤ・コーシャ（食物鞘）
- 呼吸と意識をみぞおちに向け、マッサージ効果によって消化器系の血行を改善する。
- 横隔膜を強化し、呼吸を助ける。
- 背中中部へのマッサージ効果によって、腎臓と副腎周辺の血行を改善する。
- エネルギーと活力を高め、ダイエットをサポートする。
- 刺激を高める効果によって、カパの不均衡に効くことが多い。

プラーナマヤ・コーシャ（生気鞘）
- エネルギーの水平な流れ、サマーナ・ヴァーユを活性化する。
- 個人の力を司る第3のチャクラを開き、バランスを調える。

マノマヤ・コーシャ（意思鞘）
- 自尊心を高める。
- ダイエットなどの目標達成に必要な、自信と意志の力がもたらされる。
- 充足感と満足感が高まり、心の空洞を埋めるための過食の欲求が抑えられる。

ヴィジュニャーナマヤ・コーシャ（理智鞘）
- 内なる太陽の覚醒によって精神が澄み、強迫観念に取りつかれた性格と、本質的な全体性を備えた真の自己との区別がつくようになる。

アーナンダマヤ・コーシャ（歓喜鞘）
- 内なる太陽の光によって、輝きとあふれるような活力に満たされる。

調えられる器官系 　　　強まるプラーナ・ヴァーユ

活性化する五大元素　　調えられるチャクラ

調えられるドーシャ　　沈静から活性に至るエネルギー目盛り
　　　　　　　　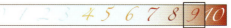

ミーラ・ムドラ

喘息など呼吸器系の疾患のための海のムドラ

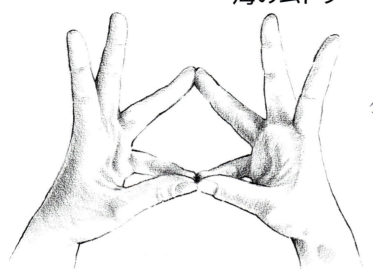

全ての活動が調和し、のびのびと楽に呼吸ができるようになります

　喘息は、呼吸困難が主な症状の呼吸器系の疾患です。ゼイゼイという喘鳴や、胸が締めつけられるような苦しさも伴います。こうした症状は、過敏な気管支が免疫反応を活性化させ、刺激への防御反応として気道を狭めることから起こります。症状としては、しつこい空咳、胸の苦しさ、息切れ、息が吐けない呼吸困難などがあります。患者さんによっては、パニック、極度の疲労、錯乱状態などを起こす場合もあります。喘息の発作を引き起こす要因は、花粉、ほこり、動物の毛、食品、運動など様々です。ストレスも、発作の原因となったり、症状の出る期間や重症度を左右したりすることがあります。

　ミーラは「海」を意味します。ミーラ・ムドラは、流動性や静穏さを高めることでストレスを軽減し、呼吸を楽にします。このムドラは、呼吸と意識とエネルギーを骨盤と下腹部に向けます。呼吸を静め、呼気を長くするミーラ・ムドラは、喘息の患者さんには特に重要な印相です。平静さと静穏さが高まることで、喘息に伴うことの多い恐怖感や不安が緩和されます。第1と第2のチャクラを調えるミーラ・ムドラは、確かな拠り所と安心感を高めると同時に、滋養と流動性ももたらしてくれます。確かな拠り所と流動性が組み合わさることで、心と体双方のレベルにおける苦しさや緊張がほぐれ、人生の河をより楽に進んでいけるようになります。

核となる特性
呼吸を楽にする

主な効能
- 喘息など呼吸器系の疾患に効く。
- 仙骨、骨盤、股関節の健康を支える。
- 生殖器系、泌尿器系、排泄器系の健康を支える。
- 腹式呼吸を強化し、ストレスや不安を軽減する。

類似のムドラ
スワディシュターナ、プラージュナ・プラーナ・クリヤー、ドヴィムカム、プラニダーナ、ディールガ・スワラ

注意・禁忌
ディールガ・スワラ・ムドラは、危機的な状況下で、かつ上記のムドラを全てこなせるようになった時のみ実践すること。

手順
1. それぞれの手で、親指の先と小指の先を合わせる。
2. 両手の親指の先と小指の先を合わせる。
3. 両手の薬指の先を合わせる。
4. 人差し指と中指をまっすぐ伸ばす。
5. 両手をへその下で保つ。
6. 肩の力を抜いて後方に押し下げ、背筋を自然に伸ばす。

アンナマヤ・コーシャ（食物鞘）
- 呼吸と意識を骨盤に向け、マッサージ効果によって生殖器系と泌尿器系の血行を改善する。
- リズミカルな腹式呼吸が強化され、呼気が長くなることで、喘息に効く。
- 沈静化の効果によって、ピッタの不均衡に効くことが多い。。
- 中心軸を定める効果によって、ヴァータの不均衡に効くことが多い。

プラーナマヤ・コーシャ（生気鞘）
- エネルギーの下向きの流れ、アパーナ・ヴァーユを活性化する。
- 安心感と自らを育む力を司る、第1と第2のチャクラを開き、バランスを調える。

マノマヤ・コーシャ（意思鞘）
- 流動性をもたらす。
- 信頼感と感情のバランスが高まる。

ヴィジュニャーナマヤ・コーシャ（理智鞘）
- 呼吸が楽になるにつれ、余計な恐怖感や不安からおのずと自由になり、真の自己に備わる本質的な安心感を理解する。

アーナンダマヤ・コーシャ（歓喜鞘）
- 呼吸がなめらかになり、与えることと受けとることのバランスが調うことで、深い静穏さがおのずと立ち現れる。

調えられる器官系

活性化する五大元素

調えられるドーシャ

強まるプラーナ・ヴァーユ

調えられるチャクラ

沈静から活性に至るエネルギー目盛り

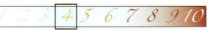

第5章 健康と癒やしの鍵となる 健康上の問題に効くムドラ

31 ヴァーヤン・ムドラ

高血圧など心臓血管系の疾患のための風の元素の乗り物のムドラ

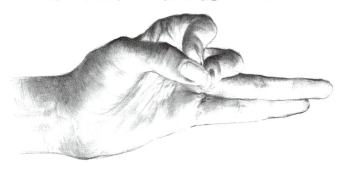

静穏な流れに解き放たれ
内なる滋養と癒やしを十全に体験します

　高血圧は、動脈の血圧が慢性的に高い疾患です。心臓血管系が正常に機能していると、エネルギーの必要性に応じて血圧が活発に上下します。高血圧の人はこの順応性が失われ、動脈の血圧が上昇したままになります。高血圧の原因には、遺伝、食事、生活習慣、運動不足などのほかに、ストレスがあります。人はストレスにさらされると、必要なエネルギーを供給しようと血圧が上がります。ストレス要因が解消されれば、血圧はもとに戻ります。しかしストレスが慢性化すると、エネルギーの要求が継続し、高血圧を維持するよう体が順応してしまうため、高血圧になるのです。自覚症状がないことも多い高血圧は、継続的に血圧を測定することで発見できます。高血圧が長期にわたって続くと、動脈硬化や心臓病や脳卒中のリスクが高まります。

　ヴァーヤンは「風の元素の乗り物」を意味します。ヴァーヤン・ムドラは昔から、高血圧におすすめのムドラとされてきました。このムドラを結ぶと胸部が穏やかに拡張され、気持ちが楽になり、開放感がもたらされます。呼気がやや吸気より長いという、リラクゼーションに最適な呼吸が調えられます。呼吸がなめらかになると同時に、心臓血管系全体がスムーズに楽に流れているという感覚がもたらされます。生気鞘では、エネルギーの上向きの流れであるプラーナ・ヴァーユが穏やかに活性化され、胸の中に穏やかな川が流れているかのような爽快感が高まります。このムドラはエネルギーの下向きの流れであるアパーナ・ヴァーユも活性化するため、胸部のこりがほぐれ、リラクゼーションが深まります。アナーハタ・チャクラが開き、ポジティヴな感情が高まることで、ストレスの軽減と血圧の降下に役立ちます。

核となる特性
血行を改善する

主な効能
- 高血圧など心臓血管系の疾患に効く。
- 胸部を中心として、全身のこりをほぐす。
- 呼吸になめらかさと爽快感をもたらす。
- ストレスと不安を軽減し、静穏さをもたらす。

類似のムドラ
チンマヤ、ドヴィムカム、プラニダーナ、スワディシュターナ

注意・禁忌
なし

手順
1. それぞれの手で、親指と人差し指と中指の先を合わせる。
2. 薬指と小指はまっすぐ伸ばす。
3. 両手の甲を腿か膝の上に置く。
4. 肩の力を抜いて後方に押し下げ、背筋を自然に伸ばす。

アンナマヤ・コーシャ（食物鞘）
- 呼吸と意識を胸部に向け、涼しさとリラクゼーションをもたらす。
- 呼気が長くなることで、リラックス効果が高まり、血圧が下がる。
- なめらかでリズミカルな呼吸によって、心臓血管系を調える。
- バランスを調える効果によって、ヴァータ、ピッタ、カパの不均衡に効くことが多い。

プラーナマヤ・コーシャ（生気鞘）
- エネルギーの上向きの流れ、プラーナ・ヴァーユを穏やかに活性化する。
- アパーナ・ヴァーユ（下向きの流れ）とヴィヤーナ・ヴァーユ（中心から四肢への全方向の流れ）を活性化する。
- 無条件の愛を司る第4のチャクラを開き、バランスを調える。

マノマヤ・コーシャ（意思鞘）
- 満足感と静穏さを全般的に高め、ストレスや不安を軽減する。
- 流動性と安楽さをもたらす。

ヴィジュニャーナマヤ・コーシャ（理智鞘）
- 体と呼吸と心の流動性と安楽さが高まるにつれ、ストレスのある状況を落ちついて観察できるようになる。

アーナンダマヤ・コーシャ（歓喜鞘）
- 静穏な流れと一体化するにつれ、深い満足感が全身を駆けめぐる。

調えられる器官系

活性化する五大元素

調えられるドーシャ

強まるプラーナ・ヴァーユ

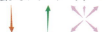

調えられるチャクラ

沈静から活性に至るエネルギー目盛り

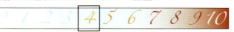

32 アパーナ・ヴァーユ・ムドラ

心臓の疾患のための
エネルギーの下向きの流れのムドラ

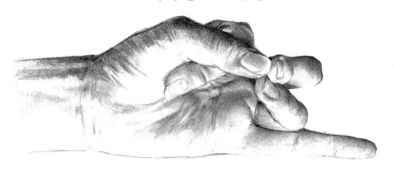

自らの心臓に繊細に耳をすますことで
心臓の健康と活力を自然に支えます

　ヒトの心臓は奇跡的な働きをしています。心臓が送りだす血液は1日約7200リットル、生涯で2億リットルに上ります。1分間の平均的な心拍数は70ですので、70歳までには25億拍打つことになります。安静時に心臓が送りだす血液量は1分間で約5リットルですが、運動時には最大で心拍数が200、血液量が45リットル近くまで増加します。不思議なことに、別の固体の心臓の細胞を近くに置くと、心拍数が同調しはじめるそうです。見事な機構を持つ心臓は、ほぼどのような環境にも適応できますが、現代人の生活のペースにだけは順応できません。慢性的にストレスにさらされ、デスクワークの多い生活は、心臓の最大の敵です。収縮と弛緩を代わる代わる周期的にくり返すという心臓の機構自体が、健康維持のためには休息が必要だという事実の隠喩になっています。ですが現代人の多くにとって現実は逆で、ストレスは慢性化し、休息はほとんどありません。自らの心臓に耳をすます人がほとんどいないのですから、先進国の死因の上位が心臓病であるのもうなずけます。

　アパーナ・ヴァーユは「浄化する流れ」を意味します。アパーナ・ヴァーユ・ムドラは、アパーナ・ムドラとヴァーユ・ムドラが合体したものです。ヴァーユ・ムドラは吸気を長くし、穏やかに胸部を拡張します。アパーナ・ムドラは呼気を長くし、胸部のこりをほぐしてストレスを軽減します。胸部が拡張されると同時にリラクゼーションが深まることで、心臓と心臓血管系全体の健康を促進します。呼気のあとの自然な止息が長くなることで、沈黙と深い休息が生まれ、それによって心臓のリズムに同調し、心臓のメッセージに耳を傾けられるようになります。深く耳をすませばすますほど、健康のために必要なことを心臓自体が教えてくれます。

核となる特性
心臓を健康に保つ

主な効能
- 心臓病と心臓血管系の疾患に効く。
- 胸部のこりをほぐす。
- ストレスを軽減する。
- 平静さと自信をもたらす。
- 直感力を高める。

類似のムドラ
パドマ、プールナ・フリダヤ、カポタ、カルナー

注意・禁忌
胸部や上体に痛み、疲労感、息切れなどが生じた場合は実践を中止すること。

手順
1. 人差し指を曲げ、親指の付け根に当てる。
2. 親指の先を、中指と薬指の先に合わせる。
3. 小指はまっすぐ伸ばす。
4. 両手の甲を腿か膝の上に置く。
5. 肩の力を抜いて後方に押し下げ、背筋を自然に伸ばす。

アンナマヤ・コーシャ（食物鞘）
- 呼吸と意識を穏やかに胸部と肋骨と背中上部に向け、周辺の筋肉のこりをほぐす。
- 呼気を吸気よりやや長くし、呼吸のリズムを改善することで、心臓血管系の機能を高める。
- 吸気で胸部が拡張することで、カパの不均衡に効くことが多い。
- 沈静化の効果と感受性が高まることによって、ピッタの不均衡に効くことが多い。
- リズミカルな呼吸で中心軸が定まることによって、ヴァータの不均衡に効くことが多い。

プラーナマヤ・コーシャ（生気鞘）
- エネルギーの上向きの流れ、プラーナ・ヴァーユを穏やかに活性化する。
- エネルギーの下向きの流れ、アパーナ・ヴァーユを活性化する。
- 無条件の愛を司る第4のチャクラを開き、バランスを調える。

マノマヤ・コーシャ（意思鞘）
- 平静さと自信をもたらし、心を開く。
- 微細な心臓の心理・感情面での緊張をほぐす。

ヴィジュニャーナマヤ・コーシャ（理智鞘）
- 緊張がほぐれるにつれ、心臓の知恵に耳を傾ける余裕が生まれる。

アーナンダマヤ・コーシャ（歓喜鞘）
- 自らの心臓に繊細に耳をすますにつれ、開放性や喜びや愛がおのずと花開く。

調えられる器官系

活性化する五大元素

調えられるドーシャ

強まるプラーナ・ヴァーユ

調えられるチャクラ

沈静から活性に至るエネルギー目盛り
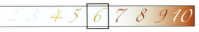

33 マハーシールシャ・ムドラ

頭痛など緊張による疾患のための偉大な頭のムドラ

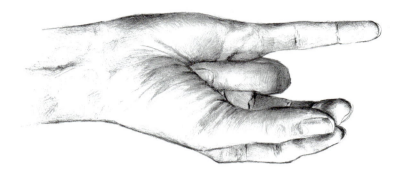

呼気がストレスを軽減し存在全体から緊張を取り除いてくれます

　頭痛には様々な種類がありますが、一番多いのは緊張型頭痛です。緊張型頭痛の原因は、姿勢の悪さ、睡眠不足、不規則な食事時間、眼精疲労、蓄積した筋肉のこりなどです。ストレスも原因になります。「戦うか逃げるか反応」に備えてエネルギーを蓄えようと、胸の上部での呼吸が多くなり、肩と首の筋肉が酷使され、呼吸数が上がるからです。ストレスが慢性化すると、胸の上部や肩や首がこわばり、緊張型頭痛が起きやすくなります。ストレス反応が起きると、体が警戒態勢を取ろうとして、脳や頭部への血行が増加します。目先の危機に対処するには有効な仕組みですが、ストレスが慢性化すると血圧が上がってしまい、やはり頭痛の原因となります。

　マハーシールシャは「大きな頭」を意味し、マハーシールシャ・ムドラによって頭部に生まれる軽快さや心地よさを指しています。このムドラは顔、顎、目周辺のこりをほぐし、緊張型頭痛を緩和します。顔と顎の緊張がほぐれると、顎関節周辺が自然に柔らかくなるため、顎関節症の治療にも効果が期待できます。吸気によって冷却効果が生まれると同時に、長くなった呼気によって頭と肩と首の緊張が下に押し流され、大地へと消えていく安堵感を味わえます。また意思鞘のレベルでは、余計な思考や感情を手放すことによって、さらに頭痛の緩和が促進されます。

核となる特性
頭痛を緩和する

主な効能
- 緊張型頭痛を緩和する。
- 首と肩を中心に、全身の筋肉のこりをほぐす。
- 顎の緊張をほぐすことで、顎関節症に効果が期待できる。
- ストレスを軽減する。

類似のムドラ
プラニダーナ、ドヴィムカム、アパーナ、アパナヤナ

注意・禁忌
なし

手順
1. 薬指を丸め、手のひらに当てる。
2. 親指の先を、人差し指と中指の先に合わせる。
3. 小指はできるだけまっすぐ伸ばす。
4. 手のひらを上に向け、両手の甲を腿か膝の上に置く。
5. 肩の力を抜いて後方に押し下げ、背筋を自然に伸ばす。

アンナマヤ・コーシャ（食物鞘）
- 呼気を長くし、リラックス効果を高めてストレスを軽減する。
- 肩、首、顎、頭部の筋肉のこりをほぐす。
- 冷却効果によって、ピッタの不均衡に効くことが多い。
- 沈静化の効果によって、ヴァータの不均衡に効くことが多い。

プラーナマヤ・コーシャ（生気鞘）
- エネルギーの下向きの流れ、アパーナ・ヴァーユを活性化する。
- 安心感と自らを育む力を司る、第1と第2のチャクラを開き、バランスを調える。

マノマヤ・コーシャ（意思鞘）
- 解放感をもたらす。
- 心配や不安を手放すのを助ける。

ヴィジュニャーナマヤ・コーシャ（理智鞘）
- 解放感によって、内なる真の自己の軽快さと気楽さに身を委ねられるようになる。

アーナンダマヤ・コーシャ（歓喜鞘）
- 手放し、解放するすべを身につけるにつれ、自由と無限性を味わうようになる。

調えられる器官系

活性化する五大元素

調えられるドーシャ

強まるプラーナ・ヴァーユ
↓

調えられるチャクラ

沈静から活性に至るエネルギー目盛り
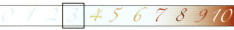

34 ガルダ・ムドラ

甲状腺疾患など内分泌系の疾患のための鷲のムドラ

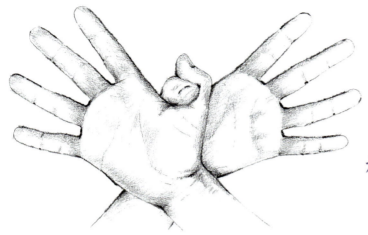

*休息と活動の
バランスが
全ての器官系を支え
機能を改善してくれます*

　甲状腺は、代謝を制御する内分泌系の器官です。甲状腺機能低下症は、甲状腺ホルモンの分泌量が不足する疾患です。主な症状は、倦怠感、無力感、体重増加、便秘、うつ、怒りっぽさなどです。逆に、バセドウ病など、ホルモンが過剰に分泌される甲状腺機能亢進症もあります。脈拍が速くなる、排便が増える、神経質になる、体重が減るなどの症状があります。甲状腺疾患の原因は遺伝、加齢、食事、生活習慣などですが、ストレスも一因になります。ストレス反応によってエネルギーや活動量が増加する際、代謝もまた増加するからです。他の器官と同様に、甲状腺も、休息や再生を挟むことで機能の改善が見られます。しかしストレスが慢性化すると、甲状腺が絶えず酷使されるようになり、機能不全を招くことになります。

　ガルダは、創造神ヴィシュヌを乗せて飛ぶ、鷲によく似た霊鳥です。ガルダ・ムドラは、呼吸と意識とエネルギーを胸の上部と首、中でも特に甲状腺のある喉に向けます。呼吸と意識が喉に向けられることで、喉周辺の血行が改善され、甲状腺の機能が促進されます。このムドラを結ぶと、活動におけるバランスの重要性に気づくことができ、甲状腺の機能も改善されます。一対の翼を思わせる印相は、甲状腺の左葉と右葉にも似ています。この形は同時に、甲状腺を含む内分泌系全体の機能向上に欠かせない、休息と活動のバランスをも象徴しています。

核となる特性
代謝のバランスを調える

主な効能
- 甲状腺の疾患に効く。
- 頸椎を正しく配列する。
- 喉と声帯の健康を支える。
- 首と顎のこりをほぐすことで、顎関節症の治療に効果が期待できる。
- 休息と活動のバランスを調える。

類似のムドラ
カーレシュヴァラ、ヴィシュッダ、アングシュタ

注意・禁忌
甲状腺疾患で投薬治療を受けている場合は、ホルモンレベルの変化に十分注意すること。

手順
1. 右手の手のひらを胸に向ける。
2. 左手の手のひらを、右手の甲に当てる。
3. 左右の親指を近づけ、組み合わせる。
4. 両手を斜めに上げて翼の形にし、親指以外の指はそろえるか、軽く開く。
5. 肩の力を抜いて後方に押し下げ、両肘をやや体から離し、背筋を自然に伸ばす。

アンナマヤ・コーシャ（食物鞘）
- 呼吸と意識を胸の上部と首と喉に向け、甲状腺周辺の血行を改善する。
- 喉と声帯のこりをほぐすことで、話術を仕事にする人や歌手をサポートする。
- 顎のこりをほぐすことで、顎関節症の治療に効果が期待できる。
- 頸椎の正しい配列を促す。
- 穏やかにエネルギーを活性化する効果によって、カパの不均衡に効くことが多い。

プラーナマヤ・コーシャ（生気鞘）
- エネルギーの最上の流れ、ウダーナ・ヴァーユを活性化する。
- 精神の浄化を司る第5のチャクラを開き、バランスを調える。
- イダー・ナーディとピンガラ・ナーディのバランスを調える。

マノマヤ・コーシャ（意思鞘）
- 精神と感情のバランスを調える。
- コミュニケーションをより明瞭にする。

ヴィジュニャーナマヤ・コーシャ（理智鞘）
- 真の自己の反映である、統合、調和、落ちつきが高められる。

アーナンダマヤ・コーシャ（歓喜鞘）
- バランスが調うにつれ、空を飛ぶ鳥のように、軽快さと自由の感覚を体感するようになる。

調えられる器官系

強まるプラーナ・ヴァーユ

活性化する五大元素

調えられるチャクラ

調えられるドーシャ

沈静から活性に至るエネルギー目盛り
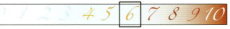

35 ヴァジュラプラダマ・ムドラ

うつ病のための揺るぎない信頼のムドラ

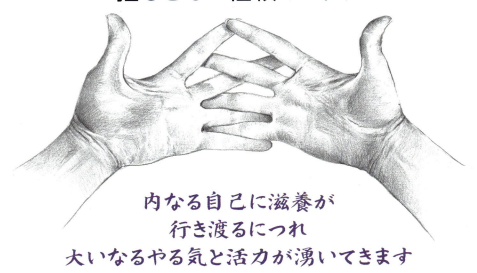

内なる自己に滋養が行き渡るにつれ大いなるやる気と活力が湧いてきます

　うつ病は、悲しみ、抑うつ気分、悲観主義、希望のなさ、自尊心の低さなどを症状とする精神疾患です。身体的な症状には、倦怠感、睡眠障害、性欲の減退などがあります。短期間の軽い抑うつ状態は、困難や危機的状況に接した大半の人が一生に一度は経験します。うつ病はこれとは違い、人生の全てがネガティヴに感じられるという特定の無力感を伴います。財政難、仕事上の問題、人間関係のトラブル、離婚、死別、健康状態の悪化といった生活上の変化や出来事で、うつ病を発症することがあります。心理的要因に加え、生物学的や遺伝的要因もあるとされています。うつ病の発症と継続には、精神的ストレスも一役買っています。

　ヴァジュラプラダマは「揺るぎない信頼と自信」を意味します。ヴァジュラプラダマ・ムドラは、呼吸と意識とエネルギーを胸部と肋骨と背中上部に向け、開放感と、自分自身と人生への信頼感をもたらします。胸式呼吸が強化されて胸部と胸郭のこりがほぐれ、リラクゼーションと気楽さが高まります。吸気が穏やかに長くなることでエネルギーと活力が増して気分が高揚し、気持ちや意欲が上向きになります。このムドラは呼吸と意識とエネルギーを胸腺にも向けるため、うつ病罹患時には低下しがちな免疫力が改善されます。胸の中央に位置するアナーハタ・チャクラが開き、心臓の微細な特性に対する感受性が鋭くなります。この微細な特性を注意深く育めば、やる気と生きる喜びが再び目を覚ますでしょう。

核となる特性
生きる気力を与える

主な効能
- うつ病の治療に効く。
- 胸部、肋骨、背中上部のこりをほぐす。
- 自分への信頼感や自信が強化される。
- エネルギーとやる気が増す。
- 微細な心臓の特性への感受性が高まる。

類似のムドラ
パドマ、プールナ・フリダヤ、ディールガ・スワラ、カーレシュヴァラ

注意・禁忌
なし

手順
1. 両手の手のひらを胸に向け、手の幅一つ分、離したところで保つ。
2. 左手の小指が一番下に来るようにして、両手の中指から小指までを組み合わせる。親指はまっすぐ上に伸ばす。
3. 両手をわずかに上に傾け、指と指の間にやや隙間が空くようにする。
4. 肩の力を抜いて後方に押し下げ、両肘をやや体から離し、背筋を自然に伸ばす。

アンナマヤ・コーシャ（食物鞘）
- 呼吸と意識を胸と肋骨と背中上部に向け、肺活量を増やす。
- 吸気を穏やかに長くし、代謝とエネルギーを増やす。
- 肩甲骨の間に隙間を空け、胸椎を長く、まっすぐに矯正する。
- 活力を増すことによって、カパの不均衡に効くことが多い。
- 心を開く効果によって、ピッタの不均衡に効くことが多い。
- 自分への信頼感と自信が高まることによって、ヴァータの不均衡に効くことが多い。

プラーナマヤ・コーシャ（生気鞘）
- エネルギーの上向きの流れ、プラーナ・ヴァーユを活性化する。
- 無条件の愛を司る第4のチャクラを開き、バランスを調える。
- イダー・ナーディとピンガラ・ナーディのバランスを調える。

マノマヤ・コーシャ（意思鞘）
- 自尊心と自分への信頼感を高める。
- エネルギー、やる気、楽観主義を高める。

ヴィジュニャーナマヤ・コーシャ（理智鞘）
- 微細な心臓を徐々に開き、後ろ向きな気持ちを捨て、心臓に生来備わる好ましい特性を覚醒させる。

アーナンダマヤ・コーシャ（歓喜鞘）
- 微細な心臓が開くにつれ、やる気と喜びがおのずと花開く。

調えられる器官系

強まるプラーナ・ヴァーユ

活性化する五大元素

調えられるチャクラ

調えられるドーシャ

沈静から活性に至るエネルギー目盛り
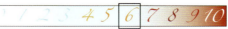

36 パーラ・ムドラ

不安障害のための
托鉢の鉢のムドラ

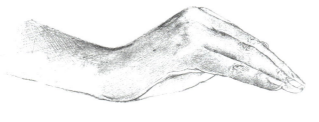

内なる存在に心安らぎ
大いなる安心感に
包まれます

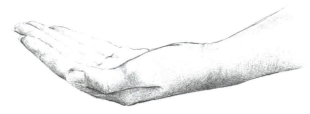

　人生で困難にぶつかったとき、恐れや不安を抱くのは自然な反応です。しかし不安が慢性化し、生活や仕事に支障を来すようになった状態は、不安障害と診断されます。不安障害には全般性不安障害、心的外傷後ストレス障害（PTSD）、特定の恐怖症、パニック障害、社交不安障害、強迫性障害などがあります。全般性不安障害の患者は慢性的に心配や不安を抱え、社会にうまく適応できないばかりでなく、仕事や学業や家庭生活にも支障を来す場合があります。身体的な症状には、落ちつきのなさ、不眠症、怒りっぽさ、筋肉の緊張、倦怠感、胃腸の不快感、心悸亢進、集中力の欠如などがあります。

　パーラは「托鉢僧の鉢」を意味し、托鉢（ビクシャ）で使われる鉢を指します。托鉢の主な目的は、執着心を捨てることにあります。托鉢僧は期待をせずに静かな心を保ち、宇宙はつねに必要なものを与えてくれると信じつつ、自発的に施されたものだけを受けとります。パーラ・ムドラは、托鉢僧と同じような信頼感と静穏さをもたらしてくれます。このムドラは呼吸を遅くし、意識とエネルギーを腹部に向け、規則的に腹部を上下させる腹式呼吸によって、体をリラックスさせると同時に精神と感情を沈静化します。丸めた手の形と腹式呼吸によって、完全な静けさの中で安らげる聖域に入っていくような感覚を味わえます。また、本来備わっている内なる全体性と再びつながることで、心配や不安が徐々に解消されていきます。沈静化の効果によって、生殖器系、排泄器系、消化器系の健康を促進します。

核となる特性
不安を緩和する

主な効能
- 不安障害の治療に効く。
- ストレスと筋肉のこりを緩和する。
- 血圧を下げる。
- 生殖器系、消化器系、排泄器系の健康を支える。
- 信頼感や執着しない心をもたらす。
- 内なる全体性を高める。

類似のムドラ
チンマヤ、ドヴィムカム、スワディシュターナ

注意・禁忌
なし

手順
1. 両手を水をすくうような形に丸める。左手は手のひらを上に向け、へそから指4本分下に保つ。
2. 右手は手のひらを下に向け、左手のすぐ上の、へそと同じ高さに保つ。どちらの手も、側面を腹部に軽く当てる。
3. 肩の力を抜いて後方に押し下げ、両肘をやや体から離し、背筋を自然に伸ばす。

アンナマヤ・コーシャ（食物鞘）
- 呼吸と意識を腹部に向け、穏やかなマッサージ効果によって、生殖器系・排泄器系・消化器系の血行を改善する。
- 呼気を長くして呼吸の速度を遅くすることで、不安の緩和を助ける。
- ストレス軽減は高血圧にも役立つ。
- 沈静化の効果によって、ピッタの不均衡に効くことが多い。
- 中心軸が定まることによって、ヴァータの不均衡に効くことが多い。

プラーナマヤ・コーシャ（生気鞘）
- エネルギーの下向きの流れ、アパーナ・ヴァーユを活性化する。
- 安心感と自らを育む力を司る、第1と第2のチャクラを開き、バランスを調える。

マノマヤ・コーシャ（意思鞘）
- 心を静めてリラックスさせ、思考と思考の間にスペースを作る。
- 安全性と安心感を高める。

ヴィジュニャーナマヤ・コーシャ（理智鞘）
- 静穏さが高まることで、懸念や不安を、それと完全には同調することなく観察できるようになる。

アーナンダマヤ・コーシャ（歓喜鞘）
- 不安障害の症状が緩和するにつれ、全体性や幸福感や安楽さを体感する。

調えられる器官系

活性化する五大元素

調えられるドーシャ

強まるプラーナ・ヴァーユ

調えられるチャクラ

沈静から活性に至るエネルギー目盛り
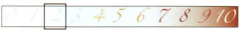

37 ヴィヤーナ・ヴァーユ・ムドラ

多発性硬化症など神経系の疾患のための全方向へ広がるエネルギーの流れのムドラ

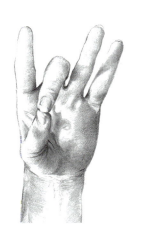
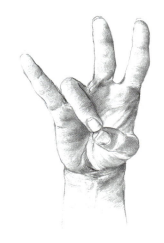

全てのエネルギーの通路に滋養を与えることで神経系の機能が最善に保たれます

　多発性硬化症は一般的に、自己免疫疾患と考えられています。免疫系が神経を覆うミエリン鞘（しょう）を攻撃し損傷することで、脳から体の各部位への神経インパルスの伝達が損なわれる疾患です。多発性硬化症の症状は多岐に渡り、初期には再発と寛解をくり返すため、診断が難しい病気です。病状が進行すると、歩行や会話も困難になります。原因はよくわかっていませんが、ストレスも一因となりえます。ストレス反応が慢性化すると、必要を察知して交感神経系が継続的に活性化されます。脳と五感と神経系が厳戒態勢をとり、エネルギーと集中力を増加させるのですから、目先の危機に対処するには理想的な仕組みです。しかし回復する暇もなく神経系がつねに活性化すれば、神経の機能に障害が起きても不思議はありません。

　ヴィヤーナ・ヴァーユは、体の中心から四肢へと流れる「全方向へ広がるエネルギーの流れ」を指し、微細なエネルギーレベルでの血行と神経インパルスの自由な循環を助けます。ヴィヤーナ・ヴァーユの流れを活性化し、バランスを調えるのがヴィヤーナ・ヴァーユ・ムドラです。このムドラは呼吸とエネルギーを、関節を中心とした全身に向けます。四肢の感受性を高め、手足にぬくもりとエネルギーをも送ります。またこのムドラには、アーユルヴェーダにおける全身の微細なエネルギーのツボ、「マルマ」に滋養を与える働きもあります。このムドラを結ぶと、身体レベルと微細なレベル双方での気づきが高まります。体への気づき、高まった感受性、微細なエネルギーの自由な流れが組み合わさることで、多発性硬化症を始めとする神経系疾患の治療に効果が期待できます。

核となる特性
神経系を健康に保つ

主な効能
- 神経系の健康を支える。
- 関節の健康を支える。
- 四肢の血行を改善する。
- 体への気づきを高める。
- 微細な身体でのエネルギーの自由な流れを促進する。

類似のムドラ
アヌシャーサナ、ハーキニー、ダルマ・チャクラ、プールナ・ジュニャーナム

注意・禁忌
多発性硬化症を罹患している場合は、手のひらを下にしてさらに鎮静効果を高めるとよい。

手順
1. 右手は、親指の先を薬指の先に当てる。ほかの指はまっすぐ伸ばす。
2. 左手は、親指の先を中指の先に当てる。ほかの指はまっすぐ伸ばす。
3. 手のひらを上に向け、両手の甲を腿か膝の上に置く。
4. 肩の力を抜いて後方に押し下げ、背筋を自然に伸ばす。

アンナマヤ・コーシャ（食物鞘）
- 体への意識、特に四肢への意識が高まることで、バランスや手足の協調運動が改善される。
- 神経系とそれ以外の体の部位との伝達が強化される。
- 体への意識が高まることで、心臓血管系と免疫系の機能が促進される。
- 中心軸を定める効果によって、ヴァータの不均衡に効くことが多い。
- 感受性が高まることによって、カパの不均衡に効くことが多い。
- 微細な身体を意識することによって、ピッタの不均衡に効くことが多い。

プラーナマヤ・コーシャ（生気鞘）
- チャクラから四肢へと全方向へ広がるエネルギーの流れ、ヴィヤーナ・ヴァーユを活性化する。
- エネルギーの最上の流れ、ウダーナ・ヴァーユを穏やかに活性化する。
- 第1と第6のチャクラを中心に、第1から第6までのチャクラを開き、バランスを調える。

マノマヤ・コーシャ（意思鞘）
- 精神の清澄さがもたらされる。
- 自らを癒やす過程において信頼感が育まれることで、ストレスと不安が軽減される。

ヴィジュニャーナマヤ・コーシャ（理智鞘）
- 心と体の統合が進み、自己治癒への扉が開く。

アーナンダマヤ・コーシャ（歓喜鞘）
- 微細な身体への感受性が高まるにつれ、至福感がおのずと立ち現れる。

調えられる器官系

活性化する五大元素

調えられるドーシャ

強まるプラーナ・ヴァーユ

調えられるチャクラ

沈静から活性に至るエネルギー目盛り

38 ブラーマラ・ムドラ

アレルギーなど免疫系の疾患のための
ミツバチのムドラ

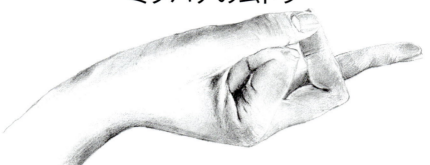

**存在の全ての層のバランスが調い
自由に呼吸ができるようになります**

　アレルギーは、本来無害な物質に対して免疫が過剰反応を起こす疾患です。最も一般的な呼吸器アレルギーの症状には、呼吸器の詰まり、副鼻腔炎、涙、目のかゆみなどがあります。アレルギーに限らず、免疫系はしばしば過剰な、あるいは過小な反応を起こします。過剰反応の例に、免疫系が健康な細胞を攻撃する自己免疫疾患があります。過小反応の例としては、風邪のぶり返し、感染症、歯止めの効かないがん細胞の増殖などがあります。免疫系の健康の鍵は、食事や生活習慣の改善で調えられる体のバランスと、心のバランスです。境界線を守る意識が強すぎると、免疫系が「過度に警戒せよ」というメッセージを受けとり、無害な物質にまで過剰反応するかもしれません。一方、健全な境界線の意識が欠けていても、免疫系は適切な働きを維持できなくなります。

　ブラーマラは「ハチ、蜂蜜」を意味します。ブラーマラ・ムドラは昔から、アレルギーなど免疫系の疾患に効くとされてきました。このムドラは呼吸と意識とエネルギーを胸の上部、喉、首、頭に向けます。免疫細胞が成熟する場所である胸腺もここに含まれます。このムドラを結ぶと、鼻腔や気道が開く感覚がもたらされます。また頭が明晰になることで、バランスのとれた食事とよい生活習慣を意識し、適度な境界線を守って暮らせるようになります。人間関係や活動全ての釣り合いがとれることで、免疫系の機能も改善されます。

核となる特性
免疫系を健康に保つ

主な効能
- アレルギー症状や鼻づまりを緩和する。
- 免疫機能のバランスを調える。
- 適度な境界線を守る。
- ポジティヴな態度が身につく。

類似のムドラ
チャトゥルムカム、カーレシュヴァラ、ダルマ・チャクラ、プールナ・ジュニャーナム

注意・禁忌
なし

手順
1. 人差し指を軽く隙間を空けて丸め、指先で親指の第2関節の谷間を押す。
2. 親指の腹で、中指の末節の側面を押す。
3. 薬指と小指はまっすぐ伸ばす。
4. 両手の甲を腿か膝の上に置くか、または手のひらを上にして体の横に保つ。
5. 肩の力を抜いて後方に押し下げ、背筋を自然に伸ばす。

アンナマヤ・コーシャ（食物鞘）
- 呼吸と意識を胸の上部と首と頭に向け、胸腺周辺の血行を改善する。
- 鼻腔を開き、左右の鼻孔を通る息を均等にすることで、アレルギー症状の軽減に効果が期待できる。
- 穏やかに刺激する効果と鼻腔を開く効果によって、カパの不均衡に効くことが多い。
- 健全な境界線を定める効果によって、ヴァータの不均衡に効くことが多い。
- 調和の効果によって、ピッタの不均衡に効くことが多い。

プラーナマヤ・コーシャ（生気鞘）
- プラーナ・ヴァーユ（上向きの流れ）とウダーナ・ヴァーユ（最上の流れ）を活性化する。
- 無条件の愛、精神の浄化、知恵を司る第4、第5、第6のチャクラを開き、バランスを調える。

マノマヤ・コーシャ（意思鞘）
- 充足感を高める。
- 健全な境界線の感覚をもたらす。

ヴィジュニャーナマヤ・コーシャ（理智鞘）
- 健全な境界線の感覚によって、性格と、精神に宿る真の自己とが識別できるようになる。

アーナンダマヤ・コーシャ（歓喜鞘）
- バランスが調うにつれ、統合と落ちつきがおのずと花開く。

調えられる器官系

活性化する五大元素

調えられるドーシャ

強まるプラーナ・ヴァーユ

調えられるチャクラ

沈静から活性に至るエネルギー目盛り

39 マニ・ラトナ・ムドラ

全体を癒やすための貴重な宝石のムドラ

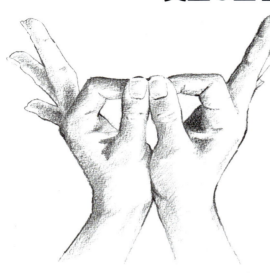

水晶の放つ癒やしの光を浴び
存在の聖なる全体性を
体感します

　究極の意味での健康とは、真の自己の全体性とのいや増すつながりが反映された、輝かしく喜ばしい体験を指します。内なる全体性と同調する過程で重要なのは、自分を縛る思いこみ、特に自分は不完全だという劣等感や自尊心の低さ、恨みつらみ、無力感などから自由になることです。こうした思いこみに光を当てることで、そこから生じた心理・感情面でのストレスや、心配や不安が徐々に解消されていきます。意思鞘の緊張がほぐれるにつれ、生命エネルギーの自由な流れを妨げる微細な身体の障害物も、排除されていきます。生命エネルギーが自由に流れだすと、エネルギーの滋養に育まれ、器官系の機能が改善されます。存在の全ての層において融合が進み、機能が最善化されることで、存在の本質である全体性と統合に気づけるようになります。それによって苦しい体調不良の悪循環が断ち切られ、最高の健康のサイクルが生まれるのです。

　マニ・ラトナは「貴重な宝石」を意味します。マニ・ラトナ・ムドラは、私たちの内に眠る、真の自己という宝石を目覚めさせてくれます。その真の自己の本質こそ、健康と癒やしなのです。このムドラは呼吸と意識とエネルギーを骨盤底から頭頂までの全てに向け、リズミカルな呼吸に合わせ、体の前面の隅々にまでエネルギーを自由に上下させます。それによって存在の全ての層のバランスがおのずと調い、健康と癒やしが全般的に促進されます。このムドラは、頭頂に位置するサハスラーラ・チャクラを覚醒させます。水晶の光をかたどった清澄さがもたらされ、輝かしい癒やしのエネルギーによって、その清澄さが存在全体に浸透していきます。

核となる特性
全てを癒す

主な効能
- 身体の器官系と微細なシステムの全てが統合され、バランスが調う。
- 顔と首と肩の筋肉のこりをほぐす。
- 頭頂のチャクラを開く。

類似のムドラ
ハーキニー、マンダラ、ダルマ・チャクラ

注意・禁忌
なし

手順
1. 人差し指の先を親指の先に当てる。
2. 両手の親指の側面を合わせる。両手の人差し指の先を合わせ、人差し指を一直線にそろえる。
3. 手首を合わせたまま、中指から小指までをまっすぐ伸ばして広げる。
4. 肩の力を抜いて後方に押し下げ、両肘をやや体から離し、背筋を自然に伸ばす。

アンナマヤ・コーシャ（食物鞘）
- 呼吸と意識を上体全体と首と頭に向け、全器官系の血行を改善する。
- 顔と首と肩の筋肉を柔らかくし、こりをほぐす。
- バランス全体を調える効果によって、ヴァータ、ピッタ、カパの不均衡に効くことが多い。

プラーナマヤ・コーシャ（生気鞘）
- プラーナ・ヴァーユ（上向きの流れ）とアパーナ・ヴァーユ（下向きの流れ）のバランスを調える。
- エネルギーの最上の流れ、ウダーナ・ヴァーユを活性化する。
- 統合を司る第7のチャクラを中心に、7つのチャクラ全てを開き、バランスを調える。

マノマヤ・コーシャ（意思鞘）
- 精神を清澄にする。
- 自らを癒やす力への信頼感をもたらす。

ヴィジュニャーナマヤ・コーシャ（理智鞘）
- 癒やしの光が煌々と輝くにつれ、それが実は真の自己の反映であることに気づく。

アーナンダマヤ・コーシャ（歓喜鞘）
- 内なる宝石の光によって、輝きと統合の体験が覚醒する。

調えられる器官系

活性化する五大元素

調えられるドーシャ

強まるプラーナ・ヴァーユ

調えられるチャクラ

沈静から活性に至るエネルギー目盛り
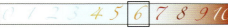

第6章　バランスを見出す 五大元素のムドラ

　五大元素は伝統医学アーユルヴェーダの基礎をなしていますが、その雛形はサーンキヤ学派と呼ばれる古代インド哲学に見られます。サーンキヤ学派では、創造物は五大と呼ばれる5つの元素（土大、水大、火大、風大、空大）から構成されると考えます。五大元素はそれぞれ独自の特性を具現しています。たとえば地の元素は、物質面では密度や安定性を、精神面では確かな拠り所や安心感を表しています。人はみな、五大元素とその特性が独自に組み合わさってできています。五大元素のバランスを調えることが、健康と癒やしの大切な土台となるのです。

　五大元素の特性を活性化させ、バランスを再び調えるには、ムドラが重要な役割を果たします。指の位置を様々に変えることで、五大元素のバランスをそれぞれのニーズに合わせてすばやく、簡単に変化させることができるのです。ムドラの伝統においては、5本の指がそれぞれ五大元素と関連づけられています。最も一般的な体系によれば、相関関係は以下のようになります。
- 火の元素と親指
- 風の元素と人差し指
- 空の元素と中指
- 地の元素と薬指
- 水の元素と小指

　五大元素のバランスが調うと、心と体がともに健康になる感覚を味わえます。五大元素のバランスが崩れると調和が乱れ、やがては体調不良に陥ります。五大元素のバランスを再び調える第一歩は、調和を高めるための特性に気づく感受性を養うことです。本章のムドラを実践すれば、どのムドラとどの特性が今の自分に一番ふさわしいかが自然とわかるようになります。特に1つか2つのムドラが、強く心身に響いてくるのを感じるはずです。そのムドラを定期的に実践してみましょう。1日3回、週1日以上実践すれば、ムドラの効果を実感し、五大元素のバランスが調って調和が高まるのを感じるようになります。

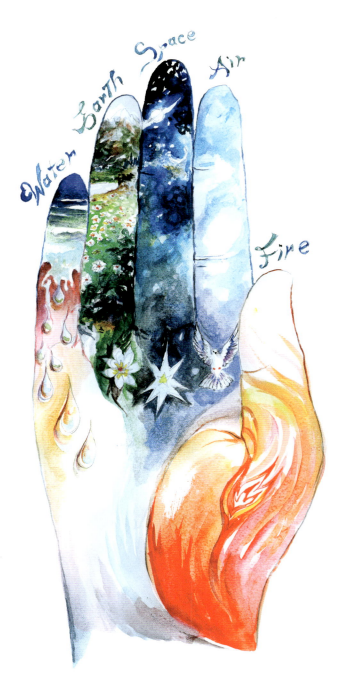

五大元素の主要なムドラ	五大元素 サンスクリット名 マーク	関連する特性と体の部位	瞑想時に 思い浮かべる 色とマーク
ブー	地 プリティヴィ	堅実さ、密度、不動性、 確かな拠り所、安心感 上体の基盤、足	赤
ジャラ	水 ジャラ	流動性、柔軟性、 水和性、順応力 骨盤	オレンジ色
スーリヤ	火 テジャス	エネルギー、輝き、変容、 やる気、意志力 みぞおち	金色
ヴァーユ	風 ヴァーユ	動き、軽さ、 感受性、開放感、優美さ 胸部	緑色
アーカーシャ	空 アーカーシャ	雄大さ、無限性、広大さ、 微細さ、全てへの浸透性 喉	空色
ダルマ・プラヴァルタナ	五大元素全て パンチャ・マハ・ブータ	統合 全身	すみれ色

40 ブー・ムドラ

地の元素を活性化させるための地のムドラ

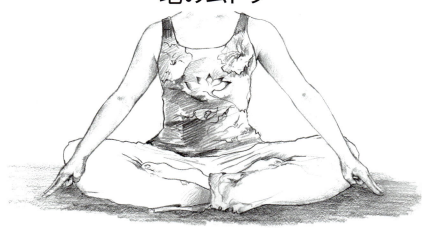

**大地の安定性に同調し、
人生の旅路を自信を持って歩んでいきます**

　地の元素はサンスクリット語で「プリティヴィ」と呼ばれ、堅実さ、硬さ、不動性、安心感、安定性などの特性を備えています。この特性は、身体面では骨格や関節の強さとして感じられます。地の元素は嗅覚に関係しており、大地とのつながりが強まるにつれ、自然界の香りのすばらしさがわかるようになります。内なる地の元素の特性と同調するに従い、基本的なニーズは全て自然に満たされており、自分の旅路は堅固に支えられているという感覚が強まります。精神面では、地の元素によって感情が安定し、信頼感と安心感を抱いて人生を歩めるようになり、心の中の静穏さが深まります。

　ブーは「大地」を意味します。ブー・ムドラは地の元素を活性化させ、地の元素に関わる特性を全て融合するのを助けます。体が山の形を作ることで、自然と安定性と確かな拠り所が高まります。アパーナ・ヴァーユ（エネルギーの下向きの流れ）の活性化によってさらに拠り所が堅固になり、排泄器系の機能が改善されます。安定性と確かな拠り所が増すにつれ、おのずと身体感覚が強まり、さらに安心感が増します。それによって、姿勢もよくなります。このムドラはムーラダーラ・チャクラを開き、バランスを調えることで、支えられているという実感や安定性をさらに強化します。その結果、生存に必要なニーズを客観視できるようになると同時に、余分な恐怖や不安から自由になれます。

核となる特性
大地の安定性をもたらす

主な効能
- 心と体の双方で安定性が高まる。
- 骨格を強化する。
- 姿勢がよくなる。
- 血圧を下げる。
- 確かな拠り所と身体感覚が強まる。
- 不安障害の治療に効く。

類似のムドラ
アディ、プリティヴィ、ルーパ、チンマヤ、ムールティ

注意・禁忌
なし

手順
1. 小指と薬指をそっと丸めて手のひらに当て、その上から親指で押さえる。
2. 人差し指と中指を、「V」字に開いて伸ばす。
3. 人差し指と中指の先を体の両脇の大地にしっかりと当て、両腕で、頭を山頂とする三角形の山の形を作る。
4. 肩の力を抜いて後方に押し下げ、背筋を自然に伸ばす。

アンナマヤ・コーシャ（食物鞘）
- 呼吸と意識を上体の基盤に向け、こりをほぐし、排泄器系の健康を促進する。
- 身体構造の堅実さと安定性を高めることで、筋骨格系の癒やしに効果が期待できる。
- 健全な身体感覚と姿勢のよさをもたらす。
- リラックス効果によって、ストレスを軽減し、血圧を下げる。
- 沈静化の効果によって、ピッタの不均衡に効くことが多い。
- 確かな拠り所を強める効果によって、ヴァータの不均衡に効くことが多い。

プラーナマヤ・コーシャ（生気鞘）
- エネルギーの下向きの流れ、アパーナ・ヴァーユを活性化する。
- 安心感を司る第1のチャクラを開き、バランスを調える。

マノマヤ・コーシャ（意思鞘）
- 確かな拠り所と安定性を高めることで、不安障害に効果が期待できる。
- 忍耐力、安心感、一貫性などの特性をもたらす。

ヴィジュニャーナマヤ・コーシャ（理智鞘）
- 確かな拠り所と安定性が高まるにつれ、真の自己の本質をなす安心感に気づく。

アーナンダマヤ・コーシャ（歓喜鞘）
- 地の元素の特性と深くつながるにつれ、単一性がおのずと立ち現れる。

調えられる器官系

強まるプラーナ・ヴァーユ

活性化する五大元素

調えられるチャクラ

調えられるドーシャ

沈静から活性に至るエネルギー目盛り
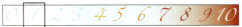

41 ジャラ・ムドラ

水の元素を活性化させるための水のムドラ

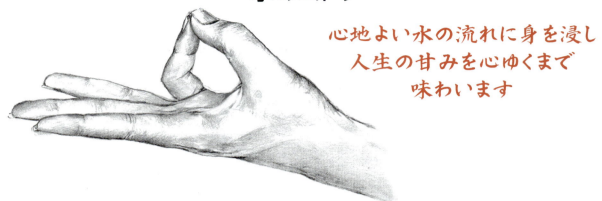

心地よい水の流れに身を浸し 人生の甘みを心ゆくまで 味わいます

　「水」を意味するジャラは、水の元素の名です。水の元素は、流動性、爽快感、水和性、潤滑、滋養、浄化などの特性を備えています。身体面では水の元素は血液の循環をなし、栄養素、血球、ホルモン、酸素、二酸化炭素などを運んでいます。水の元素は味覚と関係し、食物の消化や栄養素の吸収に欠かせない要素となっています。水和性や柔軟性といった特性は、筋肉や関節の機能にも重要です。老化の対策には柔軟性の維持が特に大切であるためです。流動性や順応性といった水の元素の微細な特性は、精神面・情緒面での健康を支え、人生の流れをスムーズに乗り越えてゆく原動力となります。

　ジャラ・ムドラは呼吸と意識とエネルギーを水の元素の宿る骨盤に向け、身体の流動性と柔軟性を高める一方、思考や感情のこわばりを取り、順応性を高めてくれます。このムドラを結ぶと、骨盤と腹部におけるマッサージ効果によって、生殖器系と泌尿器系の健康が支えられます。腹式呼吸が強化され、下半身から戻る静脈血とリンパ液の循環が促されます。流動性と柔軟性が高まることで、骨盤中央に位置するスワディシュターナ・チャクラが自然と開き、人生の変化を心穏やかに迎えると同時に、真に心の糧となる人間関係を深められるようになります。

核となる特性
水の流動性をもたらす

主な効能
- 心と体の双方で流動性と柔軟性がもたらされる。
- 関節をなめらかにする。
- 泌尿器系、生殖器系、消化器系、排泄器系の健康を支える。

類似のムドラ
ミーラ、ヨニ、マツヤ、スワディシュターナ

注意・禁忌
なし

手順
1. 親指の先を小指の先に当て、それ以外の3本の指はまっすぐ伸ばす。
2. 両手の甲を腿か膝の上に置く。
3. 肩の力を抜いて後方に押し下げ、背筋を自然に伸ばす。

アンナマヤ・コーシャ（食物鞘）
- 呼吸と意識を骨盤に向け、泌尿器系、生殖器系、消化器系、排泄器系の血行を改善する。
- 深い腹式呼吸によって、リラックス反応が活性化される。
- 横隔膜の動きによって、リンパ液の循環が促進される。
- 滋養を与える効果によって、ヴァータの不均衡に効くことが多い。
- 爽快感を与える効果によって、ピッタの不均衡に効くことが多い。

プラーナマヤ・コーシャ（生気鞘）
- エネルギーの下向きの流れ、アパーナ・ヴァーユを活性化する。
- 自らを育む力を司る第2のチャクラを開き、バランスを調える。

マノマヤ・コーシャ（意思鞘）
- 感情に流動性をもたらす。
- 人生の四季やサイクルをよどみなく流れていけるようになる。

ヴィジュニャーナマヤ・コーシャ（理智鞘）
- 柔軟性が高まることで、硬直した性格の決めつけから自由になる。

アーナンダマヤ・コーシャ（歓喜鞘）
- 骨盤全体がなめらかになることで、内なる心地よさや気楽さ、喜びや健康を感じられるようになる。

調えられる器官系
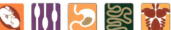

活性化する五大元素

調えられるドーシャ

強まるプラーナ・ヴァーユ
↓

調えられるチャクラ

沈静から活性に至るエネルギー目盛り
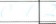

42 スーリヤ・ムドラ

火の元素を活性化させるための太陽のムドラ

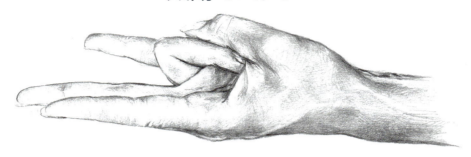

**燦々と輝く内なる太陽が
この身を豊かなエネルギーで満たします**

「光、輝き」を意味するテジャスは、火の元素の名です。火の元素は、エネルギー、暖かさ、光、輝き、変容の力などの特性を備えています。身体のレベルでは、火の元素は消化や栄養素の吸収に必要な熱を与えてくれます。微細なレベルでは、火は変容の力となります。人生経験を完全に消化し、必要な教訓を身につける一助となる一方、積もりに積もった感情や思い出を手放す助けとなります。心と体の消化が進むことで、輝くような健康と活力に支えられて生きられるようになります。火の元素は視覚と関係し、人生の目的を明確に見通す力を授けると同時に、その目的を明示するためのエネルギーや意志力を与えてくれます。精神のレベルでは、火の元素のおかげで洞察力が高まり、自分を縛る性格と、無限の真の自己との違いがわかるようになります。

スーリヤは太陽神の一人です。スーリヤ・ムドラは火の元素を活性化し、その特性の融合を助けます。このムドラは呼吸と意識とエネルギーを火の元素が宿るみぞおちに向け、エネルギーと活力をもたらすとともに、倦怠感を排除します。横隔膜とみぞおち周辺の呼吸が強化されることで、消化器への血行が改善し、消化器系の機能が促進されます。エネルギーと活力が高まることで、みぞおちに位置するマニプーラ・チャクラが自然と開きます。それによって個人の力や意志の力や自尊心が高まり、人生の目的が明確になって、それを完全に明示できるようになります。このムドラは視覚を強化するため、目の疾患に効くポーズと共に実践するとよいかもしれません。

核となる特性
光り輝く火のエネルギーをもたらす

主な効能
- 心と体に輝かしいエネルギーをもたらす。
- 消化器系の健康を支える。
- 代謝を増やすことで、ダイエットに効果が期待できる。
- 自尊心を育む。
- 人生経験が消化できるようになる。
- 人生の目的が明確化される。

類似のムドラ
クベラ、ヴァジュラ、マディヤマ、プーシャン

注意・禁忌
胃酸過多の人は、代わりにプーシャン・ムドラを実践してもよい。

手順
1. 薬指を曲げ、親指の付け根のふくらみに当てる。
2. 親指を上に添え、薬指をそっと押さえる。
3. 人差し指と中指と小指はまっすぐ伸ばす。
4. 両手の甲を腿か膝の上に置く。
5. 肩の力を抜いて後方に押し下げ、背筋を自然に伸ばす。

調えられる器官系

活性化する五大元素

調えられるドーシャ

強まるプラーナ・ヴァーユ

調えられるチャクラ

沈静から活性に至るエネルギー目盛り
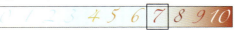

アンナマヤ・コーシャ(食物鞘)
- 呼吸と意識をみぞおちに向け、マッサージ効果によって消化器系の血行を改善する。
- 肋骨下部と横隔膜を拡張し、肺の下部を中心に深い呼吸をもたらす。
- 肋骨下部の動きによって、腎臓と副腎周辺の血行を改善する。
- 全身を穏やかな暖かさで包む。
- エネルギーを活性化させる効果によって、カパの不均衡に効くことが多い。
- 穏やかなぬくもりと清澄さによって、ヴァータの不均衡に効くことが多い。

プラーナマヤ・コーシャ(生気鞘)
- エネルギーの水平な流れ、サマーナ・ヴァーユを活性化する。
- 個人の力を司る第3のチャクラを開き、バランスを調える。

マノマヤ・コーシャ(意思鞘)
- 人生の目的に光を当てる。
- やる気と活力を高めることで、うつ病に効果が期待できる。

ヴィジュニャーナマヤ・コーシャ(理智鞘)
- 人生経験を消化することで清澄さが深まり、人生の旅路と目的が見えやすくなる。

アーナンダマヤ・コーシャ(歓喜鞘)
- 清澄さが深まることで、存在を輝かせる内なる光を感じられるようになる。

43 ヴァーユ・ムドラ

風の元素を活性化させるための風のムドラ

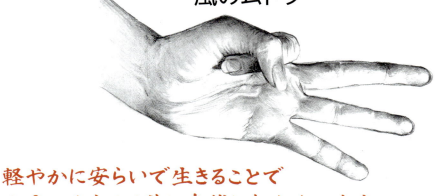

**軽やかに安らいで生きることで
人生のあらゆる美と自然に触れあいます**

　「風」を意味するヴァーユは、風の元素の名です。風の元素は、軽快さ、動き、優美さ、感受性などの特性を備えています。動きという風の本質は、空気と肺の間で酸素と二酸化炭素をやり取りするという呼吸に反映されています。風の元素はさらに、神経インパルスの動きや血行にも関係しています。微細なレベルでは、風の元素は心理・感情面のバランスを支えています。風の元素が強すぎると、集中力が散漫になり、心が動揺します。逆に風の元素が弱すぎると、精神が鈍化し、倦怠感に包まれます。風の元素のバランスがとれていれば、思考と感情は安らかに生じては消え、軽快で自由な心を保てます。風の元素は触覚と関係し、自然に相関性を高めます。相関性が高まると、酸素のやりとりをする呼吸のリズムができ、人との交流や活動全般における相互のバランスも調います。

　ヴァーユ・ムドラは風の元素を活性化させ、その特性の融合を助けます。このムドラは、呼吸と意識とエネルギーを胸部と肋骨と背中上部に向け、吸気を穏やかに長くして、呼吸を改善します。エネルギーの上向きの流れであるプラーナ・ヴァーユを活性化し、軽快さと活力を高めます。ヴァーユ・ムドラを結ぶと、自然と胸部中央にあるアナーハタ・チャクラが開きます。万物への愛と思いやりが宿るチャクラが開くことで、生命そのものと、より大きな感受性で触れあえるようになります。風の元素が覚醒することでやる気が高まるため、うつ病の治療に効果があります。風の元素が完全に内なる自己と統合されると、軽やかさと安らぎを実感し、人生の旅路を優美に歩めるようになります。

核となる特性
風の軽やかさをもたらす

主な効能
- 心と体に軽快さと安らぎをもたらす。
- 心地よい呼吸を支える。
- 優美さと感受性を高める。
- 美に対する理解が深まる。
- 微細な心臓が開く。

類似のムドラ
パドマ、メダー・プラーナ・クリヤー、プールナ・フリダヤ

注意・禁忌
なし

手順
1. 人差し指を曲げ、親指の付け根のふくらみに当てる。
2. 親指を上に添え、人差し指をそっと押さえる。
3. 中指と薬指と小指はまっすぐ伸ばす。
4. 両手の甲を腿か膝の上に置く。
5. 肩の力を抜いて後方に押し下げ、背筋を自然に伸ばす。

アンナマヤ・コーシャ（食物鞘）
- 呼吸と意識を胸郭全体に向け、肺活量を増やす。
- 風の元素のバランスが調うことで、神経系と心臓血管系の健康が促進される。
- 穏やかにエネルギーを活性化させる効果によって、カパの不均衡に効くことが多い。

プラーナマヤ・コーシャ（生気鞘）
- エネルギーの上向きの流れ、プラーナ・ヴァーユを活性化させる。
- 無条件の愛を司る第4のチャクラを穏やかに開き、バランスを調える。

マノマヤ・コーシャ（意思鞘）
- 与えることと受けとることのバランスを健全に調える。
- 心臓の境界が広がり、人生の旅路を受け入れられるようになる。

ヴィジュニャーナマヤ・コーシャ（理智鞘）
- 真の自己の本質である軽快さを反映し、自分自身や他人や人生に対して、より軽やかで開放的な態度をとれるようになる。

アーナンダマヤ・コーシャ（歓喜鞘）
- 心が開くにつれ、喜びや楽しさなど、生来持っている特性がおのずと立ち現れる。

調えられる器官系

活性化する五大元素

調えられるドーシャ

強まるプラーナ・ヴァーユ
↑

調えられるチャクラ
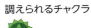

沈静から活性に至るエネルギー目盛り
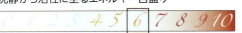

44 アーカーシャ・ムドラ

空の元素を活性化させるための空のムドラ

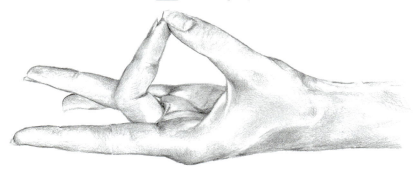

**内なる声に深く耳を傾ける空間を得て
人生の旅路の導きを受けとります**

　「空間」を意味するアーカーシャは、空の元素の名です。空の元素は、広大さ、雄大さ、無限性、微細さなどの特性を備えています。空の元素は五大元素のうちで最も微細な元素で、その他の元素を全て包含する母体でもあります。身体のレベルでは、空間は生理学の重要な要素であり、肺、胃、腸、膀胱などの空洞を形成しています。心理・感情レベルにおいても、広々とした空間は重要です。ぎっしりと詰まった重い思考や感情の周りにスペースを作ることで、そうした思いと完全には同化しない能力が身につきます。広々とした空間があれば、自分を縛る思いこみの向こうを見渡し、無限の可能性を花開かせることもできます。

　アーカーシャ・ムドラは空の元素を活性化させ、その本質的な特性の融合を助けます。このムドラは呼吸と意識とエネルギーを、空の元素の宿る喉と首に向けます。首周辺への意識と呼吸が高まることで、その部位の血行が改善され、甲状腺の健康が促進されます。空の元素は聴覚と関係しており、アーカーシャ・ムドラを結ぶと内なる声に耳を傾ける余裕が生まれ、人生の旅路の導きが得られます。また、自分の体や環境における空間の存在を、よりはっきりと知覚できるようになります。内なる空間や周囲の空間と同調するにつれ、全てに浸透する知恵とエネルギーを、おのずと万物の内に感じるようになります。

核となる特性
空間の広大さをもたらす

主な効能
- 心と体の内部に広々とした空間を感じる。
- 首と肩と顎のこりをほぐす。
- 甲状腺疾患の治療に効く。
- 聴覚障害の治療に効く。
- 直感力を高める。
- 新たな可能性を開く。

類似のムドラ
ガルダ、シューンヤ、アングシュタ、ヴィシュッダ

注意・禁忌
頭痛、めまい、立ちくらみの症状がある場合は、エネルギー活性化の効果が薄いガルダ・ムドラを実践するとよい。

手順
1. 親指の先を中指の先に当てる。
2. 人差し指、薬指、小指はまっすぐ伸ばす。
3. 両手の甲を腿か膝の上に置く。
4. 肩の力を抜いて後方に押し下げ、背筋を自然に伸ばす。

調えられる器官系

活性化する五大元素

調えられるドーシャ

強まるプラーナ・ヴァーユ

調えられるチャクラ

沈静から活性に至るエネルギー目盛り
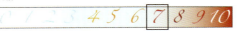

アンナマヤ・コーシャ（食物鞘）
- 呼吸と意識を喉と首に向け、喉と首周辺の血行を改善する。
- 甲状腺周辺の血行を穏やかに増加する。
- 首、肩、あごの慢性的な筋肉のこりをほぐし、首や肩の痛みや顎関節症に効く。
- 広々とした空間ができることで、カパの不均衡に効くことが多い。
- 存在の微細な領域への感受性が高まることで、ピッタの不均衡に効くことが多い。

プラーナマヤ・コーシャ（生気鞘）
- エネルギーの最上の流れ、ウダーナ・ヴァーユを活性化させる。
- 精神の浄化を司る第5のチャクラを開き、バランスを調える。

マノマヤ・コーシャ（意思鞘）
- 思考と思考の間にスペースを作る。
- 新たな物の見方に心を開けるようになる。
- 過去への執着心が失せ、新たな可能性への道が開ける。

ヴィジュニャーナマヤ・コーシャ（理智鞘）
- 内なる声に耳をすませることで、自分を縛る思いこみから自由になり、内なる存在の導きに同調できるようになる。

アーナンダマヤ・コーシャ（歓喜鞘）
- 空間を実感することで、至福感や無限性や喜びが湧き上がってくる。

45 ダルマ・プラヴァルタナ・ムドラ

五大元素のバランスを調えるための
ダルマを動かすムドラ

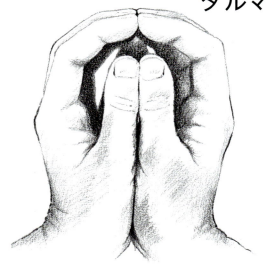

**五大元素の全ての特性に同調し
心と体の完全な統合を経験します**

　ヨガとアーユルヴェーダの考え方では、人間の肉体は五大元素からなり、そのバランスが健康には欠かせないとされています。五大元素のバランスが調っていると、存在の全ての層で統合と調和を感じます。五大元素の統合に最も効果的な方法は、「五大元素の浄化」を意味するブータ・シュッディという瞑想を実践することですが、それと近似した効果はこのムドラでも得られます。このムドラによって統合と調和が高まることで、存在の全ての層で癒やしが進み、精神の覚醒への扉がおのずと開くことでしょう。

　ダルマは「真実」、プラヴァルタナは「動かす」を意味します。ダルマ・プラヴァルタナは、初転法輪と呼ばれる、釈迦が真実の車輪を回しはじめた初めての説法を指しています。ダルマ・プラヴァルタナ・ムドラは、五大元素のバランスを調えることで、健康と癒やしと覚醒への変容を促します。また、ヨガの完全呼吸法を補助し、全ての器官系の機能を改善すると同時に、存在の全ての層における統合と調和を高めます。さらに、第1から第6までのチャクラと、5つのプラーナ・ヴァーユ全てを開いて統合します。それによって生気鞘全体が健康になり、食物鞘の全器官系の健康が支えられ、精神の旅路の基礎が固まります。

核となる特性
五大元素のバランスを調える

主な効能
- 五大元素のバランスを調える。
- 存在の全ての層において統合と調和をもたらし、健康と癒やしの基礎を作る。

類似のムドラ
ハーキニー、マンダラ、ダルマ・チャクラ

注意・禁忌
なし

手順
1. 右手と左手の指先を互いに合わせる。
2. 両手の親指の側面を合わせる。
3. 親指の腹が人差し指にふれず、人差し指のすぐ下に来るようにする。
4. 球を抱えるように、手を丸める。
5. みぞおちの前で手を前に向けて保ち、前腕を腹部に当てる。
6. 肩の力を抜いて後方に押し下げ、背筋を自然に伸ばす。

アンナマヤ・コーシャ（食物鞘）
- ヨガの完全呼吸法を補助し、全ての器官系のバランスを調える。
- 体の前面に呼吸を送り、胸部と胸骨のこりをほぐす。
- 休息と活動の理想的なバランスを生みだす。
- バランスを調える効果によって、ヴァータとピッタとカパの不均衡に効くことが多い。

プラーナマヤ・コーシャ（生気鞘）
- 全てのプラーナ・ヴァーユを活性化し、バランスを調える。
- 第1から第6までのチャクラを開き、バランスを調える。

マノマヤ・コーシャ（意思鞘）
- 心の健康に最適な度合いに応じて、五大元素それぞれの特性を高める。

ヴィジュニャーナマヤ・コーシャ（理智鞘）
- 統合と全体性の感覚を心身全てにもたらすことで、真の自己とよりたやすく同調できるようになる。

アーナンダマヤ・コーシャ（歓喜鞘）
- 五大元素のバランスが調うにつれ、調和と統合の感覚を心身全体で感じるようになる。

調えられる器官系

活性化する五大元素

調えられるドーシャ
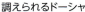

強まるプラーナ・ヴァーユ

調えられるチャクラ

沈静から活性に至るエネルギー目盛り
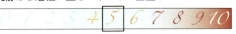

第7章 3つのドーシャのバランスを調える アーユルヴェーダの癒やしのムドラ

「生命の知識」を意味するアーユルヴェーダは、古代インドの癒やしの体系です。アーユルヴェーダの思想では、健康とは、存在の全ての層においてバランスが調った状態を指します。バランスが崩れた場合は、健康的な食事、生活習慣、薬草、浄化の技法、ヨガの実践などをその人独自の体質に沿って行い、失われた健康を取り戻します。この体質はドーシャと呼ばれ、ヴァータ、ピッタ、カパの3つがあります。それぞれのドーシャは、五大元素のうち2つが組み合わさってできています。ヴァータは風の元素と空の元素、ピッタは火の元素と水の元素、カパは地の元素と水の元素です。大半の人には優勢なドーシャがありますが、バランスが崩れやすいのもそのドーシャです。

「バランスが崩れる」とは、精神または身体のレベルでそのドーシャが増大し、過剰になった状態を指します。たとえば、乾燥と粗雑というヴァータの特性が強まると、乾燥肌の問題が起きます。心理・感情面では、動きの特性を持つヴァータが過剰になると、情緒的に不安定になり、恐怖感や不安に苛まれるようになります。ドーシャのバランスを調え、各自の体質に合った健康と癒やしを支えるムドラには、様々なものがあります。

ヴァータ

ヴァータは存在の全ての層において、動きを司ります。ヴァータが優勢な人は、やせ型で細身です。若いときは柔軟でエネルギッシュですが、年をとるにつれて心身がこわばり、エネルギーが低下します。ヴァータの不均衡には乾燥肌、冷え、消化不良、排泄不良などがあり、50歳をすぎると関節炎を起こしやすくなります。心理面では、ヴァータが優勢な人は創造的で繊細です。このバランスが崩れると、動きを起こすヴァータの性質により、多動、不安、恐怖感、感情の起伏の激しさなどが生じることがあります。ヴァータのバランスを回復するには、沈静化し、確かな拠り所を固め、中心軸を定める効果のあるアバヤ・ヴァラダ・ムドラが最適です。

ピッタ

ピッタは存在の全ての層において、変容を司ります。ピッタが優勢な人は、中肉中背で筋肉質であり、消化と血行がよく、柔軟性に優れています。ピッタが過剰になると、炎症、胃炎、胸焼け、胃潰瘍などが起こります。心理面では、ピッタには意志の強さ、組織力、合理性、出世欲などの特性があります。また、ピッタが優勢な人は自信家で勇気があり、情熱的です。バランスが崩れると、ピッタが優勢な人は気短で他人に批判的になり、怒りっぽく

なったり攻撃的になる場合もあります。ピッタが不均衡な状態では、負けず嫌いの性質のせいでストレスが慢性化し、高血圧や心臓病を罹患することもあります。ピッタの不均衡には、沈静化や落ちつき、リラックス効果のあるジャラーシャ・ムドラが役立ちます。

カパ

カパは体の構造を司り、保護や関節の柔らかさを与えてくれます。カパが優勢な人は、背が低めでがっしりとし、体型が丸く、太めです。代謝が遅く、血行が滞りがちです。カパが優勢な人がバランスを崩すと、消化や水分代謝が悪くなり、むくみ、粘液の過剰分泌、高コレステロールなどを患います。心理面では、カパには思いやり、慈悲心、優しさなどの性質があります。このバランスが崩れると、過去に囚われ、うつ病になることがあります。また、人間関係や物欲へのこだわりが強くなりすぎることもあります。カパの不均衡には、活力を与える効果を持つラトナ・プラバー・ムドラが効きます。

ムドラ	ドーシャ	高まる特性
アチャラ・アグニ	トリドーシャ	消化のバランスを調えることで、特にカパとヴァータの不均衡に効く。すでに強力なピッタの消化力をさらに促進する。
アバヤ・ヴァラダ	ヴァータ	中心軸と確かな拠り所を定め、安心感を高めることで、ヴァータの不均衡による恐怖感、情緒不安定、不安障害に効く。
ジャラーシャヤ	ピッタ	冷静さ、落ちつき、静穏さを高め、ピッタの不均衡による炎症、負けず嫌い、怒りに効く。
ラトナ・プラバー	カパ	暖かさ、エネルギー、自尊心を高め、カパの不均衡による倦怠感ややる気のなさに効く。

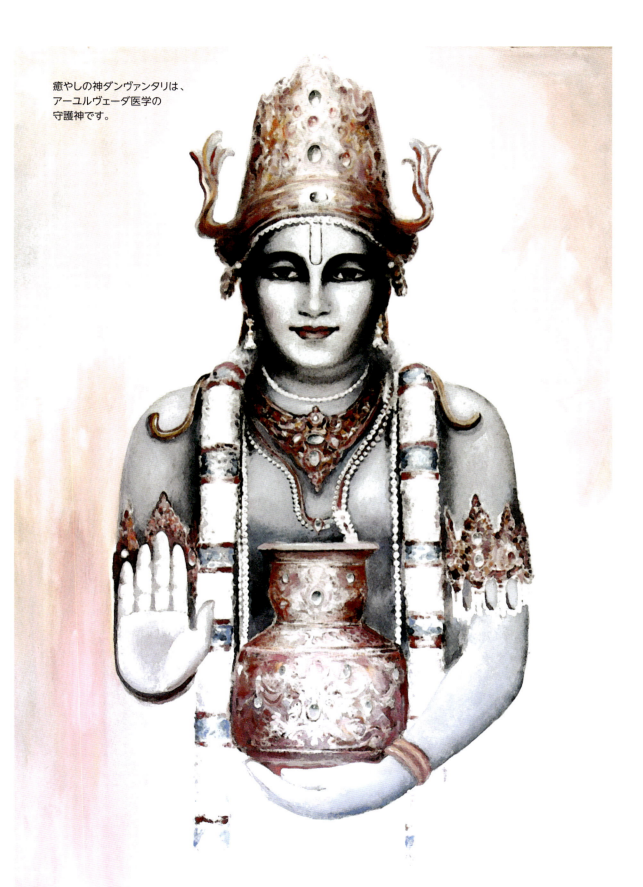

癒やしの神ダンヴァンタリは、アーユルヴェーダ医学の守護神です。

46 アチャラ・アグニ・ムドラ

消化力を改善するための
不動の火のムドラ

**アグニの光に浄化されて
消化が改善し
エネルギーのバランスが
調います**

アーユルヴェーダの考え方では、消化は健康と癒やしに重要な役割を果たします。消化不良とそれによる毒素（アマと呼びます）の蓄積が、病気の主な原因とされているのです。3つのドーシャ全てにおいて消化は重要であり、消化の良し悪しは、消化作用を助ける微細な火であるアグニのバランスが左右します。アグニのバランスが調っていれば食物は完全に消化され、最高のエネルギーに変わります。アグニのバランスが崩れていると、消化が不完全になり、体内に毒素が溜まります。摂取する食物の質と量を改善し、それを完全に消化・吸収し、老廃物を残らず排出することで、アマは排除できます。肉体のアグニのバランスは、微細なレベルでのアグニのバランス、特に感覚印象を消化する能力に支えられています。思考、感情、記憶として表れるこうした印象が完全に消化されるこ

とで、必要な情報を取りこみ、恨みや罪悪感といった積もり積もった感情の残りかすを排出することができます。

アグニは「消化の微細な火」、アチャラは「不動の」を意味します。アチャラ・アグニは、心と体における、バランスのとれた揺るぎない消化力を指します。アチャラ・アグニ・ムドラは呼吸と意識とエネルギーをみぞおちに向け、全ての消化作用を支えます。このムドラを定期的に実践すると消化の火が確実に燃えつづけ、エネルギーのバランスが調うと同時に、病を引き起こす毒素の排出を促します。心理面では、やる気や活力、清澄さが生まれ、思考や感情の消化が進みます。人差し指が作る三角形は、活動に光とエネルギーをもたらすと同時に人生の目的を明確にしてくれる、アグニの炎をかたどっています。

112　　　　　　　　　　　　II アンナマヤ・コーシャ（食物鞘）

核となる特性
消化を改善する

主な効能
- 肉体における消化のバランスを調える。
- 思考や感情の消化・吸収を助ける。
- 自尊心を高める。
- 方向感覚と清澄さがもたらされる。

類似のムドラ
プーシャン、スーリヤ、ヴァジュラ、クベラ

注意・禁忌
なし

手順
1. 親指を外に出してこぶしを握り、親指を中指の第2関節に当てる。
2. 人差し指をまっすぐ伸ばす。
3. 両手の人差し指の先の側面と、中指・薬指・小指の第2関節を合わせる。
4. 両手の親指の先を軽く合わせ、手のひらを上に向ける。
5. 人差し指が作る三角が前方を指すようにし、前腕をみぞおちに当てる。
6. 肩の力を抜いて後方に押し下げ、背筋を自然に伸ばす。

アンナマヤ・コーシャ（食物鞘）
- 呼吸と意識をみぞおちに向け、腹部と横隔膜の動きを強化し、消化を改善する。
- 背中中部の呼吸を増やし、マッサージ効果によってこりをほぐし、腎臓と副腎の血行を改善する。
- 穏やかにエネルギーを活性化する効果によって、カパの不均衡に効くことが多い。
- 清澄さと方向感覚が強化されることによって、ヴァータの不均衡に効くことが多い。
- バランスを調える効果によって、すでに強力なピッタの消化力を促進する。

プラーナマヤ・コーシャ（生気鞘）
- サマーナ・ヴァーユ（水平な流れ）とアパーナ・ヴァーユ（下向きの流れ）を活性化する。
- アグニ（微細な消化の火）の力を強化する。
- 個人の力を司る第3のチャクラを開き、バランスを調える。

マノマヤ・コーシャ（意思鞘）
- 感情のバランスを調える。
- 感覚印象や心理・感情面での経験の消化を助ける。

ヴィジュニャーナマヤ・コーシャ（理智鞘）
- 清澄さがもたらされ、人生の旅路の方向が見えてくる。

アーナンダマヤ・コーシャ（歓喜鞘）
- アグニのバランスが調うにつれ、存在全体に光と輝きが染みわたる。

調えられる器官系

強まるプラーナ・ヴァーユ

活性化する五大元素

調えられるチャクラ

調えられるドーシャ

沈静から活性に至るエネルギー目盛り
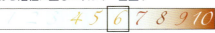

47 アバヤ・ヴァラダ・ムドラ

ヴァータのバランスを調えるための
恐怖心をなくし願いを叶えるムドラ

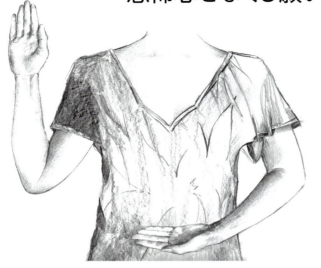

**確かな拠り所と
中心軸が定まることで
恐れることなく
人生を歩んでゆけます**

　風と空の元素からなるヴァータには、軽快さと動きという特徴があります。血行、呼吸、消化、排泄、神経インパルスの伝達など、人間の身体機能に動きは欠かせません。しかし動きが過剰になり、ヴァータのバランスが崩れると、乾燥肌、関節の疾患、消化不良、排泄不良、ガス溜まり腹痛、月経痛などが生じます。心理面では、ヴァータが優勢な人は創造的で多才です。しかしヴァータのバランスが崩れると、拠り所を失って情緒的に不安定になり、恐怖心や不安感に苛まれます。

　アバヤは「恐怖心がない」、ヴァラダは「願いを叶える」を意味します。アバヤ・ヴァラダ・ムドラは、安心感を本質とする真の自己に中心軸を定めることで、恐怖心をなくします。このムドラは呼吸と意識とエネルギーをヴァータが宿る骨盤に向け、腹式呼吸を強化することで、消化と排泄を促進します。呼気が長くなることでストレスが軽減し、こりがほぐれ、排泄が改善されます。確かな拠り所と中心軸が定まることで、身体感覚が強化されると同時に、より完全に現在という時間に生きられるようになります。現在に生き、身体感覚を完全に取り戻すと、おのずと情緒面が安定し、自信を持って人生を歩めるようになります。このムドラで単一性と統合が高まると、恐怖感と不安が緩和され、ヴァータの不均衡が是正されていきます。

核となる特性
恐怖心をなくす

主な効能
- 確かな拠り所と中心軸を定めて、ヴァータのバランスを調える。
- 排泄系の健康を支える。
- ストレスと不安を軽減する。

類似のムドラ
アド・メルダンダ、チンマヤ、ブー、アディ

注意・禁忌
なし

手順
1. 左手をやや丸め、手のひらを上に向け、へその下でそっと体に当てる。または、左手を膝に乗せてもよい。
2. 右手をやや丸め、手のひらを前に向け、肩の位置で保つ。
3. 右手のひじはウエストの近くにとどめ、前腕を地面と垂直にする。
4. 肩の力を抜いて後方に押し下げ、背筋を自然に伸ばす。

アンナマヤ・コーシャ（食物鞘）
- 呼吸と意識を骨盤と骨盤底に向け、ヴァータが宿る結腸にマッサージ効果を与え、排泄を改善する。
- 呼吸を遅くし安定させると同時に、呼気を長くすることで、ストレスと血圧を軽減する。
- 確かな拠り所と中心軸を定める効果によって、ヴァータの不均衡に効くことが多い。

プラーナマヤ・コーシャ（生気鞘）
- エネルギーの下向きの流れ、アパーナ・ヴァーユを活性化する。
- 安心感と自らを育む力を司る、第1と第2のチャクラを開き、バランスを調える。

マノマヤ・コーシャ（意思鞘）
- 内なる安心感を高め、ヴァータの不均衡に伴う恐怖心や不安感を中和する。
- 確かな拠り所と中心軸を定めることで、ヴァータによる情緒不安定を解消する。

ヴィジュニャーナマヤ・コーシャ（理智鞘）
- 恐怖心と不安感が解消されるにつれ、安心感を本質とする真の自己と同調しやすくなる。

アーナンダマヤ・コーシャ（歓喜鞘）
- 確かな拠り所と中心軸が定まるにつれ、完全な安心感がおのずと立ち現れる。

調えられる器官系

活性化する五大元素

調えられるドーシャ

強まるプラーナ・ヴァーユ
↓

調えられるチャクラ

沈静から活性に至るエネルギー目盛り
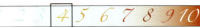

48 ジャラーシャヤ・ムドラ

ピッタのバランスを調えるための湖のムドラ

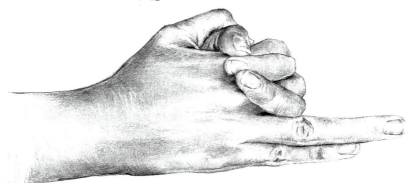

内なる静かな湖に身を浸し完全な安らぎと調和を体験します

火と水の元素からなるピッタには、熱とエネルギーという特徴があります。ピッタのバランスが調っていると、自然と栄養素の消化と吸収が促進され、エネルギーと活力が一定のレベルに保たれます。しかしピッタが過剰になると、胸焼け、胃酸過多、炎症、胃炎、胃潰瘍などを患うことがあります。心理・感情面では、ピッタが優勢な人は勤勉で活動的であり、組織力や経営力に非常に優れています。バランスが崩れると、ピッタが優勢な人は完璧主義や他人への非難に陥りがちです。また要求が多くなり、辛辣でとげのある態度をとって争いを引き起こしたり、自己嫌悪に陥ったりします。ピッタが優勢な人は好戦的な特性のせいでストレスに弱く、ストレスが慢性化すると、高血圧などのストレスが要因の疾患にかかることがあります。

ジャラーシャヤは「湖」の意味で、「水」を意味するジャラと、「静かな、安らいだ、夜、眠り」などを意味するシャラが合体した語です。ジャラーシャヤ・ムドラは静かな湖のような涼しさや爽快感を高め、熱っぽくなりやすいピッタの特性を静めてくれます。このムドラは呼吸と意識とエネルギーを骨盤と上体の基盤に向け、生殖器系、泌尿器系、排泄器系の不調を軽減し、滋養を与えます。吸気に爽快感がもたらされ、炎症を緩和します。呼気が長くなることで沈静化の効果が得られ、深いリラクゼーションによってストレスが軽減します。柔らかさと気楽さが増し、他人への批判や完璧主義に陥りやすいピッタの傾向を抑えてくれます。

核となる特性
静穏さをもたらす

主な効能
- 心と体をなだめて静め、ピッタのバランスを調える。
- 腰のこりをほぐす。
- 冷やす効果によって炎症を軽減する。
- 静穏さを高め、批判や対立や競争心などの傾向を緩和する。

類似のムドラ
ジャラ、ドヴィムカム、マツヤ、プラニダーナ

注意・禁忌
なし

手順
1. 右手の親指が一番上になるように、両手の指を組み合わせる。
2. 薬指と小指をまっすぐ伸ばし、ぴたりと合わせる。
3. 両手をへその下で保ち前腕を腹部に当てるか、腿の付け根に置く。
4. 肩の力を抜いて後方に押し下げ、両肘をやや体から離し、背筋を自然に伸ばす。

調えられる器官系

活性化する五大元素

調えられるドーシャ

強まるプラーナ・ヴァーユ
↓

調えられるチャクラ

沈静から活性に至るエネルギー目盛り
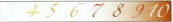

アンナマヤ・コーシャ（食物鞘）
- 呼吸と意識を骨盤と上体の基盤に向け、マッサージ効果によって、生殖器系、泌尿器系、排泄器系の血行を改善する。
- 深い腹式呼吸の沈静化の効果によって、ストレスを軽減し、血圧を下げる。
- 呼気を長くし、肺に残る空気を新鮮な空気と入れ替える。
- 吸気が爽快感をもたらすことで、炎症の痛みの軽減が期待できる。
- 腰部への呼吸の強化によって、腰のこりがほぐれる。
- 冷却し沈静化する効果によって、ピッタの不均衡に効くことが多い。

プラーナマヤ・コーシャ（生気鞘）
- エネルギーの下向きの流れ、アパーナ・ヴァーユを活性化する。
- 安心感と自らを育む力を司る、第1と第2のチャクラを開き、バランスを調える。

マノマヤ・コーシャ（意思鞘）
- 落ちつきと静穏さをもたらす。
- 思いやりと共感が深まる。

ヴィジュニャーナマヤ・コーシャ（理智鞘）
- 内なる静かな湖に身を委ねるにつれ、真の自己の安らぎを味わう。

アーナンダマヤ・コーシャ（歓喜鞘）
- リラクゼーションと静穏さが深まるにつれ、内なる滋養と深い満足感がおのずと立ち現れる。

49 ラトナ・プラバー・ムドラ

カパのバランスを調えるための輝く宝石のムドラ

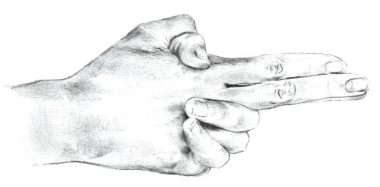

輝かしい活力の光が呼び覚まされ全ての可能性が自然に花開きます

　地と水の元素からなるカパには、安定した関節、健全な心身、概してバランスのとれたエネルギーなどの特徴があります。心理・感情面では、信頼性や人好きのよさなどの特性があるカパは、逆境に強い体質です。しかしバランスが崩れると、心と体の双方で過密状態が生じます。体での過密状態はカパの宿る肺で生じやすく、肺うっ血になったり、呼吸器に鼻水や痰が出やすくなります。むくみや消化不良も起こします。心理面では、カパの不均衡は無気力や倦怠感、過剰な愛着を引き起こします。カパのバランスが崩れた人は、やる気が失せ、過去に囚われ、自らの可能性を顧みないようになります。情緒面で過密状態になると、感情を表すのが難しくなり、うつ病を発症する場合があります。心身の過密状態を起こしやすいカパの人は、肥満になりやすい傾向もあります。

　ラトナは「宝石」、プラバーは「光沢、輝き」、つまりラトナ・プラバーは「輝く宝石」を意味します。ラトナ・プラバー・ムドラは、内なる存在という宝石を覚醒し、エネルギーと活力をもたらすことで、カパの不均衡に伴う無気力を軽減してくれます。肺の前部の呼吸を力強く拡張することで、肺うっ血や喉や鼻の詰まりを改善します。エネルギーと意識を火の元素が宿るみぞおちに向け、消化を促進すると同時に、やる気と活力をもたらします。自尊心を高め、人生の目的を明確にし、人生の展望を明示する気力を与えてくれます。

核となる特性
活力をもたらす

主な効能
- エネルギーとやる気と活力を高め、カパのバランスを調える。
- 消化を活性化する。
- 肺うっ血や呼吸器の詰まりを治す。
- 精神を清澄にする。

類似のムドラ
ヴァジュラ、クベラ、スーリヤ、ヴァジュラプラダマ

注意・禁忌
高血圧の人はよく注意しながら行うこと。代わりに、エネルギー活性化の効果が穏やかなスーリヤ・ムドラを実践してもよい。

手順
1. 右手の親指が一番上になるように、両手の指を組み合わせる。
2. 人差し指と中指をまっすぐ伸ばし、ぴたりと合わせる。
3. 指先を前方に向けながら、両手の手首を腹部上部に当てる。
4. 肩の力を抜いて後方に押し下げ、両肘をやや体から離し、背筋を自然に伸ばす。

アンナマヤ・コーシャ(食物鞘)
- 呼吸と意識をみぞおちと胸部に向け、肺活量を増やして肺うっ血を軽減する。
- 横隔膜の動きによって、消化器系の血行を改善する。
- 代謝を増やすことで、ダイエットに効果が期待できる。
- 背中側の肋骨を開き、腎臓と副腎周辺にマッサージ効果を与え、エネルギーを強化する。
- 刺激し、エネルギーを活性化する効果によって、カパの不均衡に効くことが多い。

プラーナマヤ・コーシャ(生気鞘)
- サマーナ・ヴァーユ(水平な流れ)とプラーナ・ヴァーユ(上向きの流れ)を活性化する。
- 個人の力と無条件の愛を司る、第3と第4のチャクラを開き、バランスを調える。

マノマヤ・コーシャ(意思鞘)
- やる気と活力と自尊心を高める。
- 意思鞘が開くことで、感情の表出と消化が容易になる。

ヴィジュニャーナマヤ・コーシャ(理智鞘)
- 精神の清澄さとエネルギーが高まることで、人生の目的が明確になり、容易に明示できるようになる。

アーナンダマヤ・コーシャ(歓喜鞘)
- エネルギーと活力が増すにつれ、やる気と内なる輝きがおのずと立ち現れる。

調えられる器官系

強まるプラーナ・ヴァーユ

活性化する五大元素

調えられるチャクラ

調えられるドーシャ

沈静から活性に至るエネルギー目盛り
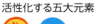

III プラーナマヤ・コーシャ（生気鞘）

第8章 生命エネルギーで体に滋養を与える プラーナ・ヴァーユのムドラ

　プラーナマヤ・コーシャ（生気鞘）は、生命エネルギーであるプラーナから成り立っています。生気鞘は食物鞘よりも微細で、五感で直接には知覚できません。微細な身体には3つの系統があり、それぞれが微細な身体をめぐるエネルギーのバランスに特有の役割を果たしています。

ナーディ：心身をめぐる生命エネルギーの微細な通路です（詳しくは第10章参照）。
チャクラ：エネルギーの中心で、7つあります。生命エネルギーを受け、貯え、変換し、浄化し、体の特定の部位に送ります（詳しくは第9章参照）。
プラーナ・ヴァーユ：生命エネルギーの流れで、5つあります。本章の主題です。主要な機能は、人体の器官系に滋養を与えることです。どの器官系も、1つ以上のプラーナ・ヴァーユからエネルギーの滋養を受けとっています。生命エネルギーの流れが順調だと、器官系も最高の機能を発揮します。この流れに慢性的な障害物があると、エネルギーが不足し、身体の健康のバランスが崩れかねません。

　ムドラは、プラーナ・ヴァーユの最高の流れを再び手にするための大切な手段です。本章のムドラを結ぶと、関連する器官系や部位に呼吸が送られることで、それぞれ異なるプラーナ・ヴァーユが活性化されます。さらに、ムドラを結ぶことでプラーナ・ヴァーユの流れを感じとれるようになり、心身の均衡や不均衡に気づきやすくなります。ハーモニー・ムドラのように、5つのプラーナ・ヴァーユのバランスを同時に調えて統合することで、全器官系を自然に育むムドラもあります。

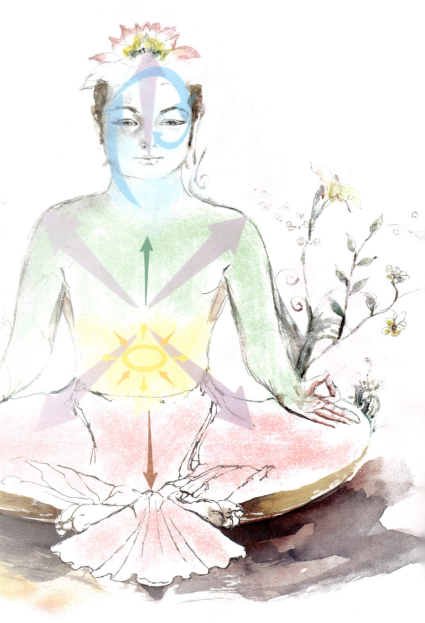

プラーナ・ヴァーユは、生命エネルギーによって人体の器官系に滋養を与え、健康を維持するという重要な役割を担っています。

プラーナ・ヴァーユを活性化するムドラ	プラーナ・ヴァーユとマーク	エネルギーの向き 身体の部位 養われる器官系	起点と呼吸の軌道	色 関連するチャクラ 関連する元素
アパーナ・ムドラ	アパーナ	下向き 骨盤、上体の基盤、足 排泄器系、泌尿器系、生殖器系	へその位置から生じ、呼気とともに下降する。	赤土色 第1、第2チャクラ 地の元素と水の元素
プラーナ・ムドラ	プラーナ	上向き 上体全体 心臓血管系、免疫系	へその位置から生じ、吸気とともに胸部に上昇する。	黄緑色 第4チャクラ 風の元素
マータンギー・ムドラ	サマーナ	水平（内向きと外向き） みぞおち 消化器系	みぞおち中央から生じ、吸気で広がり、呼気でみぞおち中央に戻る。	日光の金色 第3チャクラ 火の元素
リンガ・ムドラ	ウダーナ	上昇して循環 首、喉、頭 神経系、内分泌系、五感	鎖骨の位置から生じ吸気で首と頭に上昇し、呼気で頭と五感を循環する。	空色 第5チャクラ 空の元素
アヌシャーサナ・ムドラ	ヴィヤーナ	中心から周縁部へ 四肢を中心とした全身 心臓血管系、リンパ系、末梢神経系	吸気でエネルギーが体の中心に集中し、呼気で四肢などに向かって放射状に広がる。	すみれ色 第2から第6までのチャクラ 空、風、火、水の元素

50 アパーナ・ムドラ

アパーナ・ヴァーユを活性化するための
下向きの浄化エネルギーのムドラ

**エネルギーの
下向きの流れが
心と体を完全に浄化します**

アパーナは「下向きの空気の流れ」を意味します。下向きのエネルギーの流れであるアパーナ・ヴァーユは、へその位置で生じ、下降して骨盤と骨盤底に滋養を与え、浄化します。主要な機能は、排泄作用を助けることです。アパーナ・ヴァーユは排泄器系、泌尿器系、生殖器系の健康に特に重要です。これらの器官に生命エネルギーの滋養が行き渡ると、体がより効率的に浄化されます。浄化の流れには呼気を長くすることによるリラックス効果もあり、ストレスや緊張を軽減し、血圧を下げます。心理・感情面では、確かな拠り所が強化され、安心感が増します。さらに解放感が高まり、不必要なものを手放して、気楽に快活に生きられるようになります。

アパーナ・ムドラは呼吸と意識とエネルギーを上体の基盤に向け、アパーナ・ヴァーユを活性化します。下向きの流れが強まることで、骨盤や骨盤底にあるエネルギーを阻む障害物に気づき、それを除去しやすくなります。呼気が長くなり、浄化の効果と同時に、沈静化と確かな拠り所を強める特性も強化されます。心にリラクゼーションと解放感がもたらされることで、不安障害の治療に役立ちます。精神のレベルでは、ヴァイラーギャと呼ばれる、執着心のなさが深まります。

核となる特性
浄化するエネルギーの流れをもたらす

主な効能
- 排泄作用を助ける。
- 便秘と月経痛を緩和する。
- 血圧を下げる。
- ストレスと不安を軽減する。
- 執着心をなくす。

類似のムドラ
プラージュナ・プラーナ・クリヤー、プラニダーナ、アパナヤナ

注意・禁忌
低血圧の人はよく注意しながら行うこと。

アパーナ・ヴァーユを活性化するムドラはどれも、妊娠中は十分に注意しながら、短時間のみ実践する。

手順
1. 親指の先を、中指と薬指の先と合わせる。
2. 人差し指と小指をまっすぐ伸ばす。
3. 両手の甲を腿か膝の上に置く。
4. 肩の力を抜いて後方に押し下げ、背筋を自然に伸ばす。

アンナマヤ・コーシャ（食物鞘）
- 呼吸と意識を骨盤と上体の基盤に向け、マッサージ効果によって排泄器系、泌尿器系、生殖器系の血行を改善する。
- 呼気を長くすることで、リラックス反応を活性化させ、筋肉のこりをほぐし、ストレスと血圧を軽減する。
- 骨盤周辺の心地よさを向上させることで、便秘と月経痛の緩和に効果が期待できる。
- 確かな拠り所を強める効果によって、ヴァータの不均衡に効くことが多い。
- 沈静化の効果によって、ピッタの不均衡に効くことが多い。

プラーナマヤ・コーシャ（生気鞘）
- エネルギーの下向きの流れ、アパーナ・ヴァーユを活性化する。
- 安心感と自らを育む力を司る、第1と第2のチャクラを開き、バランスを調える。

マノマヤ・コーシャ（意思鞘）
- 精神と感情からストレスと緊張を取り除く。
- 確かな拠り所と支えられているという実感をもたらす。

ヴィジュニャーナマヤ・コーシャ（理智鞘）
- 呼気のあとの止息が長くなることで、真の自己の反映である、内なる静寂と完全な静穏さを体験する。

アーナンダマヤ・コーシャ（歓喜鞘）
- アパーナ・ヴァーユを完全に体験することで、大いなる解放感がおのずと立ち現れる。

調えられる器官系

活性化する五大元素

調えられるドーシャ

強まるプラーナ・ヴァーユ
↓

調えられるチャクラ

沈静から活性に至るエネルギー目盛り

51 プラーナ・ムドラ

プラーナ・ヴァーユを活性化するための上向きの生命エネルギーのムドラ

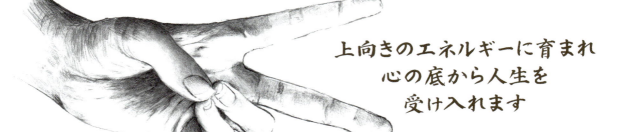

上向きのエネルギーに育まれ
心の底から人生を
受け入れます

プラーナは「生命エネルギー」を意味します。エネルギーの上向きの流れであるプラーナ・ヴァーユは、へその位置で生じ、上昇して胸部、心臓、肺、肋骨、背中上部に滋養を与えます。吸気と密接に関係しており、自然に活力とやる気がもたらされます。プラーナ・ヴァーユの主要な機能は、心臓血管系を助け、滋養を与えることです。胸腺周辺への血行も促進し、免疫系の健康を促進します。心理・感情面では、楽観主義、信頼感、自信、困難に立ち向かえる気概などがもたらされます。プラーナ・ヴァーユは微細な心臓を開き、感受性を高め、感情の受容を助けます。これによって生まれた心の余裕により、自分を縛る思いこみに気づいてそれを排除し、やる気と活力をもって生きられるようになります。

プラーナ・ムドラはプラーナ・ヴァーユの流れを活性化し、強化するムドラです。胸部全体を拡張して開き、肺活量を増やします。呼吸が強化されることで、肺の各部や、「吸気・自然な止息・呼気・自然な止息」という呼吸の4つの段階への気づきが深まります。また、胸腺のある胸骨上部へ呼吸が向かうことで、免疫系の機能が改善されます。プラーナ・ムドラは空の元素を活性化し、その特性である繊細さ、軽快さ、開放性、優美さなどを目覚めさせます。呼吸がなめらかになることで、喜びや楽観主義ややる気が自然と生じ、生き生きとした人生を送れるようになります。

核となる特性
エネルギーの上向きの流れをもたらす

主な効能
- 心臓血管系と免疫系の健康を支える。
- 肺活量を増やす。
- 活力、楽観主義、やる気をもたらす。

類似のムドラ
ディールガ・スワラ、ヴァジュラプラダマ、メダー・プラーナ・クリヤー、パドマ

注意・禁忌
高血圧の人はよく注意しながら行うこと。

手順
1. 親指の先を、薬指と小指の先と合わせる。
2. 人差し指と中指はまっすぐ伸ばし、V字にする。
3. 両手の甲を腿か膝の上に置く。または手のひらを前に向け、肩の高さで両手を体の横に保つと、さらにエネルギーが増加する。
4. 肩の力を抜いて後方に押し下げ、背筋を自然に伸ばす。

調えられる器官系

活性化する五大元素

調えられるドーシャ

強まるプラーナ・ヴァーユ

調えられるチャクラ

沈静から活性に至るエネルギー目盛り
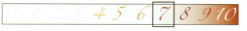

アンナマヤ・コーシャ(食物鞘)
- 呼吸と意識を胸部に向け、マッサージ効果によって心臓血管系の血行を改善する。
- 肺活量を増やす。
- 呼吸と意識を胸骨上部に向け、胸腺周辺の血行を改善する。
- 心拍数と血圧を穏やかに上げ、全身に活力を与える。
- エネルギーを活性化する効果によって、カパの不均衡に効くことが多い。

プラーナマヤ・コーシャ(生気鞘)
- エネルギーの上向きの流れ、プラーナ・ヴァーユを活性化する。
- 無条件の愛を司る第4のチャクラを開き、バランスを調える。

マノマヤ・コーシャ(意思鞘)
- 微細な心臓を開き、肯定的な感情を高めると同時に、負の感情を除去する。
- 気持ちを鼓舞する効果によって、うつ病への効果が期待できる。
- 精神の焦点を合わせ、集中力を高め、気を引き締める。

ヴィジュニャーナマヤ・コーシャ(理智鞘)
- やる気と活力が高まることで、精神の旅路で出合う困難な状況をチャンスととらえられるようになる。

アーナンダマヤ・コーシャ(歓喜鞘)
- 心臓のチャクラが開くにつれ、喜びや輝かしい活力がおのずと覚醒する。

マータンギー・ムドラ

サマーナ・ヴァーユを活性化するための変容の女神のムドラ

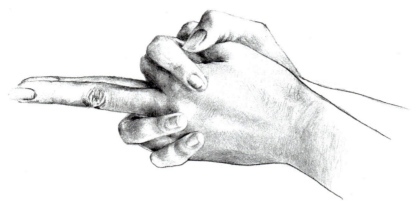

水平な流れのエネルギーが存在の全ての層において消化を強化します

サマーナは「等しい」を意味します。エネルギーの水平な流れであるサマーナ・ヴァーユは、吸気でみぞおちの中心から外側に広がり、呼気で体の中心に戻ります。サマーナ・ヴァーユの主要な機能は、あらゆる存在の層における消化を助けることです。この金色のエネルギーの流れは横隔膜の動きを強化し、消化器系にマッサージ効果を与え、消化器の血行を改善します。横隔膜の動きがポンプの効果を生み、下半身の血液とリンパ液の循環を促進します。アグニと呼ばれる微細な消化の火が燃えだし、栄養素の消化・吸収を促進すると同時に、毒素の排出を助けます。心理・感情面では、サマーナ・ヴァーユの自由な流れによって、人生経験の消化・吸収が進みます。生命エネルギーが解放され、人生の目的が明確化し、それを明示できるようになります。

マータンギーは変容の女神の名です。マータンギー・ムドラは、呼吸と意識とエネルギーをみぞおちに向けることで、サマーナ・ヴァーユの流れを活性化し、強化します。横隔膜が水平に広がると同時に横隔膜から余計な力が抜け、呼吸が改善されます。なかでも、酸素と二酸化炭素の交換に必要な表面積が最大である、肺の下部での呼吸が促進されます。このムドラを結ぶと内なる熱が燃え、倦怠感が失せ、あらゆる活動へのエネルギーが湧いてきます。また、記憶や感情などの感覚印象の消化が促され、生命エネルギーをよりよく保存し、導けるようになります。まっすぐ伸びた中指は、人生の旅路における明確な方向性と、障害物を乗り越える決意とを表しています。

核となる特性
エネルギーの放射状の流れをもたらす

主な効能
- 消化と吸収を強化する。
- 下肢の血行を改善し、下肢からのリンパ液の排液を助ける。
- 人生経験を消化しやすくなる。
- エネルギー、自尊心、決断力を高める。

類似のムドラ
アチャラ・アグニ、ブラフマー、ヴァジュラ、プーシャン

注意・禁忌
胃酸過多など、消化力が強すぎる人は実践禁止。代わりに、エネルギー活性化の効果が穏やかなプーシャン・ムドラを実践してもよい。

手順
1. 右手の親指が一番上になるように、両手の指を組み合わせる。
2. 左右の中指をまっすぐ前方に伸ばし、ぴたりと合わせる。
3. 両手首をみぞおちに当てる。
4. 肩の力を抜いて後方に押し下げ、両肘をやや体から離し、背筋を自然に伸ばす。

アンナマヤ・コーシャ（食物鞘）
- 呼吸と意識をみぞおちに向け、マッサージ効果によって消化器系の血行を改善する。
- 横隔膜の動きがポンプの効果を生み、下肢から戻る静脈血とリンパ液の流れが促進される。
- 横隔膜の動きにより、特に肺下部の肺活量が増える。
- 横隔膜の動きが背中中部をマッサージし、腎臓と副腎周辺への血行が改善される。
- エネルギーを活性化する効果によって、カパの不均衡に効くことが多い。

プラーナマヤ・コーシャ（生気鞘）
- エネルギーの水平な流れ、サマーナ・ヴァーユを活性化する。
- 個人の力を司る第3のチャクラを開き、バランスを調える。

マノマヤ・コーシャ（意思鞘）
- 自信と個人の力をもたらす。
- 明確な方向性と決断力が高まる。
- 人生経験を消化・吸収する力を高める。

ヴィジュニャーナマヤ・コーシャ（理智鞘）
- 精神の清澄さが高まり、人生の目的をよりたやすく思い描けるようになる。

アーナンダマヤ・コーシャ（歓喜鞘）
- 豊富なエネルギーと明確な方向性によって、みぞおちの内部から内なる輝きが立ち現れる。

調えられる器官系

強まるプラーナ・ヴァーユ

活性化する五大元素

調えられるチャクラ

調えられるドーシャ

沈静から活性に至るエネルギー目盛り
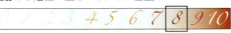

リンガ・ムドラ

ウダーナ・ヴァーユを活性化するための
創造の源を象徴するムドラ

エネルギーの最上の流れに同調し
人生のあらゆる美に五感が開きます

ウダーナは「上向きの」を意味します。エネルギーの最上の流れであるウダーナ・ヴァーユは、鎖骨で生じ、上昇して首と喉と頭に滋養を与えます。主要な機能は、五感・内分泌系・中枢神経系のエネルギーの健康を支えることです。バランスのよいウダーナ・ヴァーユは、精神の清澄さと集中力に欠かせません。ウダーナ・ヴァーユは声帯に滋養を与え、種々のコミュニケーションや創造的表現を助けます。ウダーナ・ヴァーユがなめらかに自由に流れていると、直感力が強まり、内なる真実の声に同調し、人生の目的を明確にすることができます。

リンガは「宇宙の創造的な源」を意味する、インドの聖なる象徴です。リンガ・ムドラは、呼吸と意識とエネルギーを首と頭に向けることによって、ウダーナ・ヴァーユの流れを活性化し、強化します。このムドラは喉周辺に滋養を与え、声帯の健康を支え、明瞭で嘘偽りのないコミュニケーションを可能にしてくれます。また、喉の前面にある甲状腺周辺へのマッサージ効果によって、代謝を活性化します。意識とエネルギーが頭部に向けられることで、脳と五感に滋養が行き渡り、集中力と精神の清澄さが高まります。このムドラは、ウジャイ呼吸法を自然に補助します。ウジャイ呼吸法とは、喉を軽く締め、かすかな音を出すことで息を長くする呼吸法で、これを行うと頭に自然と集中点ができます。集中力や精神の清澄さが高まり、あらゆる才能や可能性をよりたやすく開花できるようになります。

核となる特性
清澄にするエネルギーの流れをもたらす

主な効能
- 内分泌系と中枢神経系の健康を支える。
- エネルギーと精神の清澄さをもたらす。
- 五感を活性化する。
- 頚椎を正しく配列する。
- 創造性と直感力を高める。
- 明瞭なコミュニケーションを可能にする。

類似のムドラ
カーリー、シューンヤ、ヴィシュッダ、ガルダ

注意・禁忌
甲状腺疾患、高血圧、脳卒中、偏頭痛、緊張型頭痛がある場合は実践禁止。代わりに、エネルギー活性化の効果が穏やかなシューンヤ・ムドラを実践してもよい。

手順
1. 右手の親指が一番上になるように、両手の指を組み合わせる。
2. 左手の親指をまっすぐ上に伸ばす。
3. 両手首をみぞおちに当てる。
4. 肩の力を抜いて後方に押し下げ、両肘をやや体から離し、背筋を自然に伸ばす。

アンナマヤ・コーシャ（食物鞘）
- 呼吸と意識を首と喉に向け、マッサージ効果によって声帯と甲状腺の血行を改善する。
- 呼吸と意識を頭部に向け、穏やかに脳と五感を刺激する。
- 頚椎の正しい配列を促す。
- 下垂体周辺の血行を改善する。
- エネルギーを活性化する効果によって、カパの不均衡に効くことが多い。

プラーナマヤ・コーシャ（生気鞘）
- エネルギーの最上の流れ、ウダーナ・ヴァーユを活性化する。
- 精神の浄化と知恵を司る、第5と第6のチャクラを開き、バランスを調える。

マノマヤ・コーシャ（意思鞘）
- 気を引き締め、集中力と精神の清澄さを高める。

ヴィジュニャーナマヤ・コーシャ（理智鞘）
- コミュニケーションを司るチャクラに滋養が行き渡るにつれ、内なる声に同調し、人生の旅路を導く直感力に心を開くようになる。

アーナンダマヤ・コーシャ（歓喜鞘）
- 首から頭へとエネルギーが自由に流れるにつれ、大いなる広がりを感じるようになる。

調えられる器官系

強まるプラーナ・ヴァーユ

活性化する五大元素

調えられるチャクラ

調えられるドーシャ

沈静から活性に至るエネルギー目盛り
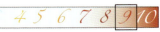

54 アヌシャーサナ・ムドラ

ヴィヤーナ・ヴァーユを活性化するための方向性のムドラ

全方向へ広がるエネルギーの
流れに同調し
存在の全ての層が
完全な単一性へと
統合されます

ヴィヤーナは「広がる」を意味します。ヴィヤーナ・ヴァーユは、全身に広がる生命エネルギーの流れです。主要な機能は、体の中心から四肢へのエネルギーの広がりを促進することです。このすみれ色のエネルギーの流れは、吸気で体の中心に集まり、呼気で外側の四肢に向かって放射されます。これによって、血液・リンパ液の流れや神経インパルスの伝達が促進されます。微細なレベルでは、ヴィヤーナ・ヴァーユはエネルギーの微細な通路であるナーディの中を、エネルギーが自由に流れるのを助けます。また、体の連動性、バランス、動きの優美さも強化してくれます。体の中心から四肢への連動性と統合が進むことで、身体への気づきや感受性が高まります。これによって全身が完全に一つに統合され、大きな調和が自然ともたらされます。

アヌシャーサナは「方向性、命令、指示」を意味します。アヌシャーサナ・ムドラは、ヴィヤーナ・ヴァーユの全方向へ広がる流れを覚醒し、強化します。このムドラは吸気を長くし、エネルギーを体の中心へと送りこみます。呼気も長くなるため、四肢へのエネルギーの流れも促進され、全身の統合が進みます。このムドラを結ぶと四肢への気づきと感受性が高まり、つま先や指先が温かくなって、むずむずしてきます。体の中心と周縁部との統合が進み、体の中心がよりはっきりと意識されると同時に、心身の統合と調和を感じるようになります。

核となる特性
全方向へ広がるエネルギーの流れをもたらす

主な効能
- 心臓血管系、リンパ系、末梢神経系の健康を支える。
- 四肢の血行を改善する。
- 姿勢を改善する。
- 体への気づきが高まる。
- 統合と調和がもたらされる。

類似のムドラ
ヴィヤーナ・ヴァーユ、ハーキニー、ダルマ・チャクラ

注意・禁忌
なし

手順
1. 親指を外に出してこぶしを握り、親指を薬指の第2関節に当てる。
2. 両手の人差し指をまっすぐ伸ばす。
3. 両手の甲を腿か膝の上に置くか、または人差し指の先を上に向けて体の横に保つ。
4. 肩の力を抜いて後方に押し下げ、背筋を自然に伸ばす。

アンナマヤ・コーシャ（食物鞘）
- 呼吸と意識を体の中心から四肢へと向け、末梢神経系、心臓血管系、リンパ系の機能を支える。
- 体への気づき、統合性、連動性が高まる。
- 全ての骨格の正しい配列を助ける。
- 穏やかにエネルギーを活性化する効果によって、カパの不均衡に効くことが多い。
- 微細なエネルギーの流れとつながることによって、ピッタの不均衡に効くことが多い。
- 集中力が高まり、四肢が穏やかに温まることによって、ヴァータの不均衡に効くことが多い。

プラーナマヤ・コーシャ（生気鞘）
- 全方向へのエネルギーの流れ、ヴィヤーナ・ヴァーユを活性化する。
- アーユルヴェーダのマルマ（全身の微細なツボ）にある障害物を排除する。
- 第2から第6までのチャクラを開き、バランスを調える。

マノマヤ・コーシャ（意思鞘）
- 気を引き締め、一点への集中力を高める。
- 全体性と統合を高める。

ヴィジュニャーナマヤ・コーシャ（理智鞘）
- 心身全体に、真の自己の反映である統合と調和をもたらす。

アーナンダマヤ・コーシャ（歓喜鞘）
- 統合が存在全体に広がるにつれ、全方向の統合をおのずと体感する。

調えられる器官系

活性化する五大元素

調えられるドーシャ

強まるプラーナ・ヴァーユ

調えられるチャクラ

沈静から活性に至るエネルギー目盛り
0 1 2 3 4 5 **6** 7 8 9 10

第9章 エネルギーの中心のバランスを調える チャクラのムドラ

　チャクラとは、生命エネルギーを受けとり、貯え、変換し、送りだす、エネルギーの中心です。脊柱内の微細な中心軸に沿って、会陰に始まり頭頂に達する、7つのチャクラが並んでいます。それぞれのチャクラは、固有の色と花弁数を備えた蓮の花で表されます。蓮の花の中央に描かれるシンボルは、関連する五大元素と、そのチャクラの主な特性を覚醒させるビージャ・マントラ（聖なる音の種）を表しています。たとえば第1のチャクラであるムーラダーラは、4枚の赤い花弁が、地の元素の安定性を象徴する黄土色の四角を取りまく形で表されます。第1チャクラのビージャ・マントラは「LAM（ラーム）」です。この音によって第1チャクラのエネルギーの流れのバランスが調い、安定性、確かな拠り所、安心感などの主要な特性の覚醒がおのずと助けられます。

　チャクラはそれぞれ、特定の体の部位や分泌腺とも関係しています。チャクラのバランスが調うと、関連する分泌腺や部位にもエネルギーの滋養が行き渡ります。チャクラのバランスが調っているかどうか知る一つの方法は、関連する部位にエネルギーが自由に流れているかを感じとることです。または、吸気でチャクラの花弁が開き、呼気で花弁が中心に戻るさまを思い描いてもいいでしょう。この動きが流れるようになめらかに感じとれるなら、そのチャクラはバランスが調っていると言えます。

　チャクラを完全に見極めるには、生気鞘での状態に加え、そのチャクラの特性がどの程度普段の生活にとけこんでいるかを知るのも重要です。チャクラはそれぞれいくつかの重要な特性を備えています。たとえば第2のチャクラであるスワディシュターナは、自らを育む力、流動性、楽しさを感じる力など、健全な人間関係の基礎となる特性を含有しています。これらの特性が日々の生活に取り入れられるにつれ、スワディシュターナ・チャクラの宿る骨盤内部がより開いていく感覚を味わえます。

　チャクラ内に自由なエネルギーが流れているかを見極める際にも、チャクラのバランスを再び調える際にも、ムドラは重要な役割を果たします。ムドラによって呼吸と意識とエネルギーがチャクラに向けられると、障害物が排除され、エネルギーが再び自由に流れだします。またムドラは、チャクラの特性を取り入れ、心身全体に統合と調和をもたらすのを助けます。

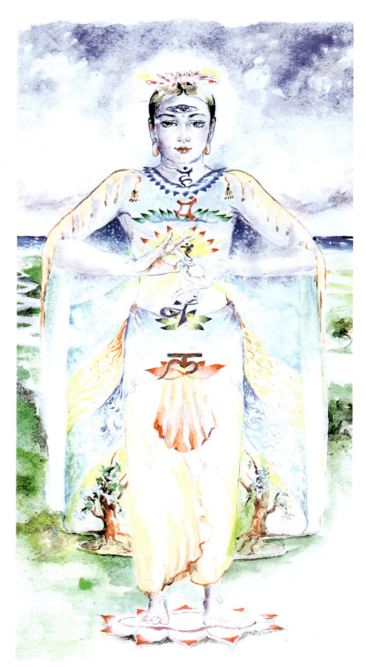

チャクラは覚醒の旅路におけるロードマップです。

III プラーナマヤ・コーシャ（生気鞘）

ムドラ 核となる特性	チャクラ名 チャクラ名の意味 ビージャ・マントラ	花弁の数と色 宿る位置 関連する体の部位	関連する器官系 分泌腺 主な疾患
チンマヤ 安心感	第1、ムーラダーラ 支えの基盤 LAM（ラーム）	4枚の赤い花弁 会陰 上体の基盤、足	排泄器系 副腎 慢性ストレス、不安障害
スワディシュターナ 自らを育む力	第2、スワディシュターナ 自己の中心 VAM（ヴァーム）	6枚のオレンジ色の花弁 へそから指4本下 骨盤全体	生殖器系 卵巣、睾丸 生殖器系の疾患
ヴァジュラ 潜在能力の顕在化	第3、マニプーラ 宝石の都市 RAM（ラーム）	10枚の金色の花弁 みぞおち みぞおち全体	消化器系 膵臓 消化器系の疾患
パドマ 無条件の愛	第4、アナーハタ 衝突されない YAM（ヤーム）	12枚の緑色の花弁 胸の中央 上体全体	心臓血管系、免疫系 胸腺 心臓血管系と免疫系の疾患
カーリー 浄化	第5、ヴィシュッダ 浄化 HAM（ハーム）	16枚の空色の花弁 喉の中央 首と喉全体	内分泌系 甲状腺 甲状腺疾患、首と喉と声の疾患
トリシューラ 非二元性	第6、アージュナー 命令中枢 OM（オーム）	2枚のすみれ色の花弁 第三の目 頭と五感	神経系 下垂体 神経系の疾患、五感の障害
アナンタ 統合の意識	第7、サハスラーラ 千の花弁 SO HAM（ソーハム）	1000枚の水晶色の花弁 頭頂 頭頂	全器官系 松果体 統合の欠如があらゆる疾患の原因となる
ダルマ・チャクラ 全チャクラの統合	全チャクラの統合 全てのビージャ・マントラを順に唱え、沈黙で終える	全ての花弁を包含する 全チャクラの位置 全身	全器官系の統合 全分泌腺の統合 全心身の癒やし

55 チンマヤ・ムドラ

第1チャクラのバランスを調えるための具現化された知恵のムドラ

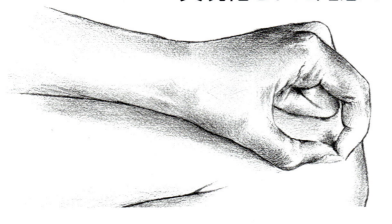

大地に
しっかりと支えられ
心から安心して
人生を歩みだします

「支えの基盤」を意味する第1のチャクラ、ムーラダーラは、会陰に位置しています。安定性と四方位を象徴する黄土色の正方形の周りを、4枚の赤い花弁を持つ蓮の花が取りまく形で表されます。第1チャクラの主要な特性は、安心感です。このチャクラのバランスが調っていると、人生の旅路でつねに堅固な支えを感じることができます。この支えを感じられないと、恐怖や不安、さらには生存に必要な欲求が満たされていないという思いが湧いてくるかもしれません。第1チャクラのバランスが調うと、確かな拠り所、身体感覚、自然界とのつながり、満ち足りているという感覚などが高まります。これらの特性が身につくと、安心感や安全性への欲求を客観的に感知できるようになり、生命の本質によって自分は十分に支えられているということがわかります。支えられているという感覚と信頼感が高まると、安心感が真の自己の反映であることがわかり、精神の旅路のための強固な基盤が形成されます。

チンマヤは「知恵の具現化」を意味します。チンマヤ・ムドラは、呼吸と意識とエネルギーを第1チャクラの宿る上体の基盤に向け、大地や、その特性である確かな拠り所や安定性とのつながりを深めてくれます。バランス感覚が高まり、骨格が正しく配列されます。確かな拠り所や支えられているという感覚が強まることで、十分に、また心地よく自分の体に宿ることができます。このムドラを結ぶと呼吸が遅くなり呼気が長くなるため、静穏さがもたらされます。それによって生存の欲求を吟味し、より客観的に生存の欲求と向き合えるようになります。身体感覚、平静さ、安定性が高まることでおのずと安心感が強まり、その安心感を基盤としてチャクラの旅路におもむけるようになります。

核となる特性
安心感をもたらす

主な効能
- 安心感と安全性を高め、第1チャクラのバランスを調える。
- 骨格系の健康を支える。
- 排泄器系の健康を支える。
- 血圧を下げる。
- ストレスと不安を軽減する。
- 確かな拠り所、身体感覚、信頼感を高める。

類似のムドラ
アディ、プリティヴィ、ブー、ムールティ、ルーパ

注意・禁忌
なし

手順
1. 親指を外に出してこぶしを握る。
2. 人差し指の先と親指の先を合わせ、丸を作る。
3. 手のひらを下にして、両手を腿か膝の上に置く。
4. 肩の力を抜いて後方に押し下げ、背筋を自然に伸ばす。

調えられる器官系

活性化する五大元素

調えられるドーシャ

強まるプラーナ・ヴァーユ

調えられるチャクラ

沈静から活性に至るエネルギー目盛り
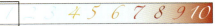

アンナマヤ・コーシャ（食物鞘）
- 呼吸と意識を上体の基盤へと向け、マッサージ効果によってこりをほぐし、排泄器系の血行を改善する。
- 筋骨格系における安定性が高まる。
- 呼気を長くし、リラクゼーションを高めることで、ストレスが軽減され、心拍数が抑制され、血圧が降下する。
- 確かな拠り所を強める効果によって、ヴァータの不均衡に効くことが多い。
- 沈静化の効果によって、ピッタの不均衡に効くことが多い。

プラーナマヤ・コーシャ（生気鞘）
- エネルギーの下向きの流れ、アパーナ・ヴァーユを活性化する。
- 安心感を司る第1のチャクラを開き、バランスを調える。

マノマヤ・コーシャ（意思鞘）
- 心身を静めることで、ストレス、恐怖感、不安感を軽減する。

ヴィジュニャーナマヤ・コーシャ（理智鞘）
- 第1チャクラのバランスが調うに従い、生存に関わる問題と客観的に向き合えるようになり、ついには真の自己に生来備わる安心感に気づく。

アーナンダマヤ・コーシャ（歓喜鞘）
- 恐怖や不安が解消されるにつれ、内なる平安と調和がおのずと覚醒する。

56 スワディシュターナ・ムドラ

第2チャクラのバランスを調えるための内なる住み処(か)のムドラ

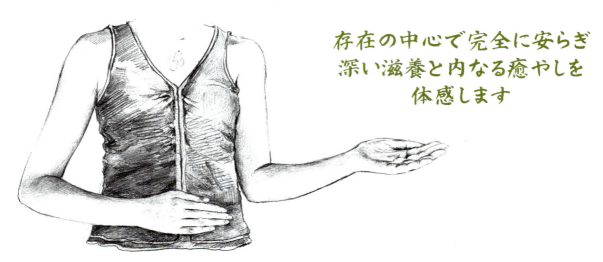

存在の中心で完全に安らぎ
深い滋養と内なる癒やしを
体感します

　「自己の住み処」を意味する第2のチャクラ、スワディシュターナは、骨盤の中心に位置しています。底に三日月がある円の周りを、6枚のオレンジ色の花弁を持つ蓮の花が取りまく形で表されます。円は内なる全体性を象徴し、三日月は女性らしさ、受容力、流動性などの水の元素の特性を表しています。こうした特性は、第2チャクラのバランスが調うと覚醒します。第2チャクラが開くにつれ、内なる滋養と癒やしの源である、真の自己に帰ってきたという思いが深まります。内なる滋養の源とのつながりが絶たれると、第2チャクラのバランスが崩れ、孤独感や自暴自棄の思いがつのり、人間関係に喜びや慰めを見いだせなくなります。流動性、人生を楽しむ能力、落ちつき、静穏さなどの関連する特性に滋養を与えると、第2チャクラの開花を助けることができます。

　スワディシュターナ・ムドラは、呼吸と意識とエネルギーを骨盤に向け、自らを育む力を司るチャクラとのつながりを深めてくれます。差しだされた左手が宇宙の癒やしのエネルギーを受けとり、その滋養を右手が第2チャクラへと送りこみます。このムドラを結ぶと下腹部と骨盤にマッサージ効果が施され、生殖器系と泌尿器系の健康が促進されます。呼気が長くなり、落ちつきと静穏さがもたらされ、ストレスや不安が軽減されます。また、深い満足感や充足感が呼び覚まされることで、共依存関係や依存症の克服に効果が期待できます。

核となる特性
自らを育む

主な効能
- 自らを育む力を高め、第2チャクラのバランスを調える。
- 生殖器系と泌尿器系の健康を支える。
- 月経のバランスを調える。
- 仙骨と腰のこりをほぐす。
- 自分自身でいることに安らげるようになる。
- 健全な人間関係を築くのを助ける。
- 共依存関係や依存症に効く。

類似のムドラ
ヨニ、シャーンカ、トリムールティ、ミーラ

注意・禁忌
なし

手順
1. やや丸めた右手を、親指がへそのすぐ下に来るように下腹部に当てる。
2. やや丸めた左手を、手のひらを上にしてへその高さに保ち、前腕を地面と並行にして、体のやや左側に差しだす。
3. 肩の力を抜いて後方に押し下げ、背筋を自然に伸ばす。

アンナマヤ・コーシャ（食物鞘）
- 呼吸と意識を骨盤へと向け、マッサージ効果によって骨盤全体をリラックスさせ、泌尿器系と生殖器系の血行を改善する。
- 月経痛を軽減する効果が期待できる。
- 上体の下部を使った呼吸が強化され、マッサージ効果によって仙骨と腰のこりをほぐす。
- 沈静化の効果によって、ピッタの不均衡に効くことが多い。
- 中心軸を定める効果によって、ヴァータの不均衡に効くことが多い。

プラーナマヤ・コーシャ（生気鞘）
- エネルギーの下向きの流れ、アパーナ・ヴァーユを活性化する。
- 自らを育む力を司る第2のチャクラを開き、バランスを調える。

マノマヤ・コーシャ（意思鞘）
- 心地よさと内なる滋養が高まり、共依存関係のような第2チャクラに関係した問題に対処しやすくなる。

ヴィジュニャーナマヤ・コーシャ（理智鞘）
- 深い満足感が目覚め、性格のレベルで充足感や喜びを得る代わりに、真の自己によって心が満たされるようになる。

アーナンダマヤ・コーシャ（歓喜鞘）
- 内なる滋養が増すにつれ、究極の心地よさと至福感が骨盤の内側から立ち現れる。

調えられる器官系

活性化する五大元素

調えられるドーシャ

強まるプラーナ・ヴァーユ

調えられるチャクラ

沈静から活性に至るエネルギー目盛り

第9章 エネルギーの中心のバランスを調える チャクラのムドラ

57 ヴァジュラ・ムドラ

第3チャクラのバランスを調えるためのダイヤモンドのムドラ

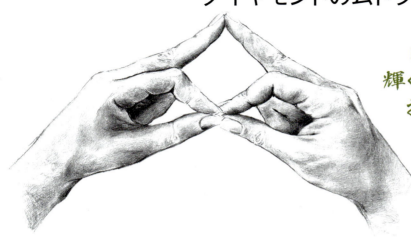

内なる宝石である
輝くエネルギーに同調し
おのずと自尊心が
目覚めます

　「宝石の都市」を意味する第3のチャクラ、マニプーラは、みぞおちに位置しています。中央に上向きの三角形がある円の周りを、10枚の金色の花弁を持つ蓮の花が取りまく形で表されます。三角形の中には金色に輝く太陽が描かれていることも多く、これは火の元素と、その特性である暖かさ、輝かしさ、エネルギーなどを象徴しています。第3のチャクラの主な働きは、人生の目的を明確にしてそれを完全に明示することです。第3のチャクラのバランスが調うと、自分自身の欲求と、社会に貢献する能力との間に自然な調和が生まれます。バランスが崩れると、個人の力や自尊心が失われ、それによって意欲やエネルギーが低下します。第3チャクラの不均衡は、自分への過大評価や、何が何でも成功したいという出世欲（じつは深い無力感の裏返しです）を引き起こすこともあります。第3チャクラのバランスを調えるには、その主要な特性を統合する必要があります。内在する自尊心、明確な人生の目的、決断力、活力、意識的な行動、エネルギー保持などの特性を統合することで、内外の調和が保たれます。

　ヴァジュラは「ダイヤモンド」を意味し、ヴァジュラ・ムドラの手が作るダイヤの形を指しています。このムドラは呼吸と意識とエネルギーを第3チャクラに向け、エネルギーと活力という「内なるダイヤモンド」を覚醒させます。このムドラは潜在能力を引きだし、決断力や清澄さを高め、その人固有のあらゆる才能や可能性を開花するのを助けます。また横隔膜の動きを強化し、マッサージ効果によって消化器系の健康を支えると同時に、背中中部、腎臓、副腎周辺の血行を促進します。

核となる特性
潜在能力を引きだす

主な効能
- 自らの潜在能力を引きだし、第3チャクラのバランスを調える。
- 消化と吸収を助ける。
- 自尊心を高める。
- エネルギーと活力が高まることで、うつ病の治療に効果が期待できる。
- 人生の目的が明確化される。

類似のムドラ
クベラ、マータンギー、スーリヤ、マディヤマ

注意・禁忌
なし

手順
1. 親指の先を人差し指の先に当てる。
2. 両手の親指と人差し指の先を合わせる。
3. 両手の中指の腹を合わせ、ダイヤの形を作る。
4. 薬指と小指を自然に手のひらの方に丸める。
5. 中指を前方に向け、両手をみぞおちの位置に保つ。
6. 肩の力を抜いて後方に押し下げ、両肘をやや体から離し、背筋を自然に伸ばす。

アンナマヤ・コーシャ（食物鞘）
- 呼吸と意識をみぞおちへと向け、マッサージ効果によって消化器系の血行を改善する。
- 横隔膜を使った背中中部の呼吸を強化し、マッサージ効果によって腎臓と副腎周辺の血行を改善する。
- エネルギーを活性化し刺激する効果によって、カパの不均衡に効くことが多い。

プラーナマヤ・コーシャ（生気鞘）
- エネルギーの水平な流れ、サマーナ・ヴァーユを活性化する。
- 個人の力を司る第3のチャクラを開き、バランスを調える。

マノマヤ・コーシャ（意思鞘）
- 潜在能力が顕在化し自尊心が高まることで、うつ病の治療に効果が期待できる。
- 困難を乗り越えるための意欲と決断力がもたらされる。

ヴィジュニャーナマヤ・コーシャ（理智鞘）
- 真の自己が持つ生来の輝きと、性格のレベルで達成される外的な成功との違いが、はっきりと見分けられるようになる。

アーナンダマヤ・コーシャ（歓喜鞘）
- 内なる宝石の領域が覚醒するにつれ、清澄さと輝きがおのずと開花する。

調えられる器官系

活性化する五大元素

調えられるドーシャ

強まるプラーナ・ヴァーユ

調えられるチャクラ

沈静から活性に至るエネルギー目盛り
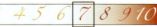

58 パドマ・ムドラ

第4チャクラのバランスを調えるための蓮の花のムドラ

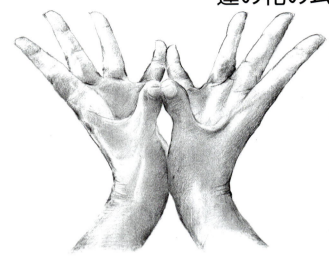

*心の庭園に滋養を与え
無条件の愛という
花を咲かせます*

　「衝突されない」という意味の第4のチャクラ、アナーハタは、胸部中央に位置しています。「衝突されない」というのは、深い瞑想時に聞こえる微細な音を指すと同時に、感情的な心とは違って「壊れる」ことのない、微細な心臓の無敵さに言及したものです。アナーハタ・チャクラは、中央に六芒星がある円の周りを、12枚の緑色の花弁を持つ蓮の花が取りまく形で表されます。上向きの三角形と下向きの三角形を組み合わせた六芒星は、上部のチャクラと下部のチャクラの統合を意味します。心臓のチャクラは風の元素と、軽さ、優美さ、感受性などの特性に関係しています。心臓のチャクラのバランスが崩れると、人生の重みに押しつぶされ、過去の記憶と未来の可能性のどちらに対しても悲観的になります。心臓のチャクラが開くと、熱意を持って楽観的に人生を受け止め、命のありがたみを感じ、現在という時間を精一杯生きられるようになります。感謝の念、思いやり、心の交わりといった特性を覚醒させると、心臓のチャクラが開き、無条件の愛という花を咲かせることができます。

　パドマは「蓮の花」を意味します。パドマ・ムドラは呼吸と意識とエネルギーを胸部前面に向け、軽さと開放性をもたらします。このムドラは、心臓の微細な感覚や感情への感受性を高め、そうした感覚や感情を表に出してありのままに体感し、受け止めることで、心臓のチャクラを開くのを助けます。このムドラで感受性が高まると、心が開き、自分以外の存在に対しても深い思いやりと共感を持てるようになります。また、呼吸と意識が胸腺に向かうことで、内分泌系の健康が促進されます。

核となる特性
無条件の愛を感得する

主な効能
- 心の主要な特性を開花させることで、第4チャクラのバランスを調える。
- 心臓血管系と免疫系の健康を支える。
- 思いやりと共感を高める。
- うつ病の治療を助ける。

類似のムドラ
プールナ・フリダヤ、カルナー、ディールガ・スワラ、ヴァジュラプラダマ、フリダヤ

注意・禁忌
手に痛みを感じる場合は、代わりにフリダヤ・ムドラを実践してもよい。

手順
1. 心臓の前で合掌する。
2. 手のひらの下部と、親指と小指は合わせたまま、人差し指、中指、薬指を大きく開き、開花した蓮の花の形にする。
3. 肩の力を抜いて後方に押し下げ、両肘をやや体から離し、背筋を自然に伸ばす。

調えられる器官系

活性化する五大元素

調えられるドーシャ

強まるプラーナ・ヴァーユ
↑

調えられるチャクラ

沈静から活性に至るエネルギー目盛り
0 1 2 3 4 5 6 7 8 9 10

アンナマヤ・コーシャ(食物鞘)
- 呼吸と意識を胸部へと向け、マッサージ効果によって胸腺周辺の血行を改善する。
- 胸部前面と側面での呼吸を広げ、肺と心臓へのマッサージ効果を生む。
- 穏やかにエネルギーを活性化する効果と、胸部を開くことによって、カパの不均衡に効くことが多い。
- 感情面での心臓が開くことで、ピッタの不均衡に効くことが多い。

プラーナマヤ・コーシャ(生気鞘)
- エネルギーの上向きの流れ、プラーナ・ヴァーユを活性化する。
- 無条件の愛を司る第4のチャクラを開き、バランスを調える。

マノマヤ・コーシャ(意思鞘)
- 心臓の境界が広がり、感情を受け入れやすくなることで、感情をたやすく統合できるようになる。
- 思いやりと心の交わりがもたらされる。

ヴィジュニャーナマヤ・コーシャ(理智鞘)
- 心臓の目を通して見ることで、批判や反発ではなく、共感と思いやりを持って応対できるようになる。

アーナンダマヤ・コーシャ(歓喜鞘)
- 微細な心臓が開くにつれ、思いやりや心の交わりや万物への愛がおのずと立ち現れる。

カーリー・ムドラ

第5チャクラのバランスを調えるための
精神浄化の女神のムドラ

存在の全ての層における
浄化によって
真の特性がおのずと
明かされます

「浄化」という意味の第5のチャクラ、ヴィシュッダは、喉に位置しています。ヴィシュッダ・チャクラは、つややかな満月の周りを16枚の空色の花弁を持つ蓮の花が取りまく形で表されます。アムリタと呼ばれる神々の霊酒の1滴が、満月の上端から垂れています。このチャクラの主な働きは、精神の浄化です。つまり真の自己の解放を妨げている、自分を縛る思いこみから自由になることです。ヴィシュッダ・チャクラは空の元素と、その特性である雄大さ、広大さ、微細さに関係しています。これらの特性に助けられて精神が浄化されると、自分を縛る思いこみに気づき、そこから自由になれます。この解放の過程を通じて、徐々に思考や感情や言動が真の自己と一致し、明快で誠実なコミュニケーションができるようになります。精神的な献身、自省、執着心のなさ、洞察力、内なる沈黙、

無限性など、第5チャクラの全ての特性が統合されると、この真の自己との一致が実現します。

カーリーは浄化の女神です。真の自己との一致を阻む、自分を縛る思いこみから自由になるのを助けてくれます。カーリーは剣を振りあげ、人間の生首を掲げる姿で描かれますが、この生首は精神の自由を得るために切り離さねばならない、自我への執着心を象徴しています。カーリー・ムドラは呼吸と意識とエネルギーをヴィシュッダ・チャクラが宿る喉に向け、精神の浄化を促します。首の筋肉のこりをほぐし、開放的なスペースを作ります。そのスペースのおかげで自分を縛る思いこみに気づき、そうした思いこみを調べ、解放することが容易になります。甲状腺周辺の血行を改善し、代謝を活性化し、旅路の障害物を乗り越えるエネルギーを与えてくれます。

核となる特性
精神を浄化する

主な効能
- 精神の浄化を通して、第5チャクラのバランスを調える。
- 首、肩、喉、声帯のこりをほぐす。
- 直感力を高め、旅路の精神的な導きを受けとれるようにする。

類似のムドラ
ガルダ、ヴィシュッダ、シューンヤ、アングシュタ

注意・禁忌
甲状腺機能亢進症がある場合は実践禁止。代わりに、エネルギー活性化の効果が穏やかなシューンヤ・ムドラを実践してもよい。

手順
1. 右手の親指が一番上になるように、両手の指を組み合わせる。
2. 両手の人差し指を上にまっすぐ伸ばし、腹を合わせる。手を胸骨の位置で保ち、人差し指の先を喉のチャクラに向ける。
3. 肩の力を抜いて後方に押し下げ、両肘をやや体から離し、背筋を自然に伸ばす。

調えられる器官系

活性化する五大元素

調えられるドーシャ

強まるプラーナ・ヴァーユ

調えられるチャクラ

沈静から活性に至るエネルギー目盛り
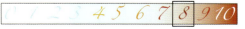

アンナマヤ・コーシャ（食物鞘）
- 呼吸と意識を喉と首へと向け、甲状腺周辺の血行を改善し、代謝とエネルギーを活性化する。
- 肺の最上部での呼吸を促進する。
- 首と肩のこりをほぐし、頸椎の正しい配列を促す。
- 喉と声帯の緊張をほぐし、話術と歌唱力を強化する。
- エネルギーを活性化する効果によって、カパの不均衡に効くことが多い。

プラーナマヤ・コーシャ（生気鞘）
- エネルギーの最上の流れ、ウダーナ・ヴァーユを活性化する。
- 精神の浄化を司る第5のチャクラを開き、バランスを調える。

マノマヤ・コーシャ（意思鞘）
- 気が引き締まり、感情の吟味が進む。
- 開放性がもたらされ、真実の声に同調できるようになる。

ヴィジュニャーナマヤ・コーシャ（理智鞘）
- 自分を縛る思いこみを表面化させ、それを排除することによって、徐々に真の自己が明らかになってくる。

アーナンダマヤ・コーシャ（歓喜鞘）
- 喉のこりがほぐれるに従い、無限性と内なる沈黙がおのずと立ち現れる。

60 トリシューラ・ムドラ

第6チャクラのバランスを調えるための三叉槍(さんさそう)のムドラ

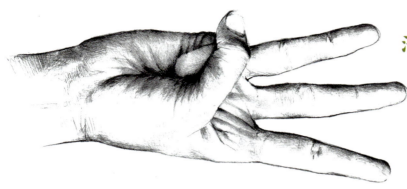

清澄な眼力によって
人生の疑念や
困難が
統合のビジョンに
変わります

「命令中枢」という意味の第6のチャクラ、アージュナーは、眉間の間にある第三の目に位置しています。アージュナー・チャクラの主な働きは、性格のレベルにおけるあらゆる疑念や二元性を超越した、統合のビジョンを描きだすことです。この統合のビジョンがあれば、限定された性格と、無限の可能性を持つ真の自己との違いが明確に区別できるようになります。二元性の対立を超越する過程を象徴するのが、第6チャクラの蓮の花です。2枚のすみれ色の花弁が、全てを見通す知恵の目の両端に付いています。第三の目が覚醒していないと、人生の全てを成功と失敗、損得といった、緊張や対立を生む二元性でとらえがちです。知恵と清澄さを目覚めさせて二元性を超越するにつれ、人生の浮き沈みを、やがては統合のビジョンへと至る探究と学びの過程と考えられるようになります。

トリシューラは「三叉槍」を意味し、自制の維持による精神的な変容を象徴するシヴァ神のシンボルです。三叉槍はシヴァの3つの目、すなわち一対の目と、眉間にある第三の目を表しています。トリシューラ・ムドラは呼吸と意識とエネルギーを穏やかに第6チャクラに向け、第三の目を開くのを助け、二元性を超越したものの見方を可能にする、知恵と一点への集中力とを覚醒させます。このムドラを結ぶと思考の流れが遅くなり、思考と一体化して無意識のうちに反応するのではなく、思考を客観的に観察できるようになります。思考と思考の間に沈黙のスペースが生まれ、あらゆる思考や感情や信念の不変の背景をなす、真の自己を知覚できるようになります。やがては、二元性を超越した統合体としての自己の本質を明かす、清澄な洞察力を感得できるでしょう。

核となる特性
非二元性を感得する

主な効能
- 知恵と清澄な眼力によって、第6チャクラのバランスを調える。
- 神経系と内分泌系の健康を支える。
- 精神の清澄さと集中力を高める。
- 二元性を超越した統合のビジョンを覚醒させる。

類似のムドラ
ディヤーナ、ジュニャーナ、チッタ、サークシー

注意・禁忌
なし

手順
1. 小指を曲げ、親指の付け根のふくらみに当てる。
2. 親指の腹で、小指をしっかりと押さえる。
3. 他の3本の指をまっすぐ伸ばす。
4. 両手の甲を腿か膝の上に置くか、または伸ばした指先を上に向け、肩の位置で体の横に保つ。
5. 肩の力を抜いて後方に押し下げ、背筋を自然に伸ばす。

調えられる器官系

活性化する五大元素

調えられるドーシャ

強まるプラーナ・ヴァーユ

調えられるチャクラ

沈静から活性に至るエネルギー目盛り
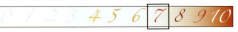

アンナマヤ・コーシャ（食物鞘）
- 鼻孔を通る息を左右均等にし、自律神経系の均衡を支える。
- 右脳と左脳にバランスのとれた状態をもたらす。
- 下垂体のバランスを調えると古来より言われる。
- 五感それぞれへの気づきを高める。
- エネルギーと意識が高まることで、カパの不均衡に効くことが多い。
- 二元性を超越した直感的な知恵が深まることで、ピッタの不均衡に効くことが多い。

プラーナマヤ・コーシャ（生気鞘）
- エネルギーの最上の流れ、ウダーナ・ヴァーユを活性化する。
- 知恵を司る第6のチャクラを開き、バランスを調える。
- イダー・ナーディとピンガラ・ナーディのバランスを調える。

マノマヤ・コーシャ（意思鞘）
- 一点への集中力を高める。
- 思考と思考の間にスペースを作り、感情のバランスを調える。

ヴィジュニャーナマヤ・コーシャ（理智鞘）
- 人生の二元性と、真の自己の反映である統合のビジョンとを、明確に区別するようになる。

アーナンダマヤ・コーシャ（歓喜鞘）
- 統合のビジョンによって、至福感と清澄さがおのずと立ち現れる。

61 アナンタ・ムドラ

第7チャクラのバランスを調えるための
無限性のムドラ

**チャクラの
全特性が統合され
真の自己の本質である
自由と統合が姿を現します**

「千の花弁」という意味の第7のチャクラ、サハスラーラは、頭頂に位置しています。このチャクラは純粋意識の無限性を象徴する、1000枚の水晶色の花弁を持つ蓮の花が取りまく形で表されます。チャクラの全特性を統合する旅路をたどると、自然と第7チャクラの開花に行き着きます。第7チャクラが開花すると、あらゆる条件付けを超越した純粋で無限の存在である、自己の本質を体感します。この域に達すると、分離の感覚は失せ、万物が完全に一つに統合された感覚が味わえます。純粋意識は、初めは瞑想中にちらりと垣間見える形で体感できます。最終的には純粋意識が、あらゆる交流や活動の物言わぬ背景としてつねに存在する、真の自己の本質として理解されます。人生において困難がなくなることはありませんが、真の自己と同調するにつれ、困難と同化することなく、淡々と客観的に、また思いやりを持って、困難を解決できるようになります。

アナンタは「無限の」を意味します。頭頂に咲く千の花弁を持つ蓮の花に似たアナンタ・ムドラは、無限の真の自己の反映である至福感を呼び起こします。このムドラは呼吸と意識とエネルギーを頭頂に向け、思考と思考の間にある沈黙のスペースを広げることで、無限の真の自己とよりたやすく融合できるようにします。このムドラを結ぶと意識の光が増幅され、それぞれのチャクラに意識の光が送られて、チャクラの主要な特性の覚醒と統合が進みます。この微細な身体における統合の体験が、存在の全ての層における健康と癒やしの強力な源となるのです。

核となる特性
統合を意識する

主な効能
- 自由と統合という真の自己の本質を明かし、第7チャクラを開花する。
- 全器官系のバランスを最高の状態に調える。
- 全チャクラを調和させる。
- 至福を垣間見る体験が可能となる。

類似のムドラ
マンダラ、バイラヴァ、シャカタ、テジャス

注意・禁忌
高血圧、頭痛、脳卒中がある場合は実践禁止。代わりに、マンダラ・ムドラを実践してもよい。
このムドラは、他のチャクラ・ムドラを楽に行えるようになってから実践すること。

手順
1. 心臓の前で合掌する。
2. 手のひらの下部は合わせたまま、全ての指を広げ、開花した蓮の花の形にする。
3. 肩の力を抜いて後方に押し下げ、背筋を自然に伸ばす。

アンナマヤ・コーシャ（食物鞘）
- 呼吸と意識を肺の上部に向け、肺上部の肺活量を増やす。
- 松果体周辺の血行を改善する。
- カパかピッタが優勢な人は実践してよいが、バランスが調っている場合のみにする。

プラーナマヤ・コーシャ（生気鞘）
- エネルギーの最上の流れ、ウダーナ・ヴァーユを活性化する。
- 統合を司る第7のチャクラを開き、バランスを調える。
- スシュムナ・ナーディを活性化する。

マノマヤ・コーシャ（意思鞘）
- 軽さと喜びを高める。

ヴィジュニャーナマヤ・コーシャ（理智鞘）
- 垣間見える統合が徐々に拡大するにつれ、最終的にはあらゆる交流と活動に統合が浸透していく。

アーナンダマヤ・コーシャ（歓喜鞘）
- 第7のチャクラが開くにつれ、頭頂より生じ全存在を包含する、輝かしさ、喜び、開放性、至福感が体感される。

調えられる器官系

活性化する五大元素

調えられるドーシャ

強まるプラーナ・ヴァーユ

調えられるチャクラ

沈静から活性に至るエネルギー目盛り
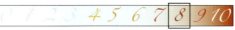

62 ダルマ・チャクラ・ムドラ

チャクラを日常に統合するための真実の車輪のムドラ

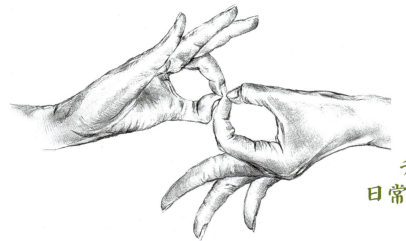

全ての
チャクラが
完全に調和し
チャクラの特性が
日常生活に統合されます

　ダルマ・チャクラは「法の車輪、法輪」を意味し、輪廻転生とこの世の苦しみから生きとし生けるものを救いたいと願った、釈迦の教えを指しています。チャクラに関する文脈においては、ダルマ・チャクラとは、チャクラの旅を通じて徐々に現れる自分の真の姿のことです。チャクラの旅は通常、光に向かって上昇する旅路として思い描かれます。しかしそこには、もう一つ同じように重要な補完的な要素が存在します。それが、各チャクラの特性をあらゆる活動や交流に顕現させることです。チャクラの特性を全て融合すると、人生の高尚なビジョンや深い意味が自然と明らかになります。チャクラの特性を日常の交流や活動に顕現させることで、人生の旅路のどの瞬間にも、心安らかに自由に生きることができるようになります。

　ダルマ・チャクラ・ムドラはヨガの完全呼吸法を強化し、全チャクラの統合を助けます。呼気と吸気がどちらも長くなると同時に、左右の鼻孔が均等に開き、心身のバランスが調います。このムドラはチャクラが並ぶ脊柱を伸ばして、配列を調え、微細な身体におけるチャクラの位置をより明確に知覚させることで、エネルギーの自由な流れを促進します。また感受性が高まるため、チャクラの不均衡を察知し、バランスを調えなおすのが容易になります。調和と落ちつきがもたらされ、チャクラの特性を日常生活に統合しやすくなります。

核となる特性
全チャクラを統合する

主な効能
- チャクラの特性を日常生活に統合しやすくなる。
- ヨガの完全呼吸法を強化する。
- 内分泌系を中心に、全器官系のバランスを調える。
- 心身の全体性と健康を全般的に高める。

類似のムドラ
プールナ・ジュニャーナム、ハーキニー、ダルマ・プラヴァルタナ

注意・禁忌
なし

手順
1. 親指の先を人差し指の先に合わせる。
2. 手のひらを上に向けた左手を、みぞおちの前に保つ。手のひらを下にした右手を、やや手のひらを外側に向けて、左手の上に保つ。
3. 両手の親指と人差し指の先を合わせ、残りの指は穏やかに伸ばす。
4. 肩の力を抜いて後方に押し下げ、両肘をやや体から離し、背筋を自然に伸ばす。

アンナマヤ・コーシャ（食物鞘）
- 呼吸と意識を上体全体に向け、ヨガの完全呼吸法を強化し、全器官系の機能を改善する。
- 脊柱を伸ばし、正しく配列する。
- 内分泌系全体のバランスを調える。
- バランスを調える効果によって、ヴァータ、ピッタ、カパの不均衡に効くことが多い。

プラーナマヤ・コーシャ（生気鞘）
- ヴィヤーナ・ヴァーユ（全方向の流れ）を中心に、5つのプラーナ・ヴァーユ全てのバランスを調える。
- 7つのチャクラ全てを開き、バランスを調える。
- 全てのナーディのバランスを調える。

マノマヤ・コーシャ（意思鞘）
- 心理・感情面のバランスを調える。

ヴィジュニャーナマヤ・コーシャ（理智鞘）
- バランスと統合が進むにつれ、真の自己の反映である完全な均衡を経験する。

アーナンダマヤ・コーシャ（歓喜鞘）
- 全チャクラの特性が統合されるにつれ、存在の全ての層における完全な調和とバランスを経験する。

調えられる器官系

活性化する五大元素

調えられるドーシャ

強まるプラーナ・ヴァーユ

調えられるチャクラ

沈静から活性に至るエネルギー目盛り

第10章　エネルギーの極のバランスを調える
ナーディのムドラ

ナーディは「川、神経」を意味します。微細な身体の文脈においては、ナーディはプラーナ（生命エネルギー）を全身に送るためのごく細い通路、つまり気道を指します。ナーディの総数は7万2千とも、36万とも言われています。これは実際のナーディの数を数値化したというよりは、人間の体がいかに生命エネルギーに満ちているかを象徴的に示したものと言えそうです。特に重要なナーディは14本あり、そのうち特筆すべきものが3本あります。イダー、ピンガラ、スシュムナで、それぞれ脊柱の左側、脊柱の右側、脊柱の内部に位置しています。

これら3種のナーディの重要性を理解するには、タントラの思想を簡単に説明しなければなりません。タントラにおいては、創造とは、男性性と女性性の2極の結合が発現したものとみなされます。シヴァと呼ばれる男性性は意識を象徴し、シャクティと呼ばれる女性性はエネルギーを象徴しています。生命とは、この2極の間に生じるつねに動的な関係性であり、この2極が生む学びの磁場において、人は徐々に自らの本質が統合（ユニティ）であることを悟るのです。

微細な身体においては、脊柱の左側を走るイダー・ナーディは、月であり創造の女性性を担うシャクティを象徴しています。脊柱の右側を走るピンガラ・ナーディは、太陽であり創造の男性性を担うシヴァを象徴しています。これら2極のバランスを調えると、精神の覚醒を担う中央の気道、スシュムナ・ナーディに自然とエネルギーが流れこみ、二元性を超越した統合の境地に至ることができるのです。

人体の極を探究し、そのバランスを調えることで統合へと至る旅路こそ、ハタ・ヨガの真髄です。「ハタ」という単語自体に、日月のバランスの重要性が反映されています。「ハ」は太陽や、活動的でエネルギッシュな存在の側面を指しています。「タ」は月や、受容的で落ちつきのある存在の側面を指しています。太陽の相と月の相のバランスが調い、この2つが統合されたとき、完全な均衡が訪れ、精神の覚醒への道が拓けます。

イダー・ナーディとピンガラ・ナーディを調和させ、スシュムナ・ナーディを覚醒させるのに重要な役割を果たすのが、呼吸です。イダー・ナーディは左の鼻孔、左肺、左半身に関連しています。左の鼻孔を使った呼吸は、第1チャクラから左の鼻孔に至る、脊柱の左側を走る月の気道を活性化させます。ここのエネルギーは冷却と鎮静の効果があり、月光に関係し、柔らかさや直感力といった受容的な特性を持ちます。イダー・ナーディは、イダー・ムドラの実践によって活性化されます。

ピンガラ・ナーディは右の鼻孔、右肺、右半身に関連しています。右の鼻孔を使った呼吸は、脊柱の右側を走る太陽の気道を活性化させます。ここの動的で活力にあふれたエネルギーは、日光に関係し、意志力や決断力といった特性を持ちます。ピンガラ・ナーディは、ピンガラ・ムドラの実践によって活性化されます。

イダーとピンガラのバランスが調うと、生命エネルギーが自由に流れるようになり、人体の全ての極が調和し、スシュムナ・ナーディにエネルギーが送られます。スシュムナ・ナーディが覚醒するにつれ、シヴァ（意識）とシャクティ（エネルギー）の結合がもたらす、至福の統合が体感されます。スシュムナ・ナーディは、シャカタ・ムドラによって活性化されます。

ハ-シヴァ 太陽のエネルギー ピンガラ・ムドラ	ハ-タ 太陽と月の統合 シャカタ・ムドラ	タ-シャクティ 月のエネルギー イダー・ムドラ
焦点： 右の鼻孔 右肺 右半身	焦点： 両鼻孔 両肺 両半身	焦点： 左の鼻孔 左肺 左半身
温め、活力を与え、ピンガラ・ナーディを活性化する	バランスを調え、調和させ、スシュムナ・ナーディを活性化する	冷やし、沈静化し、イダー・ナーディを活性化する
吸気と、吸気のあとの止息を長くする	吸気、呼気、止息をいずれも長くする	呼気と、呼気のあとの止息を長くする
男性性と動的な極に関係している	動的な極と受容的な極のバランスを調える	女性性と受容的な極に関係している
意志と個人の努力に関わる	意志と服従を統合し超越する、精神の覚醒に関わる	服従と天与の優美さに関わる

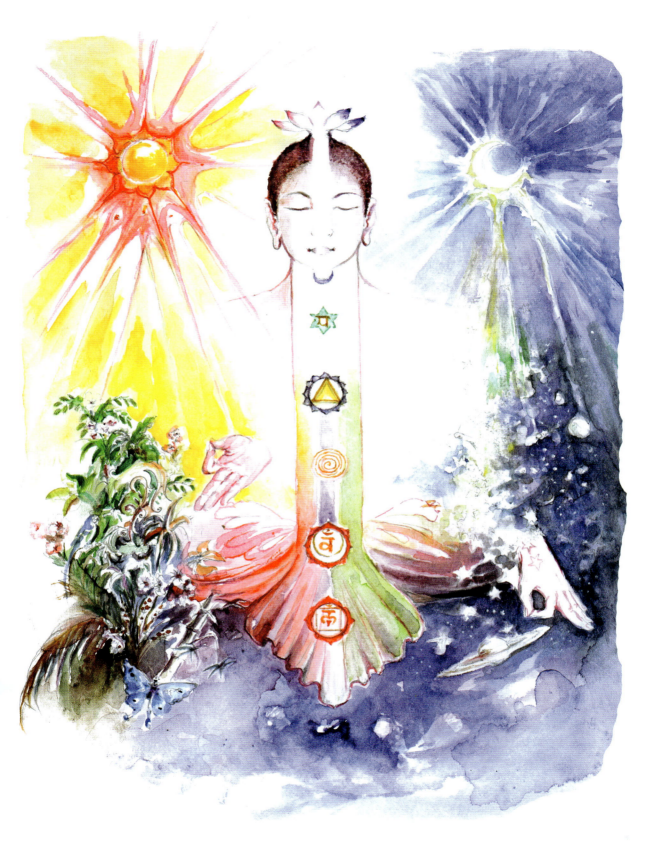

太陽の極と月の極のバランスが、統合という本質を覚醒させる基盤となります。

63 イダー・ムドラ

月の気道のバランスを調えるための
月のナーディのムドラ

柔らかな月光のエネルギーを浴び
受容的な女性性に心を開きます

「心地よさ」を意味するイダーは、冷や すエネルギーが通る微細な気道である、 月のナーディの名です。イダー・ナー ディは脊柱の左側を、上体の基盤のムー ラダーラ・チャクラから第三の目まで走 り、その後左の鼻孔に下りてきます。イ ダー・ナーディは「月」を意味するチャン ドラに関係し、水色や銀の月光色といっ た心落ちつく色で表されます。柔らか さ、自らを育む力、流動性、感受性、た だ生きることに喜びを見出す能力など、 受容的な女性性を包含しています。イ ダー・ナーディとのつながりが深まると、 意識が自然と内に向かい、直感力や内 なる声を聞く力といった、人生の旅路の 導きとなる力が高まります。直感力と感 受性が高まることで、おのずと創造性が 開花し、美術、ダンス、詩など自己の深 淵を表現する才能が呼び起こされます。 さらに月光のエネルギーによって、集団 で物事を決定するコミュニティ力が目覚

めます。こうした月の特性が統合され るに従い、人生の一瞬一瞬を静穏さと 落ちつきをもって生きられるようになりま す。

イダー・ムドラはイダー・ナーディ内の エネルギーの自由な流れを活性化し、月 の受容的な特性との自然なつながりを 助けます。このムドラは、呼吸と意識と エネルギーを左の鼻孔、左肺、左半身に 向けます。イダー・ムドラを結ぶと呼吸 が遅く穏やかになると同時に、呼気が長 くなり、副交感神経系が活性化され、深 いリラクゼーションと回復がもたらされ、 血圧が下がります。リラクゼーションが 深まるにつれ、五感が自然と内向きにな り、直感力が目覚めます。自らを育む力 が高まり、内なる癒やしが促進され、スト レスや不安が軽減します。またリズミカ ルな腹式呼吸によって、生殖器系と泌尿 器系の機能が改善されます。

核となる特性
受容力を高める

主な効能
- 柔らかさ、流動性、喜び、感受性などの女性的な月の特性を覚醒する。
- ストレスを軽減し、血圧を下げる。
- 生殖器系と泌尿器系の健康を支える。
- 炎症の痛みを軽減する。

類似のムドラ
ジャラ、ミーラ、ヨニ、スワディシュターナ

注意・禁忌
なし

手順
1. 親指の先と薬指の先を合わせる。
2. 手のひらを上に向けた左手を、へそのすぐ下に保つ。
3. 手のひらを下に向けた右手を、左手のすぐ上に保つ。右手の合わせた指先が、左手の合わせた指先にふれずに、そのすぐ上に来るようにする。
4. 肩の力を抜いて後方に押し下げ、両肘をやや体から離し、背筋を自然に伸ばす。

調えられる器官系

活性化する五大元素

調えられるドーシャ

強まるプラーナ・ヴァーユ
↓

調えられるチャクラ

沈静から活性に至るエネルギー目盛り
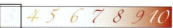

アンナマヤ・コーシャ（食物鞘）
- 呼吸と意識を左の鼻孔、左肺、左半身に向け、リラックス反応を活性化する。
- 呼気を長くし、さらにリラクゼーションを深める。
- 呼吸と意識を腹部の下部と骨盤に向け、マッサージ効果によって生殖器系と泌尿器系の血行を改善する。
- 爽快感を与える効果によって、ピッタの不均衡に効くことが多い。
- 沈静化の効果によって、ヴァータの不均衡に効くことが多い。

プラーナマヤ・コーシャ（生気鞘）
- エネルギーの下向きの流れ、アパーナ・ヴァーユを活性化する。
- 安心感と自らを育む力を司る、第1と第2のチャクラを開き、バランスを調える。

マノマヤ・コーシャ（意思鞘）
- 人生をよりたやすく流れていける柔軟性をもたらす。
- 落ちつきと静穏さを高め、不安や心配を軽減する。
- 自らを育む力をもたらす。

ヴィジュニャーナマヤ・コーシャ（理智鞘）
- 女性的で受容的な特性が統合されることで、意識が内に向かい、存在の微細な領域と同調できるようになる。

アーナンダマヤ・コーシャ（歓喜鞘）
- 受容的な特性が統合されるにつれ、女性的なエネルギーの至福感を体験する。

64 ピンガラ・ムドラ

太陽の気道のバランスを調えるための
太陽のナーディのムドラ

**輝かしいダイナミックな
特性を目覚めさせ
豊かなエネルギーと活力を
体感します**

「赤らんだ、火の」を意味するピンガラは、温めるエネルギーが通る微細な通路である、太陽のナーディの名です。ピンガラ・ナーディは脊柱の右側を、上体の基盤のムーラダーラ・チャクラから第三の目まで走り、その後右の鼻孔に下りてきます。活力やエネルギーをもたらすピンガラ・ナーディは、「太陽」を意味するスーリヤに関係し、オレンジ、赤、金色の日光など、活気のある色と結びついています。合理性、論理性、決断力、自己主張、計画力、運命を変える力など、動的で男性的な特性を包含しています。こうした特性を取りこむにつれ、人生の目的が明確になり、自分の才能をフルに活用できるようになります。

ピンガラ・ムドラはピンガラ・ナーディ内のエネルギーの自由な流れを活性化し、太陽の特性を自然に覚醒させます。このムドラは、呼吸と意識とエネルギーを右の鼻孔、右肺、右半身に向けます。ピンガラ・ムドラを結ぶと、吸気と吸気のあとの止息が長くなります。呼吸によってエネルギーが増すことで、交感神経系が活性化され、代謝や心拍数や血圧が自然に高まると同時に、心身が活力で満たされます。右半身を中心に全身が温かくなったように感じ、みぞおち周辺の呼吸が強化され、消化が促進されます。このムドラを結ぶと気が引き締まり、集中力が増すため、計画を立てたり、目的を明示したり、そのために必要な手順を想定したりするのに役立ちます。心理・感情面では、潜在能力や決断力が引き出され、人生の目的をはっきりと明示する気力やエネルギーが湧いてきます。

III プラーナマヤ・コーシャ（生気鞘）

核となる特性
活力を高める

主な効能
- 自己主張や決断力などの、動的で男性的な太陽の特性を覚醒する。
- 消化を促進する。
- エネルギーと活力をもたらす。
- 集中力を高める。

類似のムドラ
スーリヤ、ヴァジュラ、クベラ、メルダンダ

注意・禁忌
高血圧の人はよく注意しながら行うこと。代わりに温める効果が穏やかなスーリヤ・ムドラを実践してもよい。

手順
1. 親指の先と薬指の先を合わせ、その他の指はまっすぐ伸ばす。
2. 手のひらを上に向けた右手を、へそのすぐ下に保つ。
3. 手のひらを下に向けた左手を、右手のすぐ上に保つ。左手の合わせた指先が、右手の合わせた指先にふれずに、そのすぐ上に来るようにする。
4. 肩の力を抜いて後方に押し下げ、両肘をやや体から離し、背筋を自然に伸ばす。

アンナマヤ・コーシャ（食物鞘）
- 呼吸と意識を右の鼻孔、右肺、右半身に向け、代謝、心拍数、血圧を上げる。
- 呼吸をみぞおちに向け、マッサージ効果によって消化器系の血行を改善する。
- 温め、エネルギーを活性化する効果によって、カパの不均衡に効くことが多い。

プラーナマヤ・コーシャ（生気鞘）
- サマーナ・ヴァーユ（水平な流れ）とプラーナ・ヴァーユ（上向きの流れ）を活性化する。
- 個人の力を司る第3のチャクラを開き、バランスを調える。

マノマヤ・コーシャ（意思鞘）
- やる気と活力を高める。
- 合理的な思考、明確な計画力、意思決定力をもたらす。

ヴィジュニャーナマヤ・コーシャ（理智鞘）
- 男性的で動的な特性が統合されることで、精神の変容に必要な、精神的な献身、エネルギー、決断力などがもたらされる。

アーナンダマヤ・コーシャ（歓喜鞘）
- 動的な特性が覚醒するにつれ、真の自己の輝きを体感する。

調えられる器官系

強まるプラーナ・ヴァーユ

活性化する五大元素

調えられるチャクラ

調えられるドーシャ

沈静から活性に至るエネルギー目盛り
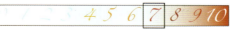

65 シャカタ・ムドラ

中央の気道のバランスを調えるための乗り物のムドラ

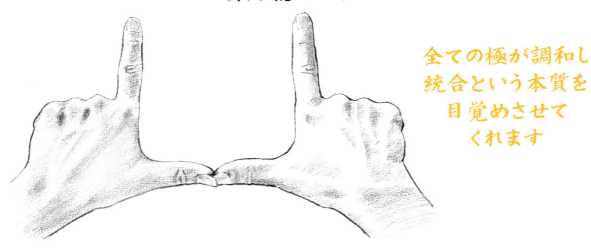

全ての極が調和し統合という本質を目覚めさせてくれます

「とても親切な」を意味するスシュムナは、脊柱内に伸びる微細なエネルギー通路である、中央のナーディの名です。水晶色の柱として描かれるスシュムナ・ナーディは、上体の基盤のムーラダーラ・チャクラから、頭頂のサハスラーラ・チャクラまで走っています。このナーディの水晶色は、純粋意識という輝かしい自己の本質の反映です。イダー・ナーディ（月の気道）とピンガラ・ナーディ（太陽の気道）が完全に調和すると、おのずとスシュムナ・ナーディが覚醒します。中央の気道での意識とエネルギーが目覚めるにつれ、至福感、永遠性、無限性、全体性、全ての存在に浸透する統合といった、自己の本質に備わる特性を体験していきます。初めは一時的だったこうした体験も、精神の旅路を歩むにつれ、あらゆる活動へと浸透していきます。これらの特性が日々の現実になるに従い、自分を縛る限界は消え失せ、真の自己の自由を体感できるようになります。

シャカタは「乗り物」を意味し、スシュムナ・ナーディがシャクティ・クンダリニーの乗り物であることを指しています。シャクティ・クンダリニーとは、第1チャクラに眠っており、精神の旅路をたどると徐々に上昇してくる、精神覚醒のエネルギーの名です。シャカタ・ムドラは、呼吸と意識とエネルギーを両鼻孔、両肺、両半身に均等に向け、自律神経系のバランスを調え、心身の調和を高めて精神の覚醒を助けます。伸ばした2本の人差し指は、統合によってスシュムナ・ナーディの覚醒を促す、イダー・ナーディとピンガラ・ナーディの象徴です。このムドラを結ぶと、思考と思考の間にスペースが生まれ、意思鞘が静まります。内なる沈黙が広がることで、純粋意識により長く留まれるようになります。

核となる特性
精神を統合する

主な効能
- スシュムナ・ナーディを覚醒し、自由と統合の体験への道筋をつける。
- 脊柱の正しい配列を助ける。
- 自律神経系のバランスを調え、全ての癒やしを支える。

類似のムドラ
バイラヴァ、シヴァリンガム、メルダンダ

注意・禁忌
シャカタ・ムドラは、イダー・ムドラとピンガラ・ムドラを楽に行えるようになってから実践すること。

手順
1. 手のひらを下にして、両手を宙に保つ。
2. 親指を外に出して軽くこぶしを握る。
3. 親指と人差指をまっすぐ伸ばす。
4. 両手の親指の先を合わせ、正方形の3つの辺を形作る。
5. 両手をへその下で保つか、腿の付け根に置く。
6. 肩の力を抜いて後方に押し下げ、両肘をやや体から離し、背筋を自然に伸ばす。

アンナマヤ・コーシャ（食物鞘）
- 呼吸と意識を両鼻孔、両肺、両半身に均等に向け、全ての癒やしを支える。
- 肺の全部位を完全に押し広げ、最高の呼吸を促す。
- 正しい姿勢を助ける。
- 全般的なバランスによって、神経系、内分泌系、免疫系の健康を支える。
- エネルギーを活性化する効果によって、カパの不均衡に効くことが多い。

プラーナマヤ・コーシャ（生気鞘）
- プラーナ・ヴァーユとアパーナ・ヴァーユのバランスを調えると同時に、サマーナ、ウダーナ、ヴィヤーナの3つのヴァーユを活性化する。
- 知恵と統合を司る第6と第7のチャクラを中心に、7つのチャクラ全てを開き、バランスを調える。

マノマヤ・コーシャ（意思鞘）
- 精神と感情に開放性をもたらす。
- 一点への集中力を高める。

ヴィジュニャーナマヤ・コーシャ（理智鞘）
- スシュムナ・ナーディの覚醒によって、性格の二元性を超越した、統合の経験をもたらす。

アーナンダマヤ・コーシャ（歓喜鞘）
- 中央の気道を光とエネルギーが自由に移動するにつれ、至福感と真の自己の輝きを体感する。

調えられる器官系

活性化する五大元素

調えられるドーシャ

強まるプラーナ・ヴァーユ

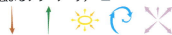

調えられるチャクラ

沈静から活性に至るエネルギー目盛り

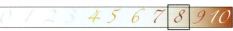

IV マノマヤ・コーシャ（意思鞘）

第11章　万物の保護を呼び覚ます
保護と安全性のムドラ

　完全に保護されている感覚を味わうには、主に3つのレベルにおける安全性と安心感を高めなければなりません。1つ目は、自然現象という外的な力からの保護です。2つ目は、他人や周囲の状況から受けるネガティヴな影響からの保護です。そして3つ目は、自らを縛る思考や感情や信念から自由になり、自分自身と世界を客観的にとらえることで得られる、深い安心感がもたらす保護です。

　これら3つのレベルの保護を呼び覚ます、ヴェーダ語のマントラがあります。「オーム・シャーンティ・シャーンティ・シャーンティ、ハリ・オーム」です。シャーンティは「平和」を意味し、3つの保護を経験したときに味わう心の平安を指しています。マントラの最後の「ハリ・オーム」は、聖なる源への全き信頼がもたらす、究極の保護を表します。本章では、この3つの保護を呼び覚ますムドラを紹介しています。

アディダイヴィカム：自然現象からの保護

　アディは「根本原理」、ダイヴァは「神の」を意味します。1つ目の「シャーンティ」は、人間にはどうすることもできない、自然現象による天災からの保護を祈願する言葉です。ヴァイカーラ・ムドラを結ぶと、自然の破壊力への盾となる、強力な保護エネルギーが得られます。

アディバウティカム：外的エネルギーからの保護

　バウダは「他の存在」を意味します。2つ目の「シャーンティ」は、自分に害をなしうる人間や動物や環境からの保護を祈願する言葉です。スワスティ・ムドラを結ぶと、あらゆるネガティヴさから身を守る強力なオーラが呼び出され、健康と幸福の支えとなってくれます。

アディヤトミカム：自分を縛る思いこみからの保護

　アディヤトマは「自分の魂」を意味します。3つ目の「シャーンティ」は、自らを縛る思考や感情や信念からの保護を祈願する言葉です。こうした条件付けの色眼鏡は限界を生み、それによって苦しみの原因となるのです。グプタ・ムドラを結ぶと内なる聖域が広がり、真の自己の安心感を経験することができます。

パリラクシャナム：最高の保護

　パリラクシャナムは「完全な保護」を意味し、シャーンティを3回唱えたあとの「ハリ・オーム」によって呼び出されます。この域に達すると、聖なる存在への絶え間ない気づきが究極の保護であるとわかるようになります。ガネーシャ・ムドラを結ぶと、象の神ガネーシャのエネルギーが呼び出され、新たな計画を始めるときなどに最適な安心感をもたらしてくれます。

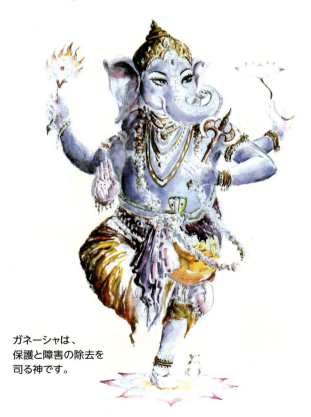

ガネーシャは、
保護と障害の除去を
司る神です。

ムドラ		特性
ヴァイカーラ		アディダイヴィカム 自然現象からの保護
スワスティ		アディバウティカム 人々や環境のネガティヴな エネルギーからの保護
グプタ		アディヤトミカム 自分を縛る思考や感情や 信念からの保護
ガネーシャ		パリラクシャナム 神への信頼が生む 最高の保護

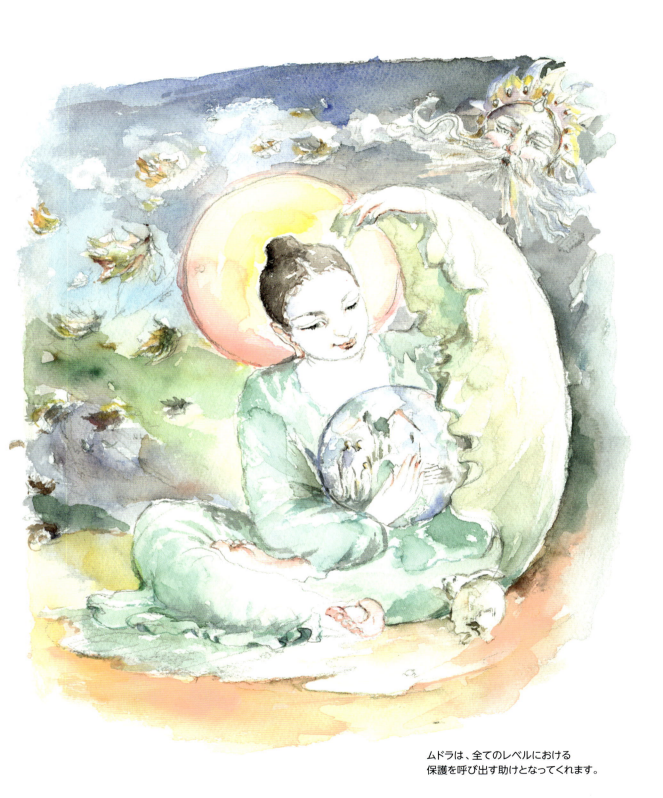

ムドラは、全てのレベルにおける
保護を呼び出す助けとなってくれます。

ヴァイカーラ・ムドラ

自然現象から身を護るための防御の盾のムドラ

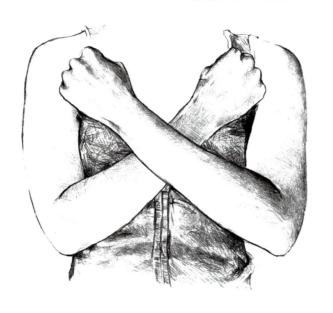

万物の本質である統合に同調し全き安全性を経験します

　「堅実で保護する」を意味するヴァイカーラは、いわば防御の盾です。ヴァイカーラ・ムドラは、困難や危機、特に天災が起きた際に、身を護るエネルギーの盾の感覚をもたらしてくれます。このムドラは呼吸と意識とエネルギーを胸部、特に胸腺がある胸骨上部に向け、免疫系の健康を支えます。このムドラを結ぶと吸気が長くなり、気が引き締まると同時に、緊急事態に手際よく迅速に対処するのに必要なエネルギーが湧いてきます。

　ヴァイカーラ・ムドラで気が引き締まると、周囲の環境に目が行き、五大元素に宿る自然の威力に気づきます。このムドラは、五大元素の保護の特性に同調する助けとなります。人体を含む万物の構成要素である五大元素への感受性が高まるにつれ、安全な環境と危険性のある環境とを容易に見分けられるようになります。深いレベルにおいては、ヴァイカーラ・ムドラは自然界との一体感を育んでくれます。人体も万物と同じ五大元素で形作られていると認識することで、自然との統合を受け入れ、自然が送るメッセージを受け止めると同時に、自然を人間の安全を脅かす脅威としてではなく、人間の存在の延長線上にあるものととらえられるようになります。

核となる特性
自然現象から保護する

主な効能
- 人体を構成する五大元素との統合の感覚をもたらす。
- 安全な環境と危険性のある環境とを見分ける。
- 背中上部のこりをほぐす。
- 免疫系の健康を支える。
- 潜在能力を引きだす。

類似のムドラ
ヴァジュラプラダマ、シヴァリンガム、ヴァジュラ

注意・禁忌
なし

手順
1. 親指を外に出してこぶしを握り、親指を薬指の第2関節に当てる。
2. 右腕を下にして胸の前で両腕を交差させ、肩関節のすぐ下の胸の両脇にこぶしを当てる。
3. 肩の力を抜いて後方に押し下げ、背筋を自然に伸ばす。

アンナマヤ・コーシャ（食物鞘）
- 呼吸と意識を胸部に向け、胸腺周辺の血行を改善する。
- 背中上部の呼吸を広げ、肩甲骨の間のこりをほぐす。
- 穏やかにエネルギーを活性化し、肺を拡張する効果によって、カパの不均衡に効くことが多い。
- 安全性を高める効果によって、ヴァータの不均衡に効くことが多い。

プラーナマヤ・コーシャ（生気鞘）
- エネルギーの上向きの流れ、プラーナ・ヴァーユを活性化する。
- 無条件の愛を司る第4のチャクラを開き、バランスを調える。

マノマヤ・コーシャ（意思鞘）
- 安全性と保護されているという感覚を高める。
- 情緒を安定させる。

ヴィジュニャーナマヤ・コーシャ（理智鞘）
- 安全性が高まるにつれ、真の自己の全き安心感が垣間見える。

アーナンダマヤ・コーシャ（歓喜鞘）
- 大いなる安全性とともに、自らの旅路への揺るぎない信頼感がおのずと立ち現れる。

調えられる器官系

活性化する五大元素

調えられるドーシャ

強まるプラーナ・ヴァーユ

調えられるチャクラ

沈静から活性に至るエネルギー目盛り
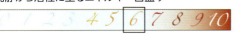

67 スワスティ・ムドラ

ネガティヴなエネルギーから身を護るための健康のムドラ

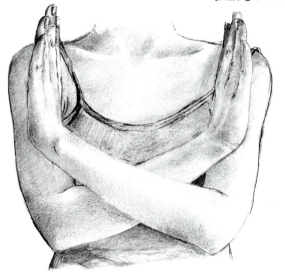

あらゆる
ネガティヴなものをかわし
完全なる保護と
安全性を味わいます

　スワスティは「健康、繁栄、成功、恩恵」を意味します。スワスティ・ムドラを結ぶと、存在の全ての層で保護エネルギーのオーラが高まり、他者が発するネガティヴさの影響を受けずにすみます。またネガティヴな状況が及ぼすエネルギーも、このムドラが中和してくれます。交差した腕と上に伸ばした手が、外から投射されたネガティヴさをそらす働きをしますが、投射してくるのは悪意のある人物のこともあれば、良かれと思いつつ、こちらの本当の願いを察してくれない人物のこともあります。こうしたネガティヴなエネルギーをかわすにつれ、自己の中心に難なく留まれるようになり、旅路の導きとなる内なる自己の知恵に同調していきます。

　スワスティ・ムドラは、呼吸と意識とエネルギーを胸部と肋骨と背中上部に向け、肺活量を増やします。胸部に息が満ちるにつれ、マッサージ効果によって胸腺の血行が改善されます。このムドラを結ぶと、ネガティヴなエネルギーに接した際に平静を保つのに必要な、勇気と自信がもたらされます。他者に心を開きつつ、健全な境界線を維持する生き方が支えられ、ネガティヴさを中和する能力がさらに高まります。さらに体の背面への呼吸が促進されることで、腎臓と副腎にマッサージ効果が施され、困難により効果的に対応する気力が備わります。呼吸と意識が体の背面に向かうことによって、姿勢がよくなり、肩甲骨の間を中心とした背中上部のこりがほぐれます。

核となる特性
ネガティブなエネルギーから保護する

主な効能
- ネガティヴさをかわして中和する、保護のオーラを生む。
- 背中上部のこりをほぐし、肩甲骨の間に隙間を空ける。
- 背筋を伸ばして姿勢を改善する。
- 内分泌系と免疫系の健康を支える。
- 健全な境界線を維持する。
- 現在という時に意識を集中させる。

類似のムドラ
ヴァジュラプラダマ、プールナ・フリダヤ、アバヤ・ヴァラダ

注意・禁忌
なし

手順
1. 両手を合わせて合掌する。
2. 右腕を下に胸の前で両腕を交差させ、両手の甲が15cmほど離れて向かい合うようにする。
3. 指先を上に向ける。
4. 肩の力を抜いて後方に押し下げ、両肘をやや体から離し、背筋を自然に伸ばす。

アンナマヤ・コーシャ(食物鞘)
- 呼吸と意識を胸郭全体に向け、肺活量を増やす。
- 胸腺周辺の血行を改善する。
- 背中上部の筋肉を強化すると同時に胸椎間の隙間を広げ、姿勢をよくする。
- エネルギーを活性化し呼吸を強化する効果によって、カパの不均衡に効くことが多い。
- 中心軸を定め、安全性を高める効果によって、ヴァータの不均衡に効くことが多い。

プラーナマヤ・コーシャ(生気鞘)
- エネルギーの上向きの流れ、プラーナ・ヴァーユを活性化する。
- 無条件の愛を司る第4のチャクラを開き、バランスを調える。

マノマヤ・コーシャ(意思鞘)
- 感情のバランスを調える。
- 潜在能力を引きだす。
- 安全性の実感を高める。

ヴィジュニャーナマヤ・コーシャ(理智鞘)
- 健全な境界線によってリラクゼーションと精神の清澄さが深まり、自己の本質が全き保護と安全性であることを悟る。

アーナンダマヤ・コーシャ(歓喜鞘)
- 保護エネルギーのオーラに同調するにつれ、深い落ちつきがおのずと立ち現れる。

調えられる器官系

活性化する五大元素

調えられるドーシャ

強まるプラーナ・ヴァーユ

調えられるチャクラ

沈静から活性に至るエネルギー目盛り
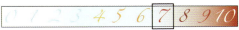

第11章 万物の保護を呼び覚ます 保護と安全性のムドラ

68 グプタ・ムドラ

自分を縛る思いこみから身を護るための内なる秘密のムドラ

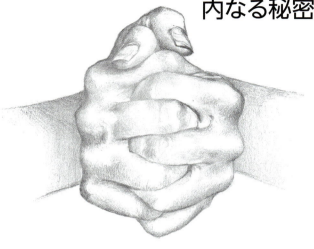

自分を縛る思いこみから自由になり真の自己という聖域で安らぎます

　グプタは「秘密、隠された」を意味します。グプタ・ムドラを結ぶと、安全で安心な内なる聖域に入る感覚が高まります。この安全な聖域内から吟味・統合を進めれば、やがては真の自己との融合を阻む思いこみを排除することができます。このムドラによって確かな拠り所が強まることで、落ちつきを維持したまま、自分を縛る思いこみを吟味できます。また心に余裕が生まれ、そのスペースのおかげで精神の変容が起こりやすくなります。沈黙と内なる平安が高まり、真の自己との同調が進むことで、さらに自分の内部に聖域を抱く感覚が強まります。

　グプタ・ムドラは、呼吸と意識とエネルギーを上体の基盤と骨盤とみぞおちに向け、腹式呼吸を拡張し、マッサージ効果によって消化と排泄を促進します。肩、首、顔、頭を中心に、全身の筋肉のこりをほぐします。顔と頭の緊張がほぐれることで顎が柔らかくなり、顎関節症の治療に効果が期待できます。グプタ・ムドラで左の極と右の極、また男性の極と女性の極が統合され、バランス感覚が高まるため、内なる聖域によりたやすく安らげるようになります。消化力が高まり、リラクゼーションが進み、極のバランスが調うことで、静穏で安全な聖域での安らぎを阻む、自分を縛る思いこみを排除できるようになります。

核となる特性
自分を縛る思いこみから保護する

主な効能
- 内なる真の自己の安心感を阻む、自分を縛る思いこみを吟味し、排除する。
- 消化器系と排泄器系の健康を支える。
- ストレスを軽減し、免疫系の機能を支える。
- 肩、首、顔、頭をリラックスさせ、首のこりや顎関節症の治療を助ける。
- 中心軸を定め、安心感を強化する。

類似のムドラ
シャーンカ、サンプタ、クールマ、イーシュヴァラ

注意・禁忌
なし

手順
1. 右手の親指が一番上になるように、両手の指をゆるく内向きに組み合わせる。
2. 両手の手のひらの下部をそっと合わせる。
3. 両手首を腹部に当てる。
4. 肩の力を抜いて後方に押し下げ、両肘をやや体から離し、背筋を自然に伸ばす。

アンナマヤ・コーシャ（食物鞘）
- 呼吸と意識を骨盤、腹部、みぞおちに向け、マッサージ効果によって消化器系の血行を改善する。
- 肩、首、顔、顎の筋肉をほぐすことで、顎関節症や首のこりの治療に効果が期待できる。
- 中心軸を定める効果によって、ヴァータの不均衡に効くことが多い。
- 沈静化の効果によって、ピッタの不均衡に効くことが多い。

プラーナマヤ・コーシャ（生気鞘）
- エネルギーの下向きの流れ、アパーナ・ヴァーユを活性化する。
- エネルギーの水平な流れ、サマーナ・ヴァーユを穏やかに活性化する。
- 安心感、自らを育む力、個人の力を司る第1、第2、第3のチャクラを開き、バランスを調える。

マノマヤ・コーシャ（意思鞘）
- 保護の感覚と安心感をもたらす。
- 中心軸を定める。
- 感情を落ちつかせ、エネルギーを保持する。

ヴィジュニャーナマヤ・コーシャ（理智鞘）
- 自分を縛る思いこみが排除されるにつれ、安全性を本質とする真の自己が露わになる。

アーナンダマヤ・コーシャ（歓喜鞘）
- 内なる聖域に安らぐことで、沈黙と、平安と、全き保護の感覚がおのずと立ち現れる。

調えられる器官系

活性化する五大元素

調えられるドーシャ

強まるプラーナ・ヴァーユ

調えられるチャクラ

沈静から活性に至るエネルギー目盛り

69 ガネーシャ・ムドラ

新たな始まりに向けた保護のための象の神のムドラ

ガネーシャの保護のエネルギーに同調し新たな始まりへの力添えを感じます

ガネーシャは人気のあるインドの神で、万物の保護のエネルギーを体現しています。ガネーシャの特徴はどれも、本質的な保護の特性を表しています。胴回りの大きさは障害物を除去する力を、広い額は優れた洞察力を、大きな耳は聴覚の鋭さ、つまり困難が乗り越えられないほど大きくなる前に、それと気づける力を象徴しています。大きな腹部は人生経験を消化する力、つまり人生の旅路において困難を乗り越えるためのエネルギーと活力を表します。1本だけの牙は、一点への集中力と、一度に1つだけの計画に専念する重要性を示しています。強いと同時に繊細な胴体は、状況の明白な細部と微細な細部を共にとらえる能力を表します。ガネーシャは片足でしっかりと大地を踏みしめ、もう片方の足を蓮華座に組んだ姿で描かれることがよくありますが、これは物質世界を十全に生きつつ、精神的な領域とも同調できる能力を表しています。

ガネーシャ・ムドラは、呼吸と意識とエネルギーを上体の基盤と腹部とみぞおちに向け、マッサージ効果によって消化と排泄を促進します。このムドラを結ぶとエネルギーと活力が全般的に高まり、予定や計画を容易に明示できるようになります。サマーナ・ヴァーユが活性化され、消化力と活力がさらに強化されます。呼気が長くなることでアパーナ・ヴァーユも活性化され、排泄器系の健康が支えられます。心理・感情レベルでは、このムドラによって明確な方向性が定まり、計画を注意深く選んだり、知恵と清澄さをもって計画を実行したりできるようになります。またバランス感覚が強化されることで、地に足の着いた客観性を維持しつつ、高潔な価値観や誠実さを守りぬけるようになります。

IV マノマヤ・コーシャ（意思鞘）

核となる特性
新たな始まりに向けて保護する

主な効能
- 万物の保護のエネルギー、特に新たな計画に向けた保護を呼び覚ます。
- 健全な消化と排泄を促進する。
- 休息と活動のバランスを調え、予定や計画を企図し準備し実現するのを助ける。

類似のムドラ
ヴァジュラ、マータンギー、クベラ、スーリヤ

注意・禁忌
手に痛みを感じる場合は、代わりにスーリヤ・ムドラを実践してもよい。

手順
1. 右手の親指が一番上になるように、両手の指を組み合わせる。
2. 中指を前方に伸ばし、人差し指を中指にからませる。
3. 両手の親指の側面を合わせ、親指を中指に当てる。
4. 両手首をみぞおちに当てる。
5. 肩の力を抜いて後方に押し下げ、両肘をやや体から離し、背筋を自然に伸ばす。

アンナマヤ・コーシャ（食物鞘）
- 呼吸と意識を上体の基盤、腹部、みぞおちに向け、マッサージ効果によって消化器系と排泄器系の血行を改善する。
- 呼気を長くし、ストレスを軽減する。
- 鼻孔を通る息を左右均等にし、自律神経系のバランスを調える。
- 穏やかにエネルギーを活性化する効果によって、カパの不均衡に効くことが多い。
- 確かな拠り所と中心軸を定める効果によって、ヴァータの不均衡に効くことが多い。

プラーナマヤ・コーシャ（生気鞘）
- サマーナ・ヴァーユ（水平な流れ）とアパーナ・ヴァーユ（下向きの流れ）を活性化する。
- 安心感、自らを育む力、個人の力を司る第1、第2、第3のチャクラを開き、バランスを調える。

マノマヤ・コーシャ（意思鞘）
- 信頼感と決断力を高める。
- 清澄さと方向性をもたらす。

ヴィジュニャーナマヤ・コーシャ（理智鞘）
- 洞察力と客観性を高めることで、真の自己を開花させる計画はどれかがわかるようになる。

アーナンダマヤ・コーシャ（歓喜鞘）
- 揺るぎない自信と全き信頼感がもたらされる。

調えられる器官系 強まるプラーナ・ヴァーユ

活性化する五大元素 調えられるチャクラ

調えられるドーシャ 沈静から活性に至るエネルギー目盛り

第12章 ストレスを軽減させる 回復のムドラ

つねに何かに追われ、五感を刺激されている現代社会においては、ストレスと緊張がほぐれることがありません。人生を楽にするはずのデジタル機器が、強すぎる刺激のためにストレスを増加させることがあります。また、デジタル機器に取りまかれた環境が、悪い姿勢や運動不足や孤立感を助長し、ストレスの原因となっています。太古からストレスにさらされてきた人間の体は、危機や緊急事態に対処できるようデザインされています。しかし現代人は、必要な休息や回復の時間をめったにとろうとしません。十分な回復の時間をとらずにいると、ストレスが慢性化し、体調不良に陥る危険があります。

慢性ストレスの初期症状には、怒りっぽさ、高血圧、頭痛、倦怠感、不眠症、消化器の不調などがあります。これらの症状が出たら、生活態度やライフスタイルを変えなければならないというサインです。早く回復したいというあせりと、薬局で一時しのぎの薬がすぐ手に入るという手軽さとで、多くの人はこうした体の警告を無視します。するとストレスは、不安障害、うつ病、消化器疾患、循環器疾患、自己免疫疾患といった、さらに重篤な病を引き起こします。ストレスの多い現代人の生活には、リラックスと心身の回復が欠かせません。ストレスを軽減し、失われたバランスを取り戻すには、4つの重要なステップがあります。

1. 深いリラックス法を実践する：リラックスが健康の重要な基盤であることはもはや常識ですが、定期的に深くリラックスするのは容易ではないという人が多いでしょう。そんなとき、即座に全身の筋肉をほぐす効果のあるムドラは、心身を回復する大切な手段となってくれます。またムドラを実践することで呼吸のパターンが変わり、静かで穏やかな呼吸ができるようになると、リラックス反応が高まります。思考と思考の間にスペースを設け、信頼感や自尊心といった好ましい特性を育むムドラは、心理・感情面でも心地よさを生みます。深いリラクゼーションを喚起するのに最も効果的なムドラは、ドヴィムカム・ムドラです。

2. 五感への負荷を減らす：デジタル機器やSNSでつねに五感を激しく刺激されていては、リラックスするのは困難です。自らの記憶や思考や感情が蓄積し、不安や心配を生む悪循環を起こすことも、五感への負荷となりえます。ムドラを結ぶと五感は自然に内へと向かい、新たな感覚刺激が減ることで、空白のスペースが生まれます。そのスペースを使って蓄積された印象を処理し、除去することができるのです。五感を沈静化し、積もり積もった印象を除去するには、クールマ・ムドラが最適です。

3. 執着しない心を学ぶ：何かを手に入れようと必死になっているときは、「こんなに苦しむだけの価値があるのか？」と自問してみて下さい。欠乏感が大きく、成功への欲が強いほど、慢性ストレスを患いやすくなります。リラックス法が身につくと、欲求を満たそうと必死になることが、幸福ではなく逆にストレスを生むことに徐々に気づけるでしょう。肩の力の抜けた、より広い視野に心を開くことで、単純化されたニーズを客観的に見極められるようになります。このように執着心から自由になると、物欲と共に、人間関係や人生そのものへの支配欲も薄れていきます。プラニダーナ・ムドラは執着しない心を深め、人生の旅路に必要ないものを全て手放す際の助けとなってくれます。

4. ポジティヴな態度を身につける：以上3つのステップはストレスの軽減に役立ちますが、ストレスをつねに制御するためには、自分自身と人生をポジティヴにとらえられるよう、物の見方や思いこみを変える必要があります。ポジティヴな態度をとるには、肯定的な宣言を行うこと、そしてムドラの実践が大いに役立ちます。ムドラは自分を縛る思いこみや条件付けのパターンを排除し、人生を見つめ直して新たな可能性を見出す助けとなります。ポジティヴな態度を育むには、ウシャス・ムドラが最適です。

ムドラ	核となる特性
ドヴィムカム	深いリラクゼーションをもたらす
クールマ	五感への負荷を減らす
プラニダーナ	執着心をなくす
ウシャス	ポジティヴな態度を育む

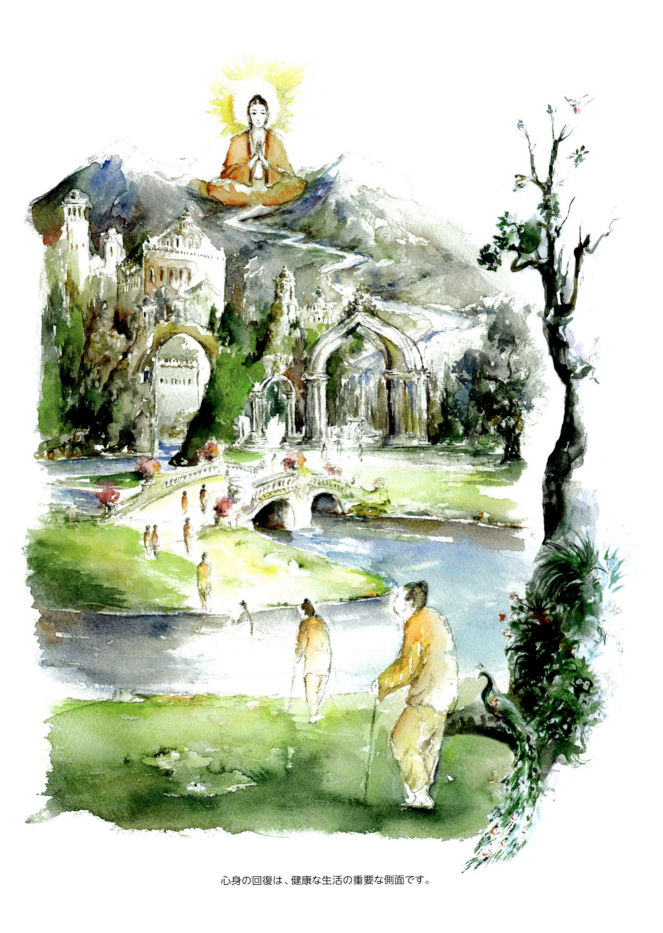

心身の回復は、健康な生活の重要な側面です。

ドヴィムカム・ムドラ

深いリラクゼーションをもたらすための2つの顔のムドラ

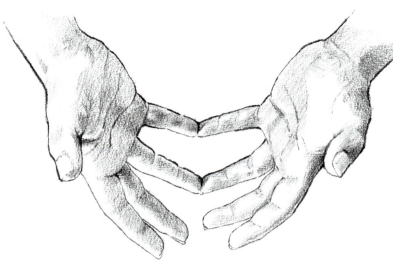

リラックスの波が
真の自己の内を流れ
全き静穏に安らぎます

　ドヴィムカムは「2つの顔」を意味し、互いにふれあう2組の指を指しています。ドヴィムカムは人間の「2つの顔」、つまり限定された性格と、無限の真の自己の象徴です。深く完全にリラックスするには、性格レベルでの懸念や心配を（一時的にであれ）忘れる必要があります。人間の頭脳は脅威や好機がないかとつねに周囲を監視していますから、これは難題です。意識的にリラックス法を行い、定期的にリラックスの時間をとるようにすると、次第にこの不断の警戒態勢が緩み、心身の回復が日常生活の大切な一コマになっていきます。深くリラックスできるようになるにつれ、もともとくつろいでいる真の自己との同調が進み、忘れていた深いリラクゼーションを体験するようになります。

　ドヴィムカム・ムドラは呼吸を劇的に遅くし、呼吸を骨盤と下腹部に向け、リラックス反応を活性化します。呼気を長くし、リラックス状態を深めることで、ストレスを軽減し、血圧を下げます。強化された腹式呼吸が下腹部にマッサージ効果を与え、生殖器系、泌尿器系、排泄器系の血行を改善し、機能を促進します。深くリラックスさせる効果によって、不安障害を始め、ストレスが原因のあらゆる疾患の治療に役立ちます。このムドラは、特に不眠症の治療に効果を発揮します。

核となる特性
深いリラクゼーションをもたらす

主な効能
- 深いリラクゼーションをもたらす。
- 生殖器系、泌尿器系、排泄器系の健康を支える。
- ストレスを軽減し、血圧を下げる。
- 不安障害の治療に効く。
- 不眠症の治療に効く。

類似のムドラ
カニシュタ、チンマヤ、スワディシュターナ

注意・禁忌
深いリラックス効果によって、血圧が下がることがある。低血圧の人はよく注意しながら行うこと。

手順
1. へその下で、手のひらを上に向けて両手を保つ。
2. 左右の薬指と小指の先を合わせる。
3. 前腕を腹部に当てて両手をへその下で保つか、腿の付け根に置く。
4. 肩の力を抜いて後方に押し下げ、背筋を自然に伸ばす。

アンナマヤ・コーシャ（食物鞘）
- 呼吸と意識を骨盤と下腹部に向け、マッサージ効果によって生殖器系、泌尿器系、排泄器系の血行を改善する。
- 長くなった呼気を中心に、ゆったりとした腹式呼吸を促すことで、リラックスを深めてストレスを軽減し、血圧を下げる。
- 沈静化の効果によって、不安障害に効く。
- リラックス効果によって、ピッタとヴァータの不均衡に効くことが多い。

プラーナマヤ・コーシャ（生気鞘）
- エネルギーの下向きの流れ、アパーナ・ヴァーユを活性化する。
- 安心感と自らを育む力を司る、第1と第2のチャクラを開き、バランスを調える。

マノマヤ・コーシャ（意思鞘）
- 心を静め、内なる平安をもたらす。

ヴィジュニャーナマヤ・コーシャ（理智鞘）
- リラックス状態が深まるにつれ、真の自己に本来備わる静穏さがたやすく垣間見えるようになる。

アーナンダマヤ・コーシャ（歓喜鞘）
- 深いリラクゼーションにより、内なる沈黙、深い平安、幸福感がおのずと立ち現れる。

調えられる器官系

活性化する五大元素

調えられるドーシャ

強まるプラーナ・ヴァーユ
↓

調えられるチャクラ

沈静から活性に至るエネルギー目盛り
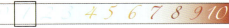

71 クールマ・ムドラ

五感を回復させるための
亀のムドラ

**内に安らぎ、
回復を果たした五感のおかげで
清澄さと活力をもって
生きることができます**

クールマは「亀」を意味します。クールマ・ムドラは、回復と癒やしを高める亀の特性を呼び覚まします。動物界で最も長生きの部類に入る亀は、エネルギーを溜めこむ名人です。亀が長寿なのは、一つには遅い呼吸のおかげです。クールマ・ムドラは亀と同様に呼吸を遅くし、エネルギーを保持します。呼吸数が減ると、心身は冬眠さながらの、回復に向けた深い休息状態に入ります。亀は安全と回復を求めて、甲羅に頭や手足を引き入れます。五感を自然と内側に向けるクールマ・ムドラにも、同様の効果があります。こうして得られる回復は、ほぼ常時刺激にさらされている脳と神経系にとって、特に重要です。五感が安らぐと、精神と感情が凪いで穏やかになり、回復と癒やしの過程がさらに支えられます。

クールマ・ムドラは呼吸と意識とエネルギーを骨盤と下腹部に向け、リラックス反応を引きだし、心拍数と血圧を低下させます。また呼吸の合間の止息を長くし、酸素と栄養素の吸収を促し、さらなる回復を導きます。微細なレベルでは、止息が長くなることで生命エネルギーのプラーナが完全に吸収され、回復と癒やしが進みます。また内なる沈黙がもたらされ、真の自己に本来備わる静穏さに同調できるようになります。クールマ・ムドラのもたらす深いリラックス効果と、五感の刺激の減退によって、回復と癒やしを担う内なる聖域に入る体験をします。それによって、心身も新たに日々の活動に戻ることができるのです。

核となる特性
五感への負荷を減らす

主な効能
- 五感を内側に向け、五感への負荷を減らす。
- ストレスを軽減し、血圧を下げる。

類似のムドラ
シャーンカ、スワディシュターナ、グプタ、イーシュヴァラ

注意・禁忌
手に痛みを感じる場合は、代わりにイーシュヴァラ・ムドラを実践してもよい。

手順
1. 右手の中指と薬指を、手のひらのほうに丸める。
2. 手のひらを下にした右手を、手のひらを上にした左手に重ねる。
3. 伸ばした右手の親指を、左手首の中央に置く。
4. 右手の人差指の腹を、左手の親指の腹に当てる。
5. 右手の小指の腹を、左手の人差し指の腹に当てる。
6. 左手の中指と薬指と小指で、右手の端を包みこむ。
7. 両手首をへその下に当てるか腿の付け根に置き、肩の力を抜いて、背筋を自然に伸ばす。

アンナマヤ・コーシャ（食物鞘）
- 呼吸と意識を骨盤と下腹部に向け、マッサージ効果によって生殖器系、泌尿器系、排泄器系の血行を改善する。
- 呼気を長くし、自然にストレスを軽減すると同時に、神経系と五感の深い休息を促す。
- 回復の効果によって、ピッタとヴァータの不均衡に効くことが多い。

プラーナマヤ・コーシャ（生気鞘）
- エネルギーの下向きの流れ、アパーナ・ヴァーユを活性化する。
- 安心感と自らを育む力を司る、第1と第2のチャクラを開き、バランスを調える。

マノマヤ・コーシャ（意思鞘）
- 落ちつきと内なる沈黙をもたらす。

ヴィジュニャーナマヤ・コーシャ（理智鞘）
- 過去の重みや将来への期待から自由になり、より完全に現在という時間を生きられるようになる。

アーナンダマヤ・コーシャ（歓喜鞘）
- 存在の静かな深みに安らぐにつれ、内なる沈黙と永遠性を体感する。

調えられる器官系
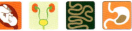

活性化する五大元素

調えられるドーシャ

強まるプラーナ・ヴァーユ
↓

調えられるチャクラ

沈静から活性に至るエネルギー目盛り
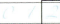

プラニダーナ・ムドラ

執着心をなくすための断念のムドラ

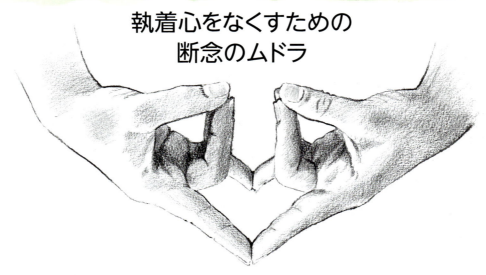

**支配したいという欲求を手放すことで、
人生が苦もなく流れていきます**

　プラニダーナは「断念、放棄」を意味し、軽やかに楽に生きるのを阻む、自分を縛る全ての執着や思いこみを手放すことを指しています。断念の過程には段階があります。まずは身体のこりに気づき、そこから自由になる方法を学びます。体が軽く、楽になると、思考や感情や思いこみなど、微細な領域において必要のないものを自然と手放しはじめます。この段階的な過程をたどると、ついには断念によって失うものは何もなく、むしろ内面の平安と、人生をよりよく理解する力を身につけられることに気づきます。内に大いなる平安を抱くことで、自然と自己の本質に同調します。この真の自己はもともと完全な全体性を備えており、所有欲や支配欲を満たす必要がないとわかるようになるのです。

　プラニダーナ・ムドラは、呼吸と意識とエネルギーを骨盤と上体の基盤に向けます。呼吸を劇的に遅くし、呼気を長くすることで、解放感とリラクゼーションをもたらします。深くリラックスするにつれ、肉体と微細な身体に対する感受性が自然と高まり、疾患を発症する前のわずかなバランスの崩れも感知できるようになります。このムドラを結ぶと、骨盤と上体の基盤へのマッサージ効果によって、排泄器系、泌尿器系、生殖器系の健康が支えられます。また心理・感情面でも断念が進み、懸念や心配から自由になり、一瞬一瞬を大切に生きられるようになります。

核となる特性
執着心をなくす

主な効能
- 執着心をなくす。
- 体の緊張をほぐす。
- 排泄器系、泌尿器系、生殖器系の健康を支える。
- ストレスを軽減し、血圧を下げる。

類似のムドラ
アパーナ、アパナヤナ、プラージュナ・プラーナ・クリヤー

注意・禁忌
深いリラックス効果によって、血圧が下がることがある。低血圧の人はよく注意しながら行うこと。

手順
1. 親指の先を中指と薬指の先に当てる。
2. 人差し指と小指はまっすぐ伸ばす。
3. 左右の人差し指と小指の先を、それぞれ合わせる。
4. 両手をへその下で保つか、両手首を腿の上に置く。
5. 肩の力を抜いて後方に押し下げ、両肘をやや体から離し、背筋を自然に伸ばす。

アンナマヤ・コーシャ（食物鞘）
- 呼吸と意識を骨盤と上体の基盤に向け、マッサージ効果によって排泄器系、泌尿器系、生殖器系の血行を改善する。
- ゆったりとした腹式呼吸を強化すると同時に、呼気を長くし、ストレスを軽減して血圧を下げる。
- 深い落ちつきは、不安障害の治療に効果が期待できる。
- 中心軸を定める効果によって、ヴァータの不均衡に効くことが多い。
- 沈静化の効果によって、ピッタの不均衡に効くことが多い。

プラーナマヤ・コーシャ（生気鞘）
- エネルギーの下向きの流れ、アパーナ・ヴァーユを活性化する。
- 安心感と自らを育む力を司る、第1と第2のチャクラを開き、バランスを調える。

マノマヤ・コーシャ（意思鞘）
- 深い落ちつきと執着心のなさを高める。

ヴィジュニャーナマヤ・コーシャ（理智鞘）
- 執着心をなくすにつれ、自分を縛る思いこみから自然と自由になり、条件づけされた性格のパターンではなく、内なる知恵に同調するようになる。

アーナンダマヤ・コーシャ（歓喜鞘）
- より大きな解放感と共に、感謝の念、全体性、深い内なる平安がおのずと立ち現れる。

調えられる器官系

活性化する五大元素

調えられるドーシャ

強まるプラーナ・ヴァーユ
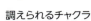

調えられるチャクラ

沈静から活性に至るエネルギー目盛り
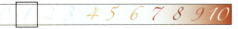

73 ウシャス・ムドラ

新たな可能性に心を開くための夜明けのムドラ

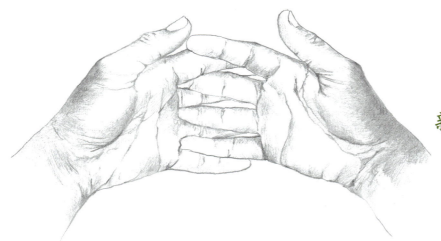

新たな一日を
新たな神秘として
十全に楽しく
生きていきます

　ウシャスは「夜明け」を意味します。ウシャス・ムドラは、無限の可能性を秘めた場として、毎日を生き生きと迎える助けをしてくれます。こうあるべきだという期待をせずに、オープンな心で日々を受け入れると、ストレスや緊張が自然と軽減されます。毎日をポジティヴに迎えることで、他人や自分に対する批判から自由になり、不満を漏らすことなく、人生をあるがままに受け入れられるようになります。感謝と学びの場として新たな日を迎えれば、現在という時間をフルに生きられます。存在感と理解が深まることで、才能や可能性がおのずと開花し、健康と活力と創造性のよい循環が生まれます。

　ウシャス・ムドラは呼吸と意識とエネルギーを上体全体に向け、ヨガの完全呼吸法を強化し、自然と調和をもたらします。このムドラは呼気と吸気のバランスを調え、左右の鼻孔を通る息を均等にし、落ちつきをもたらし、人生を肯定的にとらえるようにしてくれます。調和のとれた呼吸と落ちつきが合わさることで、全活動に意思と断念のバランスが築かれます。それによって、人生を精一杯生きると同時に、行動の最終的な結果は個人の力では制御できないことが多いという事実を認めるようになります。ウシャス・ムドラは心に清澄さをもたらし、悲観的な思考を減らし、新たな計画や活動にオープンな心と好奇心をもって臨めるようにしてくれます。調和とやる気と清澄さが高まることで、自然と可能性が開花する一方、人生の一瞬一瞬を深く感謝する心が生まれます。

核となる特性
新たな可能性に心を開く

主な効能
- ポジティヴな態度を高め、全ての可能性を明示できるようにする。
- 好奇心と神秘の心を抱いて、現在という時間を生きるのを助ける。

類似のムドラ
パドマ、ハンシー、ヴァジュラプラダマ、ヴァジュラ、ガルダ

注意・禁忌
なし

手順
1. 両手の指をゆるく組み合わせ、手のひらを上に向けて両手を腿の付け根に置く。
2. 両手の親指の先を軽く合わせてもよい。
3. 肩の力を抜いて後方に押し下げ、両肘をやや体から離し、背筋を自然に伸ばす。

アンナマヤ・コーシャ（食物鞘）
- 呼吸と意識を上体の前面全体に向け、マッサージ効果によって全器官系の血行を改善する。
- リラックスと気を張った状態のバランスを高め、神経系の機能を改善する。
- 調和を高める効果によって、ヴァータの不均衡に効くことが多い。
- 落ちつかせる効果によって、ピッタの不均衡に効くことが多い。
- 新たな物の見方によって、カパの不均衡に効くことが多い。

プラーナマヤ・コーシャ（生気鞘）
- プラーナ・ヴァーユ（上向きの流れ）とアパーナ・ヴァーユ（下向きの流れ）のバランスを調える。
- 第1から第5までのチャクラを開き、バランスを調える。

マノマヤ・コーシャ（意思鞘）
- 平静さと精神の清澄さが高まり、中心軸が定まることで、人生をポジティヴにとらえられるようになる。

ヴィジュニャーナマヤ・コーシャ（理智鞘）
- 心が凪いで清澄になるにつれ、真の自己にたやすく安らぎ、人生を可能性の場と考えるようになる。

アーナンダマヤ・コーシャ（歓喜鞘）
- 毎日をオープンな心で迎えることで、真の自己の自由をおのずと経験する。

調えられる器官系

活性化する五大元素

調えられるドーシャ

強まるプラーナ・ヴァーユ

調えられるチャクラ

沈静から活性に至るエネルギー目盛り
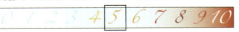

第12章 ストレスを軽減させる 回復のムドラ

Ⅴ ヴィジュニャーナマヤ・コーシャ（理智鞘）

第13章　永遠の知恵を呼び覚ます 八支則のムドラ

約2000年前の教典『パタンジャリのヨーガ・スートラ』には、ヨガの根本原理が「スートラ」と呼ばれる196の短い格言で記されています。この教典ではヨガの思想や行法や技巧に加え、旅路の途上で生じる体験（その最上のものが、魂の自由である「カイヴァリヤ」です）が語られています。『ヨーガ・スートラ』の心臓部と考えられ、ヨガの研究と実践の基礎をなすのが「アシュタンガ・ヨガ」、すなわちヨガの八支則です。八支則は精神の変容の完全な道筋をたどったもので、道徳的価値観に始まり、身体と呼吸の融合へと続き、やがて徐々に深まる瞑想法が語られ、最後にサマーディ（三昧）と呼ばれる統合の体験へと至ります。

八支則は「ヨガの木」に例えることができるでしょう。ヤマと呼ばれる禁戒は、根です。ニヤマと呼ばれる勧戒は、木全体を支える幹です。安定した快適な座法のアーサナは、力強い枝です。呼吸法のプラーナヤーマは、生命エネルギーを受けとる葉です。プラティヤハーラと呼ばれる制感は、開花の時まで生命エネルギーを保持する蕾です。集中のダーラナーは、開花に備えた木の生命エネルギーの一点集中です。瞑想のディヤーナは、かぐわしい開花。そしてサマーディは、統合というヨガの実を表しています。

ニヤマ（勧戒）

ムドラ		ニヤマ
ヴィシュッダ		シャウチャ 清浄
チャトゥルムカム		サントーシャ 知足
ムシュティカーム		タパス 鍛錬
サークシー		スワディヤーヤ 自己探究
チン		イーシュヴァラ・プラニダーナ 神への献身

ヤマ（禁戒）

ムドラ		ヤマ
カポタ		アヒンサー 非暴力
サンプタ		サティヤ 正直
ハスタプラ		アスティヤ 不盗
クベラ		ブラフマチャリヤ 禁欲
プシュパーンジャリ		アパリグラハ 不貪

サマーディへと至るその他の支則

ムドラ		支則
ムールティ		アーサナ 座法
ディールガ・スワラ		プラーナヤーマ 呼吸法
イーシュヴァラ		プラティヤハーラ 制感
アビシェカ		ダーラナー 集中
ダルマダートゥ		ディヤーナ 瞑想
マンダラ		サマーディ 三昧、精神の統合

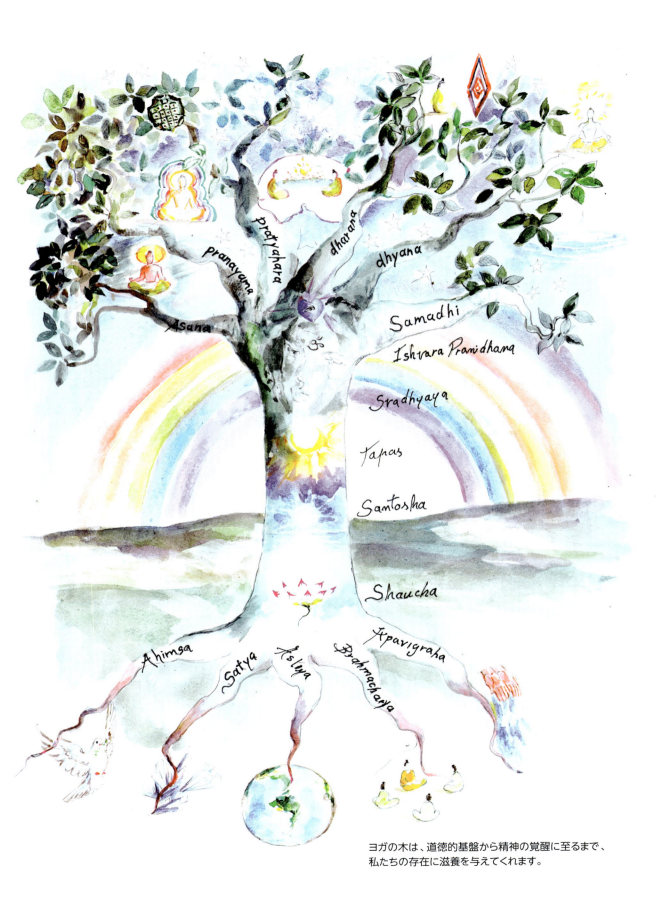

ヨガの木は、道徳的基盤から精神の覚醒に至るまで、私たちの存在に滋養を与えてくれます。

74 カポタ・ムドラ

アヒンサー（非暴力）のための鳩のムドラ

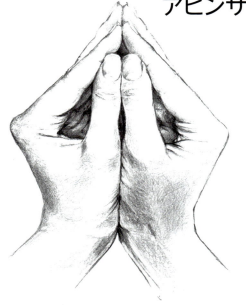

存在の全ての層において非暴力を実践し全き内なる平安を経験します

　アヒンサーは「非暴力」を意味し、万物の道徳的価値観を意味する5つのヤマ（禁戒）の基盤をなします。アヒンサーの実践は、存在の全ての層を包含します。まずは身体面で、健康的な食事とライフスタイルを心がけ、適度な休息をとり、ストレスを管理するようにします。体をいたわり、ケアするにつれ、自然とアヒンサーを心理・感情面に広げ、自責の念なく思考や感情を受け入れるようになります。自分の心身への非暴力を実践すると全体性と内なる平安を体感し、支配欲や競争心が薄れ、他者への非暴力が促されます。あらゆる存在へのアヒンサーを誓うことで、万物との本質的な統合が理解され、全ての交流や活動に平和の心が染み渡っていきます。

　カポタは平和の象徴、「鳩」を意味します。カポタ・ムドラは、内なる存在に眠る平安を呼び覚ましてくれます。このムドラは呼吸と意識とエネルギーを胸部中央に向け、心地よく安全な内なる聖域に入っていく感覚をもたらします。この聖域では、無意識に感情を露わにすることなく、感情をやすやすと受け入れて尊重し、思いやりをもって処理できます。また、カポタ・ムドラを結ぶとつながりが高まり、統合の経験が進み、非暴力の基盤である、受諾と心の交わりが促されます。意識と呼吸が胸部上部の胸腺周辺に向かうことで、免疫系の健康が支えられます。

Ⅴ ヴィジュニャーナマヤ・コーシャ（理智鞘）

核となる特性
暴力を犯さない

主な効能
- 存在の全ての層において、非暴力と内なる平安を高める。
- 免疫系の健康を支える。
- セルフケアと自己治癒力を高める。
- 内省と内なる声を聞く力をもたらす。

類似のムドラ
フリダヤ、パドマ、プールナ・フリダヤ、カルナー

注意・禁忌
なし

手順
1. 両手を体からやや離し、心臓の前で合掌する。
2. 指先と手のひらの下部は合わせたまま、指の付け根の関節を左右に開き、手のひら同士を鳩の胸のように広げる。
3. 肩の力を抜いて後方に押し下げ、両肘をやや体から離し、背筋を自然に伸ばす。

アンナマヤ・コーシャ（食物鞘）
- 呼吸と意識を胸部中央に向け、マッサージ効果によって胸腺周辺の血行を改善する。
- 呼吸を背中中部と上部に向け、腎臓と副腎周辺をマッサージすると同時に、胸椎間の隙間を広げる。
- 心臓を開くことで、ピッタの不均衡に効くことが多い。
- 穏やかにエネルギーを活性化する効果によって、カパの不均衡に効くことが多い。
- 内なる平安によって、ヴァータの不均衡に効くことが多い。

プラーナマヤ・コーシャ（生気鞘）
- エネルギーの上向きの流れ、プラーナ・ヴァーユを穏やかに活性化する。
- 無条件の愛を司る第4のチャクラを開き、バランスを調える。

マノマヤ・コーシャ（意思鞘）
- 思いやりと受け入れる心を高める。
- 心に平和の鳩が宿っているという、静穏な感覚をもたらす。

ヴィジュニャーナマヤ・コーシャ（理智鞘）
- 共感を高めて分離の感覚を減らし、本質的な統合に心を開く。

アーナンダマヤ・コーシャ（歓喜鞘）
- 心臓の中心から、全体性と思いやりが覚醒する。

調えられる器官系

活性化する五大元素

調えられるドーシャ

強まるプラーナ・ヴァーユ

調えられるチャクラ

沈静から活性に至るエネルギー目盛り
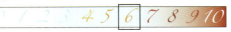

サンプタ・ムドラ

サティヤ（正直）のための宝箱のムドラ

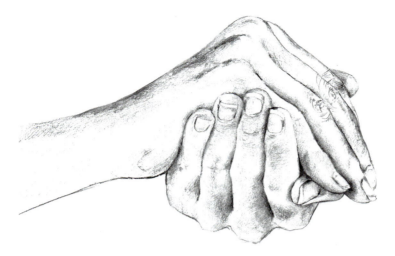

真の自己と同調し
思考と言動が
完全な誠実さを
映し出します

　サティヤは「正直、真実」を意味し、コミュニケーションにおける誠実さを指しています。誠実であるためには、何が真実かを見分ける力が必要です。そのためには、条件付けされた性格を超越した、真の自己と同調しなければなりません。真の自己の声を聞きとる前は、条件付けの色眼鏡を通した、思いこみや信念に流された発言をしているかもしれません。真の存在と同調するにつれ、主観的な好き嫌いに影響されることなく、明確で正直なコミュニケーションを行えるようになります。会話の際には、アヒンサー（非暴力）も尊重しましょう。真実を話すだけでなく、自分や他人に痛手や苦しみを与える発言は慎むべきです。

　サンプタは「宝箱」を意味します。サンプタ・ムドラを結ぶと真の自己という宝に気づき、自然と誠実さがもたらされ、真実を明瞭に伝えるようになります。このムドラは呼吸と意識とエネルギーを、精神の浄化と明瞭なコミュニケーションを司るチャクラのある喉に向けます。喉と声帯の筋肉をほぐし、会話を容易にします。また、意識が内に向かうことで真の自己と同調し、条件付けされた性格を超越した、知恵や導きを得ることができます。内なる安心感が高まり、苦境や難局にあっても、自分の中にある真実を明確に伝えるようになります。このムドラは呼吸とエネルギーを甲状腺に向け、代謝のバランスを調えます。

核となる特性
正直さを高める

主な効能
- 内なる真実の声とつながり、明瞭で誠実なコミュニケーションを可能にする。
- 喉と声帯の健康を支える。
- 甲状腺の健康を支え、代謝のバランスを調える。
- 人生の旅路における導きを受けとる。

類似のムドラ
ガルダ、ヴィシュッダ、シューンヤ、ウッターラボディ

注意・禁忌
なし

手順
1. 左手をやや丸め、手のひらを上に向けて、へその位置に保つ。
2. やや丸めた右手を、右手の指の腹が左手の親指の外側に触れるように重ね、両手の間に空洞を作る。
3. 肩の力を抜いて後方に押し下げ、前腕を腹部側面に当て、背筋を自然に伸ばす。

アンナマヤ・コーシャ（食物鞘）
- 呼吸と意識を喉と首に向け、マッサージ効果によって甲状腺周辺の血行を改善する。
- 呼吸と意識を声帯に向け、マッサージ効果によって声帯周辺のこりをほぐし、血行を改善する。
- 穏やかにエネルギーを活性化する効果によって、カパの不均衡に効くことが多い。
- 内なる安心感が高まることで、ヴァータの不均衡に効くことが多い。
- 真の自己から発するコミュニケーションをとることで、ピッタの不均衡に効くことが多い。

プラーナマヤ・コーシャ（生気鞘）
- エネルギーの最上の流れ、ウダーナ・ヴァーユを穏やかに活性化する。
- 精神の浄化を司る第5のチャクラを開き、バランスを調える。

マノマヤ・コーシャ（意思鞘）
- 意識を内に引き入れることで、自らの声を聞き、自らを吟味するようになる。

ヴィジュニャーナマヤ・コーシャ（理智鞘）
- 内なる声に耳を傾けるにつれ、真の自己の言語である、言葉によらない知恵を受け入れるようになる。

アーナンダマヤ・コーシャ（歓喜鞘）
- 喉周辺への感受性が高まるにつれ、喉の力が抜けて自由になり、至福感と無限性がおのずと立ち現れる。

調えられる器官系

活性化する五大元素

調えられるドーシャ

強まるプラーナ・ヴァーユ

調えられるチャクラ

沈静から活性に至るエネルギー目盛り
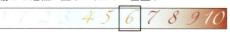

76 ハスタプラ・ムドラ

アスティヤ（不盗）のための開いた手のムドラ

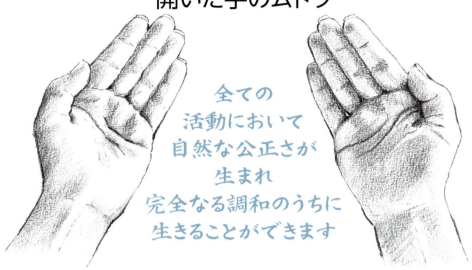

全ての活動において自然な公正さが生まれ完全なる調和のうちに生きることができます

　アスティヤは「不盗」を意味し、あらゆる交流や活動における、与えることと受けとることの自然なバランスを指しています。最も基本的なレベルでは、買い物における公正さがアスティヤに含まれます。服を一枚買うだけでも、フェアトレードに則さない商品は、値札に重いカルマを負っているかもしれません。人間関係や地域社会においても、不盗は重要です。品物や愛情や活力を与えたり受けとったりする際に、バランスを高めることで不盗は実践できます。不盗は、地球環境に及ぼす人間の影響も内包しています。天然資源を使用する際には、地球上のバランスと調和の維持を心がける必要があります。深い意味においては、アスティヤは授かった命の価値を理解することを意味します。自分のため、家族のため、地域社会のため、そして人生の深い意味に目覚めるために、持てる才能と可能性を活用することで、それは達成されます。

　ハスタプラは「開いた手」を意味します。ハスタプラ・ムドラは呼気と吸気を共に長くし、全活動において与えることと受けとることのバランスを自然に調えます。このムドラは呼吸をみぞおちに向け、消化器系の血行を改善します。みぞおちでの呼吸が横隔膜のリズミカルな動きを生み、心臓に戻る静脈血の流れとリンパ液の循環を促します。微細なレベルでは、このムドラは生命エネルギーへの感受性を高め、生命エネルギーが手の中の波動として感じられるようになります。生気鞘に同調することで、好悪や欲求に縛られた限定された性格を超越した物の見方が可能となり、与えることと受けとることのバランスが高まります。

核となる特性
盗みを働かない

主な効能
- 全活動において与えることと受けとることのバランスを調える。
- 消化器系、心臓血管、リンパ系の機能を改善する。
- 生命エネルギーへの感受性が高まる。

類似のムドラ
プシュパーンジャリ、アーヴァーハナ、ダルマ・チャクラ、プールナ・ジュニャーナム

注意・禁忌
なし

手順
1. やや丸めた両手を、手のひらを上に向けて、みぞおちの前で保つ。
2. 前腕を地面と平行にする。
3. 両手の波動を吸気のたびにやや離し、呼気のたびに元に戻す。
4. 肩の力を抜いて後方に押し下げ、背筋を自然に伸ばす。

アンナマヤ・コーシャ（食物鞘）
- 呼吸と意識をみぞおちに向け、マッサージ効果によって消化器系の血行を改善する。
- 横隔膜の動きが、心臓に戻る静脈血の流れとリンパ液の循環を促す。
- バランスを調える効果によって、ヴァータ、ピッタ、カパの不均衡に効くことが多い。

プラーナマヤ・コーシャ（生気鞘）
- エネルギーの水平な流れ、サマーナ・ヴァーユを穏やかに活性化する。
- 個人の力を司る第3のチャクラを穏やかにマッサージし、開く。

マノマヤ・コーシャ（意思鞘）
- 全ての交流や活動における与えることと受けとることのバランスを、自然に調える。

ヴィジュニャーナマヤ・コーシャ（理智鞘）
- 与えることと受けとることのバランスに気づくことで、真の自己の高潔さと自然と同調する。

アーナンダマヤ・コーシャ（歓喜鞘）
- よりよいバランスに気づくにつれ、中心軸が定まる感覚や落ちつきがおのずと立ち現れる。

調えられる器官系

活性化する五大元素

調えられるドーシャ

強まるプラーナ・ヴァーユ

調えられるチャクラ

沈静から活性に至るエネルギー目盛り
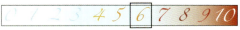

クベラ・ムドラ

ブラフマチャリヤ（禁欲）のための
富の王のムドラ

エネルギーを意識的に貯えることで
精神の旅路において
あふれる活力を
味わいます

「生命エネルギーの保持」を意味するブラフマチャリヤは、精神の覚醒に関連した可能性を全て開花させてくれます。身体レベルにおいては、休息と活動のバランスを調え、自らの体をいたわることでエネルギーが保持されます。ストレスや不安や負の感情が精神的にも情緒的にも疲れるもので、可能性の開花を阻むものであることを思えば、心理・感情面でもエネルギーの保持は重要です。ブラフマチャリヤが特に重要なのは、疑念、不安、罪悪感、嫉妬、アンバランスな性行為などによって膨大なエネルギーを消費する、恋愛関係においてです。存在の全ての層でエネルギーを保持することで、精神の旅路を支えるのに十分な活力を感じるようになります。

クベラは富の神です。クベラ・ムドラは、呼吸と意識とエネルギーを個人の力のチャクラが宿るみぞおちに向け、消化器系の血行を改善し、活力を増します。また呼吸を背中中部、腎臓、副腎に向け、マッサージ効果によってこれらの部位のこりをほぐします。このムドラは心理・感情面での消化を促すことで、人生の教訓を受け止めて処理し、余分な感情や記憶を排除するのを助けてくれます。心理・感情面での消化が進むと、精神の旅路を歩むエネルギーと活力が湧いてきます。さらにこのムドラは、旅路の途上にある障害を克服するための自尊心や勇気や決断力を高め、エネルギーを消費させる習慣や思いこみから解き放ってくれます。

核となる特性
エネルギーを保持する

主な効能
- 存在の全ての層においてエネルギーの保持を促す。
- 身体レベルでの消化を促進する。
- 背中中部、腎臓、副腎の血行を改善する。
- 恨みや不安を抱かずに、人生経験をたやすく消化できるようになる。

類似のムドラ
プーシャン、スーリヤ、ヴァジュラ

注意・禁忌
なし

手順
1. 親指を外に出してこぶしを握り、他の4本の指の爪を手のひらのしわにたくしこむ。
2. 人差し指と中指を伸ばす。
3. 人差し指と中指の先を、親指の先と合わせる。
4. 両手の甲を腿か膝の上に置くか、前腕を地面と平行にしてみぞおちの高さで保つ。
5. 肩の力を抜いて後方に押し下げ、背筋を自然に伸ばす。

アンナマヤ・コーシャ（食物鞘）
- 呼吸と意識をみぞおちに向け、マッサージ効果によって消化器系の血行を改善する。
- 横隔膜の動きが、心臓に戻る静脈血の流れとリンパ液の循環を促す。
- 横隔膜の動きが生む背中中部へのマッサージ効果によって、腎臓と副腎の健康が支えられる。
- エネルギーを活性化する効果によって、カパの不均衡に効くことが多い。
- 穏やかに温め、中心軸を定める効果によって、ヴァータの不均衡に効くことが多い。

プラーナマヤ・コーシャ（生気鞘）
- エネルギーの水平な流れ、サマーナ・ヴァーユを活性化する。
- 個人の力を司る第3のチャクラを開き、バランスを調える。

マノマヤ・コーシャ（意思鞘）
- 自信と自尊心を育む。
- 集中力を高める。

ヴィジュニャーナマヤ・コーシャ（理智鞘）
- 精神の覚醒のために生命エネルギーを意識的に保持することで、内なる真の富とのつながりを深める。

アーナンダマヤ・コーシャ（歓喜鞘）
- エネルギーの中心と同調するにつれ、暖かさと輝きと自尊心がおのずと立ち現れる。

調えられる器官系

活性化する五大元素

調えられるドーシャ

強まるプラーナ・ヴァーユ

調えられるチャクラ

沈静から活性に至るエネルギー目盛り

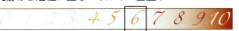

78 プシュパーンジャリ・ムドラ

アパリグラハ（不貪）のための献花のムドラ

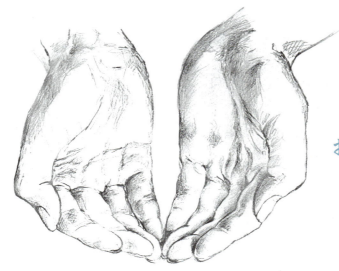

内なる自己の
全体性に同調し
おのずと人生を軽やかに
とらえます

　アパリグラハは「不貪」を意味し、執着心や欲がないこと、特に不必要な物欲からの解放を指しています。これは人間関係における執着心や、自分の過去に対する執着心も含みます。アパリグラハを実践することで、硬直しすぎて精神の覚醒の妨げとなる信念や思いこみへの執着心も、解放しやすくなります。人生をより軽快にとらえるためには、真の自己に本来備わる全体性を理解することが重要です。必要なものはもう全て自分に備わっていると気づけば、より完全になりたいと考えて必死に手を伸ばす必要もなくなります。貪欲さから自由になるにつれ、「所有者」ではなく「共同創造主」となることができ、人生とはよどみなく流れる理解と学びの河であり、人生を軽やかにとらえた者だけにその美が明かされるのだということが理解されます。

　プシュパは「花」、アンジャリは「敬意をこめた合掌」を意味し、プシュパーンジャリで「献花」の意味になります。プシュパーンジャリ・ムドラは呼気を長くし、呼吸を腹部に向け、気楽さとリラクゼーションを高めて執着心を解放しやすくします。このムドラを結ぶと、不必要な欲を際限なく満たそうとするのではなく、現在あるがままの人生を受け入れるのに必要な、開放性がもたらされます。またこのムドラは、貪欲さの解毒剤である、気前のよさももたらします。身体レベルと微細なレベル双方での消化が促され、自然と潤沢さの感覚が生まれ、必要なものは全て自分に備わっていると理解できるようになるため、執着心や貪欲さを手放しやすくなります。

Ⅴ ヴィジュニャーナマヤ・コーシャ（理智鞘）

核となる特性
執着心をなくす

主な効能
- 存在の全ての層において、執着心をなくす。
- ストレスを軽減し、血圧を下げる。
- 消化と吸収のバランスを調える。
- 理解と流動性をもたらす。
- 気前のよさを高める。

類似のムドラ
アパーナ、プラニダーナ、ドヴィムカム、チン

注意・禁忌
なし

手順
1. 手のひらを上に向けて両手を軽く丸め、へその前に保つ。
2. 両手の薬指と小指の外側の側面を対応する指の側面と合わせ、隙間の空いた鉢の形にする。
3. 左右の手首は心地よい範囲で離す。
4. 捧げ物をするように、両手をやや前方に伸ばして体から離す。
5. 肩の力を抜いて後方に押し下げ、背筋を自然に伸ばす。

調えられる器官系

活性化する五大元素

調えられるドーシャ

強まるプラーナ・ヴァーユ

調えられるチャクラ

沈静から活性に至るエネルギー目盛り
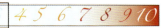

アンナマヤ・コーシャ（食物鞘）
- 呼吸と意識を骨盤と腹部に向け、マッサージ効果によって消化器系と排泄器系の血行を改善する。
- 手放す感覚が強化されることで、便秘や筋肉のけいれんに効果が期待できる。
- 腹式呼吸を強化し、呼気を長くすることで、ストレスを軽減し、血圧を下げる。
- 執着心がなくなることで、カパの不均衡に効くことが多い。
- リラクゼーションが深まることで、ピッタの不均衡に効くことが多い。
- 中心軸を定める効果によって、ヴァータの不均衡に効くことが多い。

プラーナマヤ・コーシャ（生気鞘）
- エネルギーの下向きの流れ、アパーナ・ヴァーユを活性化する。
- 安心感と自らを育む力を司る、第1と第2のチャクラを開き、バランスを調える。

マノマヤ・コーシャ（意思鞘）
- 平静さ、リラクゼーション、軽快さ、気楽さを高める。

ヴィジュニャーナマヤ・コーシャ（理智鞘）
- 全ては神からの贈り物であり、神が全てを授けてくれるという開いた手の意味を理解することで、貪欲さから自然と解放される。

アーナンダマヤ・コーシャ（歓喜鞘）
- 人生を軽快にとらえるようになるにつれ、感謝の念と落ちつきをおのずと体感する。

ヴィシュッダ・ムドラ

シャウチャ（清浄しょうじょう）のための浄化のムドラ

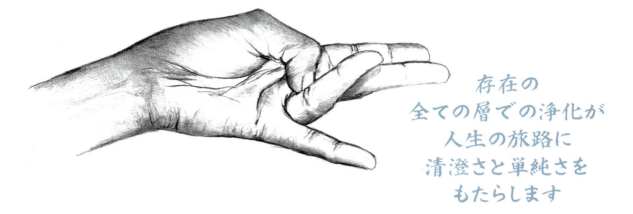

存在の全ての層での浄化が人生の旅路に清澄さと単純さをもたらします

　シャウチャは「清浄」を意味し、存在の全ての層における浄化を指しています。身体レベルでは、シャウチャは適切な食事とライフスタイルによって体を浄化することです。余計な物のない広い空間を作って身の回りを浄化することも、シャウチャに含まれます。シンプルな暮らしを心がければ、自然と精神の旅路に集中することができます。精神レベルでは、シャウチャは、新たな経験を理解と学びと覚醒の場としてオープンな心で迎えるための、広い空間を指します。批判的な見方や先入観を持たずに人生と向き合うと、ネガティヴな思考パターンや感情的な反応や自分を縛る思いこみが表面化するため、それらを冷静に観察して徐々に排除することができます。オープンな心を持って人生をシンプルに生きるにつれ、真の自己の清浄さがおのずと明らかになります。

　ヴィシュッダは「浄化」を意味します。ヴィシュッダ・ムドラは呼吸と意識とエネルギーを、精神の浄化のチャクラが宿る喉へ向けます。このムドラは声帯の血行を促進し、喉のこりをほぐして話術や歌唱を行いやすくします。また甲状腺の血行を改善し、代謝のバランスを調え、精神の旅路を支える落ちつきをもたらします。微細なレベルでは、このムドラを結ぶと、自分を縛る思いこみを解放するヴィシュッダ・チャクラが開いてバランスが調い、それによって真の自己に本来備わる純粋性が明らかになります。ヴィシュッダ・ムドラは思考と思考の間にスペースを作り、清澄さと客観性を高め、自然に直感力を目覚めさせます。

核となる特性
清浄になる

主な効能
- 存在の全ての層において、清浄さを高める。
- 首、喉、声帯のこりをほぐす。
- 甲状腺周辺の血行を改善する。
- 精神の清澄さをもたらす。
- 直感力を目覚めさせる。

類似のムドラ
ガルダ、アングシュタ、シューンヤ、カーリー

注意・禁忌
高血圧や甲状腺機能亢進症がある場合は、十分な注意が必要となる。代わりに、エネルギー活性化の効果が穏やかなシューンヤ・ムドラを実践してもよい。

手順
1. 親指の先を、薬指の側面の根元に押しつける。
2. 薬指をまっすぐ伸ばす。
3. 人差し指と中指と小指を、心地よい範囲で外側に伸ばす。
4. 両手の甲を腿か膝の上に置く。
5. 肩の力を抜いて後方に押し下げ、背筋を自然に伸ばす。

アンナマヤ・コーシャ（食物鞘）
- 呼吸と意識を首と喉に向け、マッサージ効果によって甲状腺と声帯の血行を改善する。
- 首のこりをほぐし、頚椎を正しく配列する。
- エネルギーを活性化する効果によって、カパの不均衡に効くことが多い。

プラーナマヤ・コーシャ（生気鞘）
- エネルギーの最上の流れ、ウダーナ・ヴァーユを穏やかに活性化する。
- 精神の浄化を司る第5のチャクラを開き、バランスを調える。

マノマヤ・コーシャ（意思鞘）
- 思考と思考の間にスペースを作る。
- 清澄さを高め、心理・感情面の浄化を進める。

ヴィジュニャーナマヤ・コーシャ（理智鞘）
- 開放性と清澄さをもって物事を見ることで、清浄さを本質とする真の自己とたやすく同調できるようになる。

アーナンダマヤ・コーシャ（歓喜鞘）
- 喉のチャクラの緊張がほぐれるにつれ、開放性と無限性の体験がおのずと立ち現れる。

調えられる器官系

活性化する五大元素

調えられるドーシャ

強まるプラーナ・ヴァーユ

調えられるチャクラ

沈静から活性に至るエネルギー目盛り
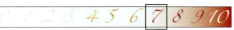

80 チャトゥルムカム・ムドラ

サントーシャ（知足）のための４つの顔のムドラ

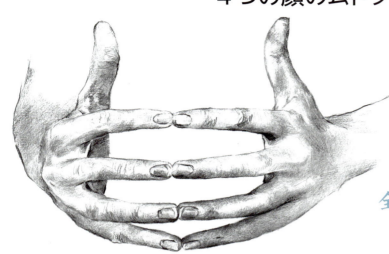

内なる存在の充足感に同調し全き静穏さを体験します

　サントーシャは「知足」を意味し、周囲で起きることに関わりなく、自らの存在のうちに中心軸を定め、安らかな気持ちでいられることを指します。サントーシャを高めることによって、難局や好機が絶え間なく現れる人生の只中でも、思った結果にならなかったときでも落ちこまず、うまくいったときでも有頂天にならずに、バランスを保ちつづける方法が身につきます。相対的にも絶対的にも、知足は重要です。相対的レベルでは、サントーシャの実践によって限りなくポジティヴに経験を受け止め、人生がもたらすもの全てを学びと恵みとして受け入れるようになります。絶対的レベルでは、サントーシャは生まれつき全体性と完全性を備えた、またそれゆえに人生の浮き沈みに影響されない、真の自己の反映です。本質的な充足のうちに安らぐことで、たとえ苦難にあって海面が騒ぐことはあっても、内なる存在の穏やかな深みが乱されることはなくなります。

　チャトゥルムカムは「４つの顔」を意味し、チャトゥルムカム・ムドラで合わさった４本の指を指すと同時に、創造神ブラフマーの４つの顔をも指しています。４つの顔は四方位を表し、世にあまねく存在するブラフマーの遍在性を象徴しています。チャトゥルムカム・ムドラは平静さと気楽さを時と状況を問わずに高めることで、サントーシャの実践を助けます。このムドラは呼吸と意識とエネルギーを体の前面全体に向け、心地よさと内なる安心感をもたらし、充足感を高めます。リズミカルな呼吸で精神と感情のバランスを調えることで、さらに知足を高め、困難な状況下でも充足感を保つことが可能となります。

核となる特性
満ち足りる

主な効能
- 真の自己の本質的な充足感を覚醒させる。
- 消化を改善する。
- 楽観主義やポジティヴな態度をもたらす。
- うつ病の治療に効く。

類似のムドラ
ダルマ・チャクラ、ウシャス、スワディシュターナ、ハンシー

注意・禁忌
なし

手順
1. 人差し指から小指までを、反対の手の対応する指と合わせる。
2. 親指はまっすぐ上に伸ばす。
3. 指は球体を抱えるように隙間を空けて丸め、手首同士は無理なく離す。
4. 両手を体からやや離して保つか、両手首を腹部にそっと当てる。
5. 肩の力を抜いて後方に押し下げ、両肘をやや体から離し、背筋を自然に伸ばす。

アンナマヤ・コーシャ（食物鞘）
- 呼吸と意識を腹部を中心とした上体の前面全体に向け、消化器系を中心に、全器官系の血行を改善する。
- 呼気と吸気と自然な止息を長くし、肺活量を増やす。
- 呼吸のリズミカルな動きによってストレスを軽減し、神経系を鎮める。
- バランスを調える効果によって、3つのドーシャ全ての不均衡に全般的に効く。

プラーナマヤ・コーシャ（生気鞘）
- プラーナ・ヴァーユとアパーナ・ヴァーユのバランスを調え、サマーナ・ヴァーユとウダーナ・ヴァーユを穏やかに活性化する。
- 第1から第5までのチャクラを開き、バランスを調える。

マノマヤ・コーシャ（意思鞘）
- 感情のバランスを調え、充足感と落ちつきを高める。
- 楽観主義をもたらす。

ヴィジュニャーナマヤ・コーシャ（理智鞘）
- サントーシャの実践によって、知足が真の自己の自然な反映であることが次第に明らかになる。

アーナンダマヤ・コーシャ（歓喜鞘）
- 知足に安らぐにつれ、全体性と統合の体験がおのずと立ち現れる。

調えられる器官系

活性化する五大元素

調えられるドーシャ

強まるプラーナ・ヴァーユ
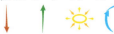

調えられるチャクラ

沈静から活性に至るエネルギー目盛り
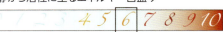

81 ムシュティカーム・ムドラ

タパス（鍛錬）のための こぶしのムドラ

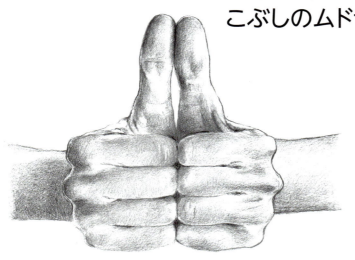

精神的鍛錬の火に
浄化され
真の自己が
燦然と輝きます

　タパスは「火」を意味し、存在の全ての層における不純物を燃やし、精神の旅路の障害物を取り去る、精神的鍛錬の火を指しています。タパスの実践は、肉体の浄化に始まります。定期的にヨガを実践して体を強化し、精神の変容に欠かせない基盤となる、最高の健康状態を手にします。身体が強化されたら、今度は自分を縛る思いこみや感情や信念にタパスを向けます。鍛錬の熱が高まると、自分を縛る思いこみが表面化し、それを認識して、徐々に排除できるようになります。タパスで内なる熱が高まるにつれ、どうしてもそこから遠ざかり、性格という一見安全な領域に逃げこみたくなります。しかしこの熱を意識的に受け入れ、心身に熱を送って変容の過程を早めることこそ、タパスの実践なのです。この過程を通して、タパスの熱が徐々に覚醒の光へと変容し、精神の旅路を導いてくれます。

　ムシュティカームは「こぶし」を意味します。両手のこぶしを合わせるムシュティカーム・ムドラは、適切な鍛錬を通じて精神の自由を得ようという、決意を象徴しています。まっすぐ上に向けられた親指が火の元素を活性化し、変容の過程を支える内なる火を燃やします。このムドラは呼吸と意識をみぞおちに向け、肉体における消化と栄養の吸収を促進します。また精神の覚醒を阻む、思考や感情や信念の消化も進めてくれます。このムドラを結ぶと個人の力を司る第3のチャクラが開き、意志の力を高めてくれます。それによって、精神の覚醒に至るまで精神的変容の熱のうちに留まることができます。

V　ヴィジュニャーナマヤ・コーシャ（理智鞘）

核となる特性
精神を鍛錬する

主な効能
- ヨガの実践や日常生活における、精神的鍛錬を促す。
- 消化力と吸収力を高める。
- 腎臓と副腎の健康を支える。
- 意志の強さとエネルギーを高める。

類似のムドラ
ブラフマー、メルダンダ、シヴァリンガム、ヴァジュラ

注意・禁忌
高血圧や消化力が強すぎる人は、実践禁止。代わりに、ヴァジュラ・ムドラを実践してもよい。

手順
1. 親指を外に出してこぶしを握る。
2. 両手の4本の指の第1関節から第2関節までと、手のひらの下部を合わせる。
3. 両手の親指の側面を合わせ、まっすぐ上に伸ばす。
4. 前腕を腹部に当てる。
5. 肩の力を抜いて後方に押し下げ、両肘をやや体から離し、背筋を自然に伸ばす。

アンナマヤ・コーシャ（食物鞘）
- 呼吸と意識をみぞおちに向け、マッサージ効果によって消化器系の血行を改善する。
- 横隔膜の動きによって、肺の下部を中心に肺活量を増す。
- 背中中部の呼吸が増し、マッサージ効果によって腎臓と副腎の血行を改善する。
- エネルギーを活性化する効果によって、カパの不均衡に効くことが多い。

プラーナマヤ・コーシャ（生気鞘）
- エネルギーの水平な流れ、サマーナ・ヴァーユを活性化する。
- 個人の力を司る第3のチャクラを開き、バランスを調える。

マノマヤ・コーシャ（意思鞘）
- 内なる力、意志の強さ、精神的な献身、精神的鍛錬を高める。

ヴィジュニャーナマヤ・コーシャ（理智鞘）
- タパスの火が存在の全ての層における不純物を燃やすにつれ、知恵と清澄さがおのずと立ち現れ、精神の旅路を導く。

アーナンダマヤ・コーシャ（歓喜鞘）
- タパスの火で存在が浄化されるにつれ、みぞおちの内部から内なる輝きが立ち現れる。

調えられる器官系

活性化する五大元素

調えられるドーシャ

強まるプラーナ・ヴァーユ

調えられるチャクラ

沈静から活性に至るエネルギー目盛り
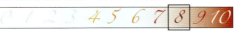

82 サークシー・ムドラ

スワディヤーヤ（自己探究）のための観察する意識のムドラ

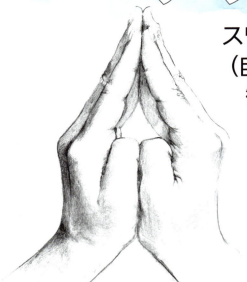

自分を縛る思いこみを吟味することで清澄さと自己認識がおのずと立ち現れます

　スワディヤーヤは「自己探究」を意味し、自分を縛る思いこみの吟味と排除によって立ち現れる、真の自己の認識を指しています。自己探究の過程を仲立ちするのが、サークシーと呼ばれる「内なる観察者」です。これは、自らの身体、思考、感情、信念を、それと完全には一体化することなく観察できる能力を指します。自らの存在の内に現れるものを批判や反応をせずに吟味するにつれ、条件付けとの一体化から徐々に自由になります。また自己探究を通じて思いやりの心が深まり、自分を縛る思いこみが身についたのは、愛や信頼や安心感などの基本的な欲求を満たすためだったことが見えてきます。これらの思いこみがもはや旅路の支えとならないことが明確に認識されると、思いこみは徐々に排除されていきます。それによって生じた澄みきった空間に、本来備わっていた好ましい特性がおのずと開花します。スワディヤーヤの実践は、『バガヴァッド・ギーター』や『パタンジャリのヨーガ・スートラ』などの聖典や教典を定期的に学習することで支えられます。

　サークシー・ムドラを結ぶと、左右の鼻孔から出て上昇し第三の目で融合する、呼吸の三角形のパターンが生まれます。この呼吸の三角形の動きを象徴するのが、両手が作る三角形の形です。呼吸が第三の目に向けられると、清澄な空間が広がり、自己探求の過程が支えられます。このムドラは呼気と吸気を共に長くし、左右の鼻孔を同時に開き、落ちつきを深めることで自己探求の過程を促します。座位の瞑想のポーズの安定性を高め、背骨を正しく配列し、自己探求の過程に安定した基盤をもたらしてくれます。

核となる特性
自己を探究する

主な効能
- 自己探究の過程を支え、自分を縛る思いこみを排除し、真の自己をおのずと顕現させる。
- 落ちつきと清澄さを高める。
- あごを中心とした顔の筋肉をほぐすことで、顎関節症の治療に効果が期待できる。

類似のムドラ
ジュニャーナ、トリシューラ、ディヤーナ、チッタ

注意・禁忌
自己探究の過程は、本章の他のムドラを楽に行えるようになってから始めること。

手順
1. 指先を上に向け、胸の前で合掌する。
2. 指先と手のひらの下部は合わせたまま、指の根元の関節を左右に広げる。
3. 親指を第1関節で曲げ、小指の根元にふれるか近づけ、手の隙間をのぞいたときに三角形が見えるようにする。
4. 肩の力を抜いて後方に押し下げ、背筋を自然に伸ばす。

調えられる器官系

活性化する五大元素

調えられるドーシャ

強まるプラーナ・ヴァーユ

調えられるチャクラ

沈静から活性に至るエネルギー目盛り
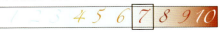

アンナマヤ・コーシャ（食物鞘）
- 呼吸と意識を首と頭に向け、マッサージ効果によって下垂体の血行を改善する。
- 頸椎を正しく配列する。
- あごを中心に顔の筋肉をほぐし、顎関節症の治療に効果が期待できる。
- 自己探究の過程は3つのドーシャ全てに重要だが、主な不均衡に対処したのちにサークシー・ムドラを実践したほうがよい。

プラーナマヤ・コーシャ（生気鞘）
- プラーナ・ヴァーユ（上向きの流れ）とアパーナ・ヴァーユ（下向きの流れ）のバランスを調える。
- エネルギーの最上の流れ、ウダーナ・ヴァーユを穏やかに活性化する。
- 安心感と知恵を司る、第1と第6のチャクラを開き、バランスを調える。

マノマヤ・コーシャ（意思鞘）
- 思考と思考の間にスペースを作り、感情や思いこみが表面化して観察しやすいようにする。
- 自己探究に必要な、中心軸や落ちつきを高める。

ヴィジュニャーナマヤ・コーシャ（理智鞘）
- 自己探究を通じて自分を縛る思いこみから解放されることで生じた空間に、無限の真の自己がおのずと明かされる。

アーナンダマヤ・コーシャ（歓喜鞘）
- 自己探究を通じて自分を縛る思いこみから解放されるにつれ、軽快さと自由の経験がおのずと立ち現れる。

83 チン・ムドラ

イーシュヴァラ・プラニダーナ（神への献身）のための意識のムドラ

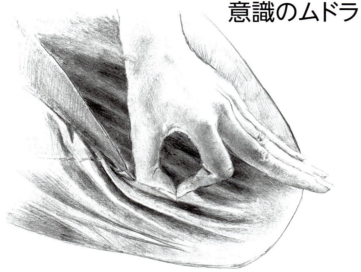

*万物に神を見出し
深い感謝の念と共に
生きていきます*

　イーシュヴァラは「創造主」、プラニダーナは「身を委ねること」を意味します。「神への献身」を理解するためには、まずイーシュヴァラの本質を明確にしておく必要があります。イーシュヴァラは創造物と分離した創造神ではなく、創造物全てに浸透する知性なのです。イーシュヴァラは、宇宙を創造し維持し変容させる、物理的・心理的・精神的な法を内包した、宇宙の摂理です。全てに浸透するというイーシュヴァラの本質から、「神への献身」は深い畏敬の念と感謝の念をもって、万物を受け入れる能力を指します。万物を深く敬うにつれ、自分の体や思考や感情も含めた、あらゆるものに自然と神を見出すようになります。万物に宿る神の摂理を認識することによって、難局や苦難にあっても、人生の一瞬一瞬を恵みや賜物ととらえて、わが身を委ねるようになるのです。

　チンは「意識」を意味します。チン・ムドラは、万物に宿る神の存在をつねに意識するのに役立ちます。このムドラはヨガの完全呼吸を助け、呼吸と意識とエネルギーを上体の前面全体に拡張します。呼気を穏やかに長くし、バランスと調和の感覚を高めて、意識を内に向きやすくします。内なる自己に安らぐことで、神の存在をより深く感じられる、沈黙のスペースが生まれます。神の存在が内なる自己を満たすにつれ、万物に浸透する知性への畏敬の念から、自然と自らを低くし頭を垂れるようになります。チン・ムドラは第1から第6までのチャクラのバランスを調えますが、特にアージュナー・チャクラを集中的に開き、清澄さを覚醒させて、旅路の歩みごとに神の存在を認識させてくれます。

核となる特性
神に身を委ねる

主な効能
- 万物に宿る神の摂理を認識し、敬う。
- 精神の内なる沈黙を高める。

類似のムドラ
プシュパーンジャリ、アーヴァーハナ、プラニダーナ

注意・禁忌
なし

手順
1. 親指の先と人差し指の先を合わせ、円を作る。
2. 他の3本の指は、心地よい範囲で外側にまっすぐ伸ばす。
3. 手のひらを下に向け、両手を腿か膝の上に置く。
4. 肩の力を抜いて後方に押し下げ、背筋を自然に伸ばす。

アンナマヤ・コーシャ（食物鞘）
- 上体の前面全体におけるヨガの完全呼吸を助け、全器官系の健康を支える。
- 呼気を穏やかに長くし、神経系を静める。
- 背筋を伸ばし、座位の瞑想を助ける。
- 完全な呼吸によって、カパの不均衡に効くことが多い。
- 強化された集中力によって、ヴァータの不均衡に効くことが多い。
- 精神の源に帰依することによって、ピッタの不均衡に効くことが多い。

プラーナマヤ・コーシャ（生気鞘）
- ウダーナ・ヴァーユ（エネルギーの最上の流れ）を中心に、5つのプラーナ・ヴァーユ全てのバランスを調える。
- 知恵を司るアージュナー・チャクラを中心に、第1から第6までのチャクラを開き、バランスを調える。

マノマヤ・コーシャ（意思鞘）
- 精神を静め、中心軸を定め、集中させる。
- 思考と思考の間にスペースを作り、瞑想の障害物を排除する。

ヴィジュニャーナマヤ・コーシャ（理智鞘）
- 万物に宿る神の摂理を認識することで、神性の反映である真の自己と同調できるようになる。

アーナンダマヤ・コーシャ（歓喜鞘）
- 万物に宿る真正な知性に帰依するにつれ、深く静止し、至福に包まれた自己の本質を体感する。

調えられる器官系

活性化する五大元素

調えられるドーシャ

強まるプラーナ・ヴァーユ

調えられるチャクラ

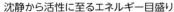

沈静から活性に至るエネルギー目盛り
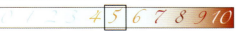

ムールティ・ムドラ

アーサナ（安定した快適な座法）のための
身体のムドラ

存在の全ての層における
安定性と心地よさが
精神の旅路の
ための
強固な基盤となります

アーサナは「座」を意味します。パタンジャリの「ヨガの八支則」によれば、アーサナは「安定した」（スティラ）、「快適な」（スカ）姿勢を指しています。この安定性と快適さのバランスが、瞑想時の最適な座法の基礎をなしています。バランスのとれた姿勢を探るのは、弦楽器のチューニングに似ています。弦の張りがゆるすぎれば鈍い音しか出ず、強すぎれば耳障りな甲高い音しか出ません。完璧に調弦されたときに、調和のとれた美しい音が出るのです。安定性と快適さのバランスがとれた姿勢をとると、自然と呼吸がなめらかでリズミカルになります。体と呼吸が調和すれば、心と五感はおのずと穏やかになって落ちつき、瞑想に入りやすくなります。座位の瞑想で体と呼吸と心の調和が高まると、全ての交流や活動にその調和が溶けこみ、やがては揺るがない心地よい態度であら

ゆる状況に対処できるようになります。

ムールティは「体、形、映像」を意味します。ムールティ・ムドラは呼吸と意識とエネルギーを上体の基盤に向け、存在の全ての層で、アーサナの本質である安定性と快適さのバランスを高めてくれます。このムドラは、確かな拠り所と大地とのつながりを強化することで、安定性を高めます。また背筋をまっすぐに伸ばし、アーサナの姿勢を支えます。支えられているという感覚が強まると、自然と身体感覚が高まります。一方でこのムドラは呼気を長くし、ゆっくりした深い腹式呼吸をもたらすことで、心地よいリラクゼーションを自然ともたらしてくれます。この安定性と快適さのバランスによって、座位の瞑想においても、日常生活においても、現在という時間に完全に心安らぐことができるのです。

V　ヴィジュニャーナマヤ・コーシャ（理智鞘）

核となる特性
安定した快適な座法を支える

主な効能
- 瞑想と日常生活における安定性と快適さのバランスを高める。
- 背筋をまっすぐに伸ばす。
- ストレスを軽減し、血圧を下げる。
- 不安障害の治療に効く。
- 身体への気づきを高める。

類似のムドラ
チンマヤ、パッリ、プラージュナ・プラーナ・クリヤー、ルーパ

注意・禁忌
なし

手順
1. 右手の親指が一番上に来るように両手を組み、手のひらを軽く押し合わせる。
2. 小指をまっすぐ伸ばし、左右の小指をぴたりと合わせて軽く押し合わせる。
3. 両手をへその下に当てるか、腿の付け根に置く。
4. 肩の力を抜いて後方に押し下げ、両肘をやや体から離し、背筋を自然に伸ばす。

調えられる器官系

活性化する五大元素

調えられるドーシャ

強まるプラーナ・ヴァーユ

調えられるチャクラ

沈静から活性に至るエネルギー目盛り
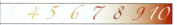

アンナマヤ・コーシャ（食物鞘）
- 呼吸と意識を上体の基盤に向け、マッサージ効果によって排泄器系の血行を改善する。
- 呼気を長くし、リラックス反応を活性化することで、ストレスを軽減し、血圧を下げる。
- 体への気づきを高めることで、筋骨格系の健康を支える。
- 確かな拠り所を強める効果によって、ヴァータの不均衡に効くことが多い。
- 沈静化の効果によって、ピッタの不均衡に効くことが多い。

プラーナマヤ・コーシャ（生気鞘）
- エネルギーの下向きの流れ、アパーナ・ヴァーユを活性化する。
- 安心感を司る第1のチャクラを開き、バランスを調える。

マノマヤ・コーシャ（意思鞘）
- 平静さと静穏さを深める一方、集中力を高めることで、不安障害に効く。

ヴィジュニャーナマヤ・コーシャ（理智鞘）
- 安定性と快適さのバランスによって、真の自己の落ちつきを理解する。

アーナンダマヤ・コーシャ（歓喜鞘）
- 姿勢が安定し快適になるにつれ、深い内なる平安がおのずと立ち現れる。

85 ディールガ・スワラ・ムドラ

プラーナヤーマ（生命エネルギー）を拡張するための長くなった呼吸のムドラ

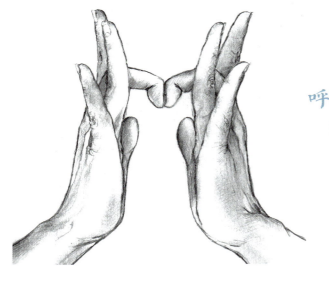

呼吸に深く同調することで生命力が存在全体に活力を与えます

　プラーナヤーマは、「生命エネルギー」を意味するプラーナと「拡張」を意味するアヤーマという2つのサンスクリット語が組み合わさった言葉で、ヨガの呼吸法によって生命エネルギーを拡張することを指します。呼吸はプラーナを拡張して送るための、最も大切な手段なのです。呼吸を向ける部位や、呼気と吸気と止息の長さを調整する、種々の呼吸法が存在します。その効果は、深い沈静化からエネルギー活性化まで様々です。身体面では、呼吸法は肺活量を増やし、全器官系を調和させます。心理・感情面では、呼吸法は調和と落ちつきを高め、瞑想に入りやすく、また留まりやすくしてくれます。精神面では、呼吸法によって生じた心の余裕によって、限定された性格を超越して、精神の覚醒の旅路を歩めるようになります。

　ディールガは「長くなった」、スワラは「呼吸」を意味します。ディールガ・スワラ・ムドラは、胸郭全体を拡張して肺活量を増やす一方、「吸気・自然な止息・呼気・自然な止息」という呼吸の4段階への気づきを高めます。また胸郭のリズミカルな動きが強化され、呼吸器の慢性的な筋肉のこりがほぐれます。エネルギーが活性化され、やる気や活力が高まります。このムドラは、増大した生命エネルギーを全身に送ることで健康と癒やしを支えると同時に、心の余裕を生んで自然な覚醒を促します。

核となる特性
生命エネルギーを拡張する

主な効能
- 肺活量を増やし、生命エネルギーの自由な流れを促す。
- 胸郭のこりをほぐす。
- 背筋を伸ばす。
- やる気と活力を高める。

類似のムドラ
マディヤマ・シャリーラ、ウールドヴァム・メルダンダ、メダー・プラーナ・クリヤー

注意・禁忌
重篤な喘息がある場合には実践禁止。

手順
1. 指先を上に向け、胸の前で合掌する。
2. 両手の中指を内側に曲げ、中指の爪同士を押し合わせる。
3. その他の指はまっすぐ伸ばし、両手の手のひらを平行に保つ。
4. 肩の力を抜いて後方に押し下げ、両肘をやや体から離し、背筋を自然に伸ばす。

アンナマヤ・コーシャ（食物鞘）
- 呼吸と意識を胸郭全体に向け、肺活量を増やす。
- 胸郭の動きが強化され、胸部の筋肉のこりをほぐす。
- 背筋をまっすぐ伸ばす。
- 拡張された呼吸によって、軽症の喘息などの呼吸器疾患に効果が期待できる。
- 清澄にし、エネルギーを活性化する効果と胸郭の拡張によって、カパの不均衡に効くことが多い。

プラーナマヤ・コーシャ（生気鞘）
- エネルギーの上向きの流れ、プラーナ・ヴァーユを活性化する。
- 無条件の愛を司る第4のチャクラを開き、バランスを調える。

マノマヤ・コーシャ（意思鞘）
- 呼吸の過程に関する自信を高める。
- 与えることと受けとることのバランスを調える。

ヴィジュニャーナマヤ・コーシャ（理智鞘）
- 生命エネルギーに同調するにつれ、存在の微細な領域への感受性が深まる。

アーナンダマヤ・コーシャ（歓喜鞘）
- 生命エネルギーが自由に流れるにつれ、広大さ、無限性、自由の感覚がおのずと立ち現れる。

調えられる器官系

活性化する五大元素

調えられるドーシャ

強まるプラーナ・ヴァーユ

調えられるチャクラ

沈静から活性に至るエネルギー目盛り

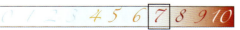

86 イーシュヴァラ・ムドラ

プラティヤハーラ（制感）のための創造主のムドラ

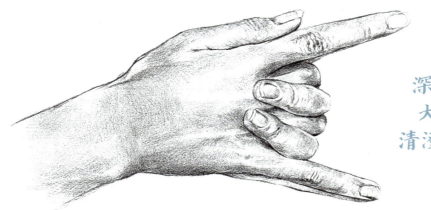

五感が
深く安らぐにつれ
大いなる平安と
清澄さを経験します

　プラティヤハーラは、「食物」を意味するアハーラと「〜から遠い」を意味するプラティという2つのサンスクリット語が組み合わさった言葉で、「摂取したものに背を向ける」という意味です。ヨガの文脈においては、精神を休め、本来の清澄さを取り戻させるために、五感を感覚刺激から遠ざけることを指します。五感を内に向けても、精神はすぐには静まらず、かえって興奮してしまうことがあります。これは頭に蓄積された思考や感情や記憶があるためで、それらを除去するには時間と忍耐と、一体化せずに観察する能力が必要になります。このような蓄積された感覚印象が消化されるにつれ、それにまつわるストレスや緊張からも自由になり、五感の自然な回復が促されます。五感と精神が沈静化し、清澄になり、静穏になるにつれ、内なる沈黙がおのずと立ち現れ、安定した瞑想に留まりやすくなります。

　イーシュヴァラは「創造主」を意味し、全てに浸透する宇宙の摂理と調和を指します。イーシュヴァラ・ムドラはこの調和を自分の内部にも育み、深い落ちつきをもたらすことで、五感を自然と内向きにします。このムドラは呼吸と意識とエネルギーを腹部と上体の基盤に向け、消化器系と排泄器系の機能を支えます。また呼吸の速さを緩め、呼気を長くし、平静さと内なる平安を高めます。それによって、思考や感情や記憶などの感覚印象の、微細な領域での消化が進みます。また思考と思考の間にスペースを生み、内なる沈黙を高めます。

核となる特性
五感を制御する

主な効能
- 過剰な感覚刺激を減らし、蓄積された感覚印象を処理する。
- 排泄器系と消化器系の健康を支える。
- 腹式呼吸を高めてストレスを軽減し、深いリラクゼーションと回復をもたらす。

類似のムドラ
グプタ、クールマ、シャーンカ、サンプタ

注意・禁忌
なし

手順
1. 両手の指を組み合わせ、手のひらの下部を合わせる。
2. 人差し指を小指をまっすぐ伸ばす。
3. 両手の親指の側面を合わせ、それぞれ人差し指の上に置く。
4. 伸ばした指先を前方に向け、前腕を腹部に当てる。
5. 肩の力を抜いて後方に押し下げ、両肘をやや体から離し、背筋を自然に伸ばす。

アンナマヤ・コーシャ（食物鞘）
- 呼吸と意識を腹部と上体の基盤に向け、マッサージ効果によって消化器系と排泄器系の血行を改善する。
- 神経系と五感を沈静化し、それぞれの機能を支える。
- 沈静化の効果によって、ピッタの不均衡に効くことが多い。
- 感覚刺激の制御によって、ヴァータの不均衡に効くことが多い。

プラーナマヤ・コーシャ（生気鞘）
- エネルギーの下向きの流れ、アパーナ・ヴァーユを穏やかに活性化する。
- 安心感と自らを育む力を司る、第1と第2のチャクラを開き、バランスを調える。

マノマヤ・コーシャ（意思鞘）
- 深い落ちつきをもたらし、プラティヤハーラの実践を自然に促す。
- 蓄積された思考や感情の微細な領域での消化を支える。

ヴィジュニャーナマヤ・コーシャ（理智鞘）
- 五感の制御によって生じる内なる沈黙が、真の自己の清澄さへの扉を開く。

アーナンダマヤ・コーシャ（歓喜鞘）
- 五感が完全に回復するにつれ、喜びと平安と幸福感がおのずと立ち現れる。

調えられる器官系

活性化する五大元素

調えられるドーシャ

強まるプラーナ・ヴァーユ

↓

調えられるチャクラ

沈静から活性に至るエネルギー目盛り

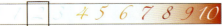

アビシェカ・ムドラ

ダーラナー(集中)のための神聖な沐浴のムドラ

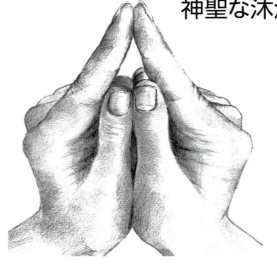

一点への集中力を高め
なめらかに
たやすく瞑想に入ります

　ダーラナーは「集中」を意味し、選んだ対象の上に精神を着実に快適に集中させる能力を指します。対象は、ヤントラ（瞑想に使われる幾何学的図形）など外的なものの場合も、第三の目で思い描くオームのシンボルなど、内的なものの場合もあります。長時間の集中が可能になると、精神が安定して静穏になり、瞑想に入りやすくなります。一点への集中力を高めるのは、時間のかかる過程です。機会や脅威がないかと絶えず動き、周囲を精査するのが、日々の心のさがだからです。この不断の警戒心は、生きのびたり基本的ニーズを満たすためには必要な能力ですが、精神の旅路を受け入れるときには、集中力を内に向け、外界の環境への執着心をなくす訓練をしなければなりません。ダーラナーの実践を始めた当初は、心が対象から離れてさまよいだすのは自然な反応です。絶えず優しく心を引き戻すことで、少しずつ心が凪いで静穏になり、集中に留まりやすくなります。

　アビシェカは「神聖な沐浴」を意味し、聖像に牛乳、ヨーグルト、蜂蜜、ギーというバターオイルなどを注いで供物とする行為を指します。アビシェカ・ムドラの印相は、この神聖な沐浴で使用される道具の形を模しています。このムドラは呼吸と意識とエネルギーをみぞおちに向け、消化力を活性化し、エネルギーと精神の清澄さを高めて一点への集中を助けます。さらに知恵と明晰さを司るアージュナー・チャクラを覚醒し、一点への集中力を一層高めます。これにより精神集中が容易になり、大いなる清澄さがもたらされます。

核となる特性
一点への集中力を高める

主な効能
- 瞑想の準備として、選んだ対象に意識を集中させる。
- 消化を促進する。
- 人生の目的とビジョンを明確にする。

類似のムドラ
ヴァジュラ、アヌシャーサナ、ジュニャーナ、トリシューラ

注意・禁忌
なし

手順
1. 手のひらを向かい合わせ、みぞおちの前で両手を保つ。
2. 親指を外に出して軽くこぶしを握る。
3. 両手の手のひらの下部とこぶしを合わせる。
4. 両手の人差し指をまっすぐ延ばし、指の腹を合わせる。
5. 両手の親指の側面を合わせ、人差し指の間のスペースに置く。
6. 肩の力を抜いて後方に押し下げ、両肘をやや体から離し、背筋を自然に伸ばす。

調えられる器官系

活性化する五大元素

調えられるドーシャ

強まるプラーナ・ヴァーユ

調えられるチャクラ

沈静から活性に至るエネルギー目盛り
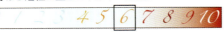

アンナマヤ・コーシャ(食物鞘)
- 呼吸と意識をみぞおちに向け、マッサージ効果によって消化器系の血行を改善する。
- 胸郭の背部の呼吸を拡張し、椎骨と椎骨の間に隙間を生む。
- 背中中部の呼吸の拡張によって、腎臓と副腎の血行を改善する。
- 集中力を高め、ストレスを軽減する。
- 一点への集中力によって、ヴァータの不均衡に効くことが多い。
- 穏やかにエネルギーを活性化する効果によって、カパの不均衡に効くことが多い。

プラーナマヤ・コーシャ(生気鞘)
- エネルギーの水平な流れ、サマーナ・ヴァーユを穏やかに活性化する。
- 個人の力と知恵を司る、第3と第6のチャクラを開き、バランスを調える。

マノマヤ・コーシャ(意思鞘)
- 精神と感情の平静さを高める。
- 思考と思考の間にスペースを作り、一点への集中を助ける。

ヴィジュニャーナマヤ・コーシャ(理智鞘)
- 集中力で清澄さが高まり、真の自己に同調しやすくなる。

アーナンダマヤ・コーシャ(歓喜鞘)
- 集中力が高まるにつれ、静穏さと落ちつきと清澄な物の見方がおのずと立ち現れる。

88 ダルマダートゥ・ムドラ

ディヤーナ（瞑想）のための
静穏さのムドラ

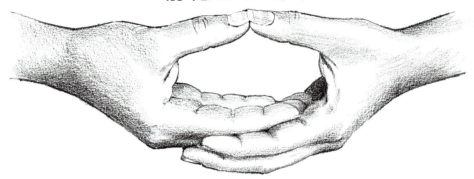

リズミカルな呼吸に従い
精神が自然な落ちつき場所を見出します

　ディヤーナは「瞑想」を意味し、純粋意識の安定した流れを指します。この流れが存在の自然状態だということが、次第にわかってくるはずです。ヨガの八支則はどれも、瞑想の準備に重要な役割を果たします。倫理的基盤であるヤマ（禁戒）とニヤマ（勧戒）は、内界と外界における衝突を減らします。アーサナ（座法）は、座位における安定性と快適さのバランスを高めます。プラーナヤーマ（呼吸法）は生命エネルギーを拡張して活力をもたらし、瞑想に留まりやすくします。プラティヤハーラ（制感）は、気を散らす外界からの刺激を減らします。ダーラナー（集中）は一点への集中力を高め、精神を落ちつかせ静穏にします。ディヤーナ（瞑想）はダーラナーが自然と拡張した境地で、ここに至って人はあらゆる努力から解放されます。瞑想状態において、身体、呼吸、五感、精神は、おのずと一つの調和ある意識の流れに統合されます。瞑想を心地よく行う鍵は、存在の層で立ち現れるもの全てを、それと完全には一体化することなく、受け入れることです。全てを受け入れ、観察することで、抵抗感は溶け去り、苦労せずに瞑想に留まれるようになります。

　ダルマダートゥとは、条件付けされていない「浄化された精神」を意味します。精神の旅路において浄化された、心の本質的な状態のことです。ダルマダートゥ・ムドラは法界定印（ほっかいじょういん）とも呼ばれ、禅宗で座禅を組む際によく用いられます。このムドラは呼吸と意識とエネルギーを自然と上体の前面全体に流し、呼吸に安定した静かなリズムをもたらすことで、精神が安らげる自然な集中点を生みます。このムドラを結ぶと心の静穏さが高まり、受け入れて観察する過程が支えられます。大いなる静穏さと共に、生来持つ真の自己の沈黙がおのずと体感されます。

核となる特性
瞑想を支える

主な効能
- 瞑想において、思考と感情を受け入れ、観察するのを助ける。
- ストレスを軽減し、神経系を静める。
- 身体と呼吸と五感と精神を統合する。
- 思考と思考の間に沈黙のスペースを作る。

類似のムドラ
ジュニャーナ、ディヤーナ、バイラヴァ

注意・禁忌
なし

手順
1. 手のひらを上に向け、左手を腿の付け根に置く。
2. 右手の甲を左手の手のひらに乗せる。
3. 両手の親指の先をそっと合わせ、楕円形を作る。
4. 肩の力を抜いて後方に押し下げ、両肘をやや体から離し、背筋を自然に伸ばす。

アンナマヤ・コーシャ（食物鞘）
- 呼吸と意識とエネルギーを体の前面に向け、気を張った状態とリラックス状態のバランスを調えることで、全器官系の健康を支える。
- バランスを調える効果によって、3つのドーシャ全ての不均衡に全般的に効く。

プラーナマヤ・コーシャ（生気鞘）
- 5つのプラーナ・ヴァーユ全てのバランスを調える。
- 知恵を司るアージュナー・チャクラを中心に、第1から第6までのチャクラを開き、バランスを調える。

マノマヤ・コーシャ（意思鞘）
- 落ちつきと静穏さをもたらす。
- 中心軸を定め、瞑想に留まるのを助けると同時に、倦怠感を一掃するのに必要なエネルギーを維持する。

ヴィジュニャーナマヤ・コーシャ（理智鞘）
- 受け入れ、観察することによって、思考や感情と完全に一体化する傾向を抑える。

アーナンダマヤ・コーシャ（歓喜鞘）
- 今そこにある意識に留まるにつれ、落ちつきと全体性と満足感がおのずと立ち現れる。

調えられる器官系

活性化する五大元素

調えられるドーシャ

強まるプラーナ・ヴァーユ

調えられるチャクラ

沈静から活性に至るエネルギー目盛り
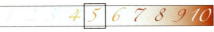

マンダラ・ムドラ

サマーディ（精神の統合）を得るための円のムドラ

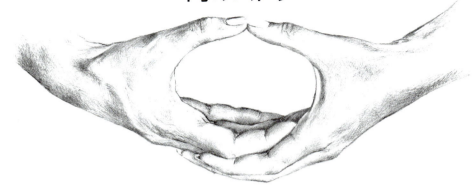

真の自己の全体性という円の中で自由と統合の本質を体験します

サマーディという言葉には、3つのサンスクリット語の語源があります。「一つにまとまった」を意味するサム、ここでは「〜へ」を意味するアー、「つかむ」を意味するダーです。サマーディとは、自然な統合に安らぐ精神の状態を指しています。サマーディの体験は、「はてしない至福感の海に浸されるよう」「神と完全に一体化した状態」「生きとし生けるもの全てに心身が開かれる感覚」などと形容されます。サマーディの境地においては、分離の感覚は完全に立ち消え、瞑想者と瞑想の対象が切れ目なく一つの統合体として自然に溶け合います。この統合された状態において、一切の条件付けから自由になった純粋意識という自己の本質が体感されます。『ヨーガ・スートラ』には、精神の熟達の度合いに応じて、サマーディには数段階あると解説されています。瞑想者は瞑想を続けることで、徐々に深い統合の境地に進んでいけるのです。

マンダラは「円」を意味します。マンダラ・ムドラは呼吸と意識とエネルギーを全身に向け、存在の全ての層が自然と統合される、全体性の体感を高めます。全体性の体感が高まることで、統合という真の自己の本質がたやすく垣間見られるようになります。統合を体感するにつれ、その調和がおのずと身体の器官系に反映されていきます。象徴的なレベルでは、マンダラ・ムドラが形作る円は万物の統合を表し、張り巡らされた生命の網全体の単一性がもたらされます。単一性が完全に感得されると、分離の感覚は残らず消え、生命全体が統合の円（サークル）として体感されます。単一性の感覚が深まるにつれ、頭頂のサハスラーラ・チャクラが自然と開き、自由と統合という自己の本質が垣間見えてきます。

核となる特性
精神を統合する

主な効能
- 性格を超越した深い瞑想を経験し、統合という自己の本質を感得する。
- 身体の全器官系の機能を支える。

類似のムドラ
バイラヴァ

注意・禁忌
なし

手順
1. 手のひらを上に向けて、左手を腿の付け根に置く。
2. 右手の甲を左手の手のひらに乗せる。
3. 両手の親指の先をそっと合わせ、大きく広がった円を作る。
4. 肩の力を抜いて後方に押し下げ、両肘をやや体から離し、背筋を自然に伸ばす。

アンナマヤ・コーシャ（食物鞘）
- 全身呼吸を促進し、全器官系の機能を支える。
- 肺の全部位で最適な呼吸を促す。
- バランスを調える効果によって、3つのドーシャ全ての不均衡に全般的に効く。

プラーナマヤ・コーシャ（生気鞘）
- 5つのプラーナ・ヴァーユ全てのバランスを調える。
- 知恵と統合を司る第6と第7のチャクラを中心に、7つのチャクラ全てのバランスを調え、統合する。
- 3つの主要なナーディ全てのバランスを調える。

マノマヤ・コーシャ（意思鞘）
- 統合と全体性を高める。

ヴィジュニャーナマヤ・コーシャ（理智鞘）
- 統合を垣間見ることで、真の自己の認識へのとば口がおのずと開く。

アーナンダマヤ・コーシャ（歓喜鞘）
- 自己の本質である全体性と統合を垣間見るにつれ、至福感と無限性がおのずと立ち現れる。

調えられる器官系

活性化する五大元素

調えられるドーシャ

強まるプラーナ・ヴァーユ
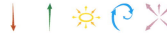

調えられるチャクラ

沈静から活性に至るエネルギー目盛り
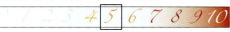

第14章　自由への10段階をたどる 精神覚醒のムドラ

精神の旅路において、人は限定された性格との一体化に発して無限の真の自己の体感に至り、分裂に発して全体性に至り、清澄さへの疑念や苦しみに発して自由に至ります。霊的な伝統の多くは、精神の旅路の重要な支えとして、好ましい特性を養うよう促しています。こうした特性を意識的に養い、条件付けから自由になるにつれ、好ましい特性が実は真の自己の反映であることが徐々にわかってきます。

以下に挙げたのは、癒やしと覚醒に至る旅路において、特に役立つ精神的特性です。瞑想などと共にここに掲げたムドラを結ぶことで、これらの特性が開花します。

1. **精神的な献身（スティラター）**：精神の旅路を最も重要な優先事項とする。

2. **開放性（ヴィプラチェタナ）**：自分と人生と周囲の人に関して、より広く開かれた物の見方をするようになる。

3. **信頼（シュラッダ）**：内なる真の自己を信頼し、真の自己を精神の旅路の導き手とする。

4. **受容（クシャンティ）**：人生で起きる全てのことを、学びと恵みとして心から受け入れる。

5. **慈悲（カルナー）**：万物との本質的な融合を理解する。

6. **洞察力（ヴィヴェカ）**：限定された性格と無限の真の自己との違いを、明確に識別する。

7. **落ちつき（サマトヴァ）**：存在の中心にしっかりと安らぐことで、人生の浮き沈みに容易に動じなくなる。

8. **精神エネルギー（シャクティ）**：精神の旅路の支えとなる活力を高める。

9. **自己制御（ヴァシトヴァム）**：条件づけとの一体化から解放され、自らの運命を思うままに操れるようになる。

10. **解放（モクシャ）**：知恵と慈悲心を融合し、真の自己の本質である、自由と統合を体感する。

精神的特性と、それを覚醒させるムドラ

ムドラ	核となる特性
シヴァリンガム	精神の旅路に全力を傾ける スティラター
シューンヤ	変容に心を開く ヴィプラチェタナ
パッリ	内なる導きを信頼する シュラッダ
アーヴァーハナ	心から受け入れる クシャンティ
カルナー	慈悲心を持つ カルナー
プールナ・ジュニャーナム	洞察力を高める ヴィヴェカ
ヴァラーカム	落ちつく サマトヴァ
シャクティ	精神エネルギーを覚醒させる シャクティ
ウッターラボディ	自己の主となる ヴァシトヴァム
カーレシュヴァラ	精神の解放に至る モクシャ

精神の旅路をたどりながら、
私たちは徐々に羽を広げて、
完全な自由という光に至ります。

90 シヴァリンガム・ムドラ

スティラター（精神的な献身）のための
シヴァ神のシンボルのムドラ

精神修養を最優先事項とすることで
しっかりと確実に
旅路を歩んでゆけます

「献身」を意味するスティラターは、精神の旅路における重要な基盤です。人生は様々な可能性や方向性に満ちており、そこで満足感を得ようとすれば、はてしなく外界をさまよい続けることになりかねません。精神の旅路に乗り出し、自己認識という最も深い人生の意味に意識を集中させると決めたときは、精神の変容を再優先事項とすることが重要です。性格のレベルにおいては、人は財産、社会的地位、成功、安心感などによって、欲求やニーズを満たそうとしがちです。しかし精神の旅路をたどると、こうした感覚的な欲求やニーズの限界を見極め、全体性と完全性が備わった内なる真の自己を覚醒させる必要が生じてきます。性格と一体化しているうちは、文化的・社会的規範に従わざるを得ません。ところが精神の旅路においては、意欲は自らの内に湧いてきます。だからこそ、覚醒に至るまで旅路を歩むには、

多大な意志の強さと献身が必要となるのです。

シヴァ神は、精神修養への熱烈な献身に関係しています。リンガは、シヴァの精神的な力のシンボルです。シヴァリンガム・ムドラを結ぶと、精神の旅路に対して、シヴァのように全力を傾ける心が生まれます。このムドラは呼吸と意識とエネルギーを、個人の力を司るチャクラの宿るみぞおちに向け、あらゆる障害を乗り越えて精神の旅路を歩もうとする意志の強さをもたらします。このエネルギーが覚醒し、完全に統合されると、思いやりや浄化や清澄さを司る上位のチャクラへと力が送られ、覚醒への導きとなる知恵が深まります。このムドラはまた確かな拠り所を強め、人生はつねに自分を支えてくれるという信頼感をもたらすことで、旅路の確かな基盤を築いてくれます。

核となる特性
精神の旅路に全力を傾ける

主な効能
- 精神修養への献身を強化する。
- 姿勢を是正することで、瞑想を助ける。
- 消化力を促進する。
- 意志の力と一点への集中力を高める。

類似のムドラ
メルダンダ、ムシュティカーム、ブラフマー、マータンギー、アディ

注意・禁忌
高血圧がある場合は実践禁止。代わりに、エネルギー活性化の効果が穏やかなアディ・ムドラを実践してもよい。

手順
1. 手のひらを上に向け、左手を下腹部の前に保つ。
2. 親指を外に出して、右手でこぶしを握る。
3. 右手を左手の手のひらの中央に乗せる。
4. 肩の力を抜いて後方に押し下げ、両肘をやや体から離し、背筋を自然に伸ばす。

アンナマヤ・コーシャ（食物鞘）
- 呼吸と意識を腹部とみぞおちに向け、マッサージ効果によって消化器系の血行を改善する。
- 呼吸と意識を喉・首・頭へと上昇させ、甲状腺と下垂体周辺の血行を促進する。
- 呼吸と意識を腎臓と副腎と背中中部へと向け、マッサージ効果によってその周辺の血行を改善する。
- 背骨の配列を矯正する。
- エネルギーを活性化する効果によって、カパの不均衡に効くことが多い。

プラーナマヤ・コーシャ（生気鞘）
- サマーナ・ヴァーユ（水平な流れ）、プラーナ・ヴァーユ（上向きの流れ）、ウダーナ・ヴァーユ（最上の流れ）を活性化する。
- 個人の力と知恵を司る、第3と第6のチャクラを中心に、第1から第6までのチャクラを開き、バランスを調える。

マノマヤ・コーシャ（意思鞘）
- 献身と意思の強さをもたらす。
- 信頼感と自尊心を強化する。
- 一点への集中力を高める。

ヴィジュニャーナマヤ・コーシャ（理智鞘）
- 一途な献身によって、初めて自分を縛る思いこみから自由になり、真の自己を徐々に明かせるようになる。

アーナンダマヤ・コーシャ（歓喜鞘）
- エネルギーと清澄さと活力の体感が深まる。

調えられる器官系

活性化する五大元素

調えられるドーシャ

強まるプラーナ・ヴァーユ

調えられるチャクラ

沈静から活性に至るエネルギー目盛り
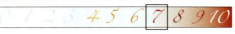

シューンヤ・ムドラ

ヴィプラチェタナ（変容への開放性）のための空虚のムドラ

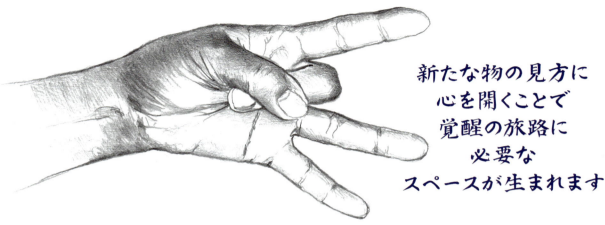

新たな物の見方に心を開くことで覚醒の旅路に必要なスペースが生まれます

　精神の旅路に全力を注ぎはじめたら、次の段階であるヴィプラチェタナ、「変容への開放性」に進む準備は万端です。開放性は、精神の旅路には欠かせません。開放性があって初めて、真の自己の自由の認識を阻む条件付けのパターンに気づき、それを排除することができるからです。物の見方や存在の在り方がオープンになると、心身がリラックスし、エネルギーを奪って前進を阻む心身の緊張がほぐれていきます。開放性を高める重要さを示す好例が、南隠禅師の逸話です。禅師のもとに茶に招かれた大学教授が滔々と禅の理論を述べていると、禅師は教授の湯呑に茶を注ぎ続け、ついには茶があふれてしまいました。教授が驚いて訳を聞くと、禅師は微笑んで答えたそうです。「空の湯呑のようにご自分の器を空にするまでは、禅の真髄はお分かりにならぬでしょうよ」

　シューンヤは「零、空虚」を意味します。シューンヤ・ムドラを結ぶと開かれたスペースが生まれ、自分自身と人生をより客観的に、はっきりと眺められるようになります。このムドラは呼吸と意識とエネルギーを喉と首に向け、こりをほぐし、条件付けに気づいて排除できるような開放的なスペースを生みだします。こりがほぐれることで甲状腺周辺の血行が促進され、代謝のバランスが調います。このムドラで思考と思考の間にスペースが生まれ、条件付けと完全には一体化しないようになります。条件付けが排除されるにつれ、直感力が目覚め、精神の旅路の導きとなる内なる声に同調できるようになります。

核となる特性
変容に心を開く

主な効能
- 物の見方や存在の在り方がオープンになり、精神が変容しやすくなる。
- 肩、喉、首、頭周辺のこりをほぐす。
- 聴覚障害の治療に効く。
- 甲状腺の健康を支える。
- 思考と思考の間にスペースを生み、自分を縛る思いこみの排除を促す。
- 新たな可能性への扉を開く。

類似のムドラ
アーカーシャ、ヴィシュッダ、ガルダ

注意・禁忌
なし

手順
1. 中指を曲げ、親指の付け根のふくらみに当てる。
2. 中指の上から、親指で押さえる。
3. 両手の甲を腿か膝の上に置く。
4. 肩の力を抜いて後方に押し下げ、背筋を自然に伸ばす。

アンナマヤ・コーシャ（食物鞘）
- 呼吸と意識を喉と首に向け、マッサージ効果によって甲状腺周辺の血行を改善する。
- 胸の上部の呼吸を拡張し、エネルギーと活力を高める。
- 聴覚障害の治療に効果が期待できる。
- 穏やかにエネルギーを活性化する効果によって、カパの不均衡に効くことが多い。
- 新たな物の見方によって、ピッタの不均衡に効くことが多い。

プラーナマヤ・コーシャ（生気鞘）
- エネルギーの最上の流れ、ウダーナ・ヴァーユを活性化する。
- 精神の浄化を司る第5のチャクラを開き、バランスを調える。

マノマヤ・コーシャ（意思鞘）
- 思考の流れを遅くし、精神の変容に必要なスペースを生じさせる。

ヴィジュニャーナマヤ・コーシャ（理智鞘）
- 変容のスペース内で、条件付けが観察され、徐々に排除されていき、真の自己への扉が開く。

アーナンダマヤ・コーシャ（歓喜鞘）
- 喉と首周辺のこりがほぐれるにつれ、開放性と無限性がおのずと立ち現れる。

調えられる器官系

活性化する五大元素

調えられるドーシャ

強まるプラーナ・ヴァーユ

調えられるチャクラ

沈静から活性に至るエネルギー目盛り

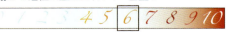

92 パッリ・ムドラ

シュラッダ（内なる導きへの信頼）のための避難所のムドラ

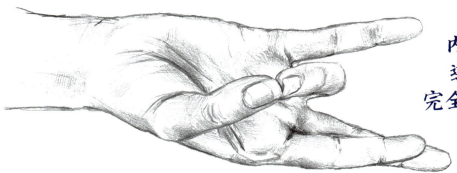

内なる存在の導きに同調し完全な統合と共に前進します

　シュラッダは「信頼」を意味しますが、外部の神を信仰するという意味ではなく、精神の旅路を歩むときに自分自身の導きを信じることを指しています。精神の旅路には教師や教えや方法論や哲学も役立ちますが、最終的に覚醒にまで導いてくれるのは、自分の中で深まる内なる信頼感です。精神の旅路の最初の成果は、リラクゼーションや清澄さが深まり、欠乏感や心配が減ることかもしれません。こうした経験が、旅路や内なる導きに対する自信を深めてくれます。変わりゆく自らの姿を好意的にとらえることで、精神の旅路を自然と深く受け入れるようになり、覚醒への道を阻む自分を縛る思いこみから自由になれます。信頼が深まることで、旅の途上で困難に遭っても、全ての経験が重要な学びであることを思い出し、さらに前進することができます。

　パッリは「避難所」を意味します。パッリ・ムドラは信頼感や支えられている感覚を強め、中心軸を定めることで、精神の旅路における避難所を与えてくれます。このムドラは、特に体の背面に強い呼吸が流れる、ヨガの完全呼吸法を補助します。背中全体に呼吸とエネルギーが流れることで、背骨が伸び、正しく配列されます。微細なレベルでは、この感覚は思考や言動が一致する誠実さとして体感され、それが精神の旅路における避難所となります。また、このムドラを結ぶと身体感覚が強化されます。呼気と吸気が長くなり、リズミカルな呼吸が促進されることで落ちつきがもたらされ、より一層中心軸を保って、集中して旅路を歩み続けられます。

核となる特性
内なる導きを信頼する

主な効能
- 精神の旅路に必要な、自信と楽観主義とエネルギーを高める。
- 背骨の配列を矯正する。
- 身体感覚を強化する。
- 消化のバランスを調える。

類似のムドラ
ヴァジュラ、ヴァジュラプラダマ、アバヤ・ヴァラダ

注意・禁忌
なし

手順
1. 中指を人差し指の周りにからませる。
2. 親指の先と薬指の先を合わせる。
3. 小指はまっすぐ伸ばす。
4. 両手の甲を腿か膝の上に置く。または手のひらを前方に向け、肩の高さで保ってもよい。
5. 肩の力を抜いて後方に押し下げ、背筋を自然に伸ばす。

アンナマヤ・コーシャ（食物鞘）
- ヨガの完全呼吸法を強化し、上体全体にマッサージ効果を与え、全器官系の健康を支える。
- 呼吸と意識を脊柱に沿って上下させ、椎骨と椎骨の間にスペースを生み、背筋を伸ばす。
- 確かな拠り所と中心軸を定める効果によって、ヴァータの不均衡に効くことが多い。
- 高揚するエネルギーによって、カパの不均衡に効くことが多い。

プラーナマヤ・コーシャ（生気鞘）
- プラーナ・ヴァーユ（上向きの流れ）とアパーナ・ヴァーユ（下向きの流れ）のバランスを調える。
- サマーナ・ヴァーユ（水平な流れ）とウダーナ・ヴァーユ（最上の流れ）を穏やかに活性化する。
- 第1から第5までのチャクラを開き、バランスを調える。

マノマヤ・コーシャ（意思鞘）
- 信頼感と自信をもたらす。
- 安定性と一点への集中力を高める。

ヴィジュニャーナマヤ・コーシャ（理智鞘）
- 信頼感をもたらし、自分を縛る思いこみを排除する意欲を支え、スペースを生んで、真の自己に至る導きをおのずと目覚めさせる。

アーナンダマヤ・コーシャ（歓喜鞘）
- 内なる同調、統合、落ちつきの体感を高める。

調えられる器官系

活性化する五大元素

調えられるドーシャ

強まるプラーナ・ヴァーユ

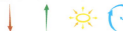

調えられるチャクラ

沈静から活性に至るエネルギー目盛り

93 アーヴァーハナ・ムドラ
クシャンティ（心からの受容）のための祈願のムドラ

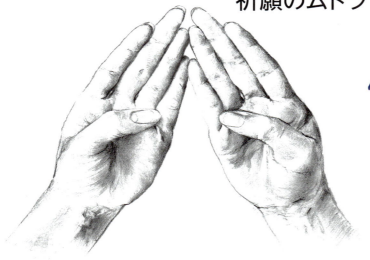

心からの受容を通じて
人生の全てを
学びと恵みとして
受け入れます

　クシャンティとは、人生がもたらすもの全てを、学びと恵みとして心から受け入れることです。人生を無条件に受け入れると、つらく厳しい経験さえもが学びの重要な一部であることが理解できます。こうした苦難や逆境に遭うことで、覚醒に至るには自分を縛る思いこみを排除しなければならないことがわかるのです。心からの受容を実践すると、全てが壮大な計画の一部であり、その意図は内なる真の自己の無限性を明らかにすることであるとわかります。この壮大な計画は宇宙の知性の反映であり、宇宙の知性は精神の旅路を歩むごとに、覚醒に必要な物をつねに与えてくれます。心から受け入れることで心の境界はおのずと広がり、思いやりや共感が深まります。すると他者の物の見方を受け止め、自分自身の過去を受け入れられるようになります。受け入れることは、消極的に人生を生きることではありません。人生経験をポジティヴに受け止めると決めることで、覚醒への扉が開くのです。

　アーヴァーハナは「祈願」を意味し、神の恵みを求めることを指します。アーヴァーハナ・ムドラは呼吸と意識とエネルギーを、個人の力のチャクラが宿るみぞおちから、無条件の愛と思いやりのチャクラが宿る胸部へと上げます。意志のチャクラから慈悲のチャクラへというエネルギーの移動が、心からの受容を反映しています。人生をより包括的に受け入れることで、個人的な欲求ばかり追っていた心がより大きな視野を持てるようになり、旅路の一歩一歩を学びの過程として受け入れられるようになります。このムドラを結ぶと落ちつきや楽観主義やエネルギーが高まり、人生の苦難を、必ず答えと可能性のある学びの機会として、自信を持って受け止められるようになります。

核となる特性
心から受け入れる

主な効能
- 心の境界を広げ、人生の全てを学びと恵みとして受け入れる。
- 困難を機会として受け止めることを学ぶ。
- 消化と吸収を改善する。
- 免疫系の機能を支える。
- 楽観主義とエネルギーをもたらす。

類似のムドラ
プールナ・フリダヤ、ハスタプラ、フリダヤ、ヴァジュラプラダマ

注意・禁忌
なし

手順
1. 指をそろえ、手のひらを上に向けて、みぞおちの前で両手を保つ。
2. 親指の先を薬指の根元に当てる。
3. 両手の薬指と小指の外側の端を合わせる。
4. 手首を心地よい範囲で離し、前腕を腹部に当てる。
5. 肩の力を抜いて後方に押し下げ、背筋を自然に伸ばす。

アンナマヤ・コーシャ(食物鞘)
- 呼吸と意識をみぞおちと胸部に向け、マッサージ効果によって消化器系と心臓血管系の血行を改善する。
- 胸腺周辺の血行を穏やかに改善する。
- 呼吸を背中中部と上部に向け、左右の肩甲骨と胸椎と胸椎の間に隙間を空け、姿勢を矯正する。
- 穏やかにエネルギーを活性化する効果によって、カパの不均衡に効くことが多い。
- 心からの受容によって、ピッタの不均衡に効くことが多い。

プラーナマヤ・コーシャ(生気鞘)
- サマーナ・ヴァーユ(水平な流れ)とプラーナ・ヴァーユ(上向きの流れ)を活性化する。
- 個人の力と無条件の愛を司る、第3と第4のチャクラを開き、バランスを調える。

マノマヤ・コーシャ(意思鞘)
- 受け入れる心、感謝の念、献身を高める。
- 困難を機会として喜んで受け入れる心が深まる。

ヴィジュニャーナマヤ・コーシャ(理智鞘)
- 難局を学びの機会として受け止めることで、自由を阻む自分を縛る思いこみが表面化し、次第に排除されていく。

アーナンダマヤ・コーシャ(歓喜鞘)
- 心からの受容を通じ、自らの存在の内から希望と楽観主義がおのずと湧き上がってくる。

調えられる器官系

強まるプラーナ・ヴァーユ

活性化する五大元素

調えられるチャクラ

調えられるドーシャ

沈静から活性に至るエネルギー目盛り
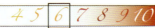

カルナー・ムドラ

カルナー（慈悲）のための慈悲心のムドラ

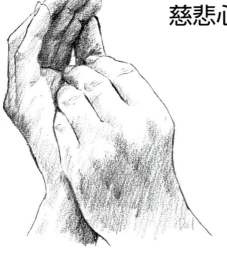

心の目を通して
万物が苦しみの中に
幸福と自由を求めることが
はっきりと見えてきます

　カルナーは「慈悲」を意味し、自分だけでなく万物が、究極的には苦しみの中に幸福と自由を探しているという真理が見えることを指します。人は普通、自分自身と自分の欲求に意識を集中し、自分の性格のレンズを通して世界を見ています。この見方では視野が限られるため、やはり自分の欲求しか見ていない他者との間に分離を生じ、誤解や競争や対立が生まれる原因になりかねません。慈悲の目を通して世界を見ると、自己と他者の違いではなく、類似点に着目するようになります。慈悲の本質は、誰もがみな限られた理解力の中で、愛と安心感を必死に探しているのだという点を理解することにあります。他者への思いやりが広がると、愛と安心感を求めることは、最終的には真の自己の全体性と統合を求めることと同じだということもわかってきます。慈悲は、自分自身を思いやるところから始まります。自らのあらゆる面を心の底から受け入れられてこそ、他者や人生を開かれた心で受け止めることができるからです。

　カルナー・ムドラでは、左の手のひらは自らを思いやる心の象徴として心臓に向けられ、右の手のひらは万物への慈悲の象徴として外側に向けられます。このムドラは呼吸と意識とエネルギーを心臓のチャクラに向け、心臓と胸腺を穏やかにマッサージします。呼吸を左の鼻孔と左半身に集中させるカルナー・ムドラには、やや沈静化の効果があり、心臓を開いて思いやりを深めるのを助けます。このムドラを結ぶと、自然と人生に喜びと調和が生まれ、万物との和のうちに、精神の旅路を快活に軽々と旅するようになります。

核となる特性
慈悲心を持つ

主な効能
- 自分と万物の双方に対する思いやりが深まる。
- 心臓血管系と免疫系の健康を支える。
- 胸部の筋肉のこりをほぐし、ストレスを軽減する。
- 顔と顎の緊張をほぐすことで、顎関節症の治療に効果が期待できる。

類似のムドラ
フリダヤ、プールナ・フリダヤ、パドマ、カポタ

注意・禁忌
なし

手順
1. 左手をそっと丸め、手のひらを心臓に向ける。
2. 右手を丸め、左手の人差し指から小指までの指先を、右手の人差し指から小指までの根元に当てる。
3. 左手の親指の指先から第1関節までの側面を、右手の親指の第1関節から第2関節までの側面に当てる。
4. 肩の力を抜いて後方に押し下げ、背筋を自然に伸ばす。

アンナマヤ・コーシャ（食物鞘）
- 呼吸と意識を胸部に向け、心臓と胸腺を穏やかにマッサージする。
- 胸部の筋肉のこりをほぐし、ストレスを軽減する。
- 顔と顎の緊張をほぐすことで、顎関節症の治療に効果が期待できる。
- 思いやりが深まることによって、ヴァータとピッタの不均衡に効くことが多い。
- 胸部の呼吸が強化されることで、カパの不均衡に効くことが多い。

プラーナマヤ・コーシャ（生気鞘）
- プラーナ・ヴァーユ（上向きの流れ）とアパーナ・ヴァーユ（下向きの流れ）のバランスを調える。
- 無条件の愛を司る第4のチャクラを開き、バランスを調える。

マノマヤ・コーシャ（意思鞘）
- 平静さ、忍耐力、安心感、内なる滋養を高め、自己と他者への批判を解消するのに役立つ。

ヴィジュニャーナマヤ・コーシャ（理智鞘）
- 心臓が開くにつれ、慈悲が真の自己の反映であることが徐々に見えてくる。

アーナンダマヤ・コーシャ（歓喜鞘）
- 微細な心臓が広がるにつれ、心臓のチャクラから滋養と癒やしの波動が流れだす。

調えられる器官系

活性化する五大元素

調えられるドーシャ

強まるプラーナ・ヴァーユ

調えられるチャクラ

沈静から活性に至るエネルギー目盛り
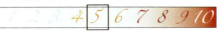

95 プールナ・ジュニャーナム・ムドラ

ヴィヴェカ（洞察力）のための完全な知恵のムドラ

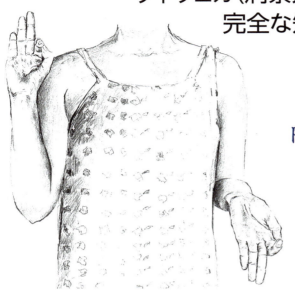

洞察力によって
限定された性格を超越した
真の自己が
はっきりと見えてきます

　ヴィヴェカは「洞察力」を意味し、限定された性格と無限の真の自己とを明確に区別できる能力を指します。性格は変わるものであり、幸福や完成された人間になるのに必要な物がつねに「どこか外」にあるという感覚を伴う概念です。ところが洞察力が身につくと、自分が生まれつき完全であり、全体性を備えていることが見えてきます。生来の全体性を悟るにつれて、大いなる満足感と落ちつきを体感し、周囲で何が起ころうと自分は平穏でいられると実感します。心理・感情面のパターンや思いこみを、それらと無意識に同化することなく客観的に観察することで、洞察力はさらに深まります。条件付けに基づいた反応をしている自分に気づき、そのつど意識的な行動を選択することで、行動や思考や感情の上に及ぼす思いこみの力を軽減できます。こうした思いこみから徐々に解放されるにつれて、行動の前面におのずと真の自己が立ち現れてきます。

　プールナは「完全な」、ジュニャーナムは「知識」を意味します。プールナ・ジュニャーナムは、交流や活動全てにおいて、真の自己をつねに経験的に認知している状態を指します。プールナ・ジュニャーナム・ムドラを結ぶと、呼吸が左肺の下部から発し、斜め上に進んで右肺の上部に達することで、月と太陽、内なる女性性と男性性が融合し、より大きな統合と調和が体感されます。この大いなる調和が、自然と洞察力の覚醒を促します。また、呼気と吸気のあとの止息が長くなり、内なる沈黙のスペースが生まれることで、やはり洞察力の覚醒が促進されます。

核となる特性
洞察力を高める

主な効能
- 真の自己と条件付けされた性格との違いを見抜く、洞察力が高まる。
- 存在の全ての極を統合し、活動と休息のバランスを調え、全器官系の健康を支える。
- 平静と広大さをもたらし、導きを受け入れるだけの心の余裕を生む。

類似のムドラ
ダルマ・チャクラ、ジュニャーナ、ディヤーナ

注意・禁忌
なし

手順
1. 人差し指の先と親指の先を合わせ、他の３本の指はそろえてまっすぐ伸ばす。
2. 右手は手のひらを前方に向け、右肩の位置で保つ。
3. 左手は前腕を地面と並行にし、みぞおちの位置で手首をそらして、手のひらを前方に向ける。
4. 肩の力を抜いて後方に押し下げ、背筋を自然に伸ばす。

アンナマヤ・コーシャ（食物鞘）
- 呼気と吸気と止息を長くし、気を張った状態とリラクゼーションのバランスを調えることで、全器官系の機能を支える。
- バランスを調える効果によって、ヴァータとピッタとカパの不均衡全般に効く。

プラーナマヤ・コーシャ（生気鞘）
- プラーナ・ヴァーユとアパーナ・ヴァーユを中心に、５つのプラーナ・ヴァーユ全てのバランスを調える。
- 第１から第６までのチャクラを開き、バランスを調える。

マノマヤ・コーシャ（意思鞘）
- 集中力を高め、精神を安定させることで、洞察力が深まるのを助ける。
- 思考と思考の間にスペースを作る。

ヴィジュニャーナマヤ・コーシャ（理智鞘）
- 心の余裕と平静さに支えられ、条件付けされた性格と無限の真の自己の違いを洞察しやすくなる。

アーナンダマヤ・コーシャ（歓喜鞘）
- 性格の条件付けにまつわるストレスや緊張から解放され、真の自己の全体性と至福感がおのずと立ち現れる。

調えられる器官系

活性化する五大元素

調えられるドーシャ

強まるプラーナ・ヴァーユ
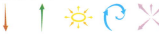

調えられるチャクラ

沈静から活性に至るエネルギー目盛り
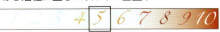

96 ヴァラーカム・ムドラ

サマトヴァ（落ちつき）のための猪のムドラ

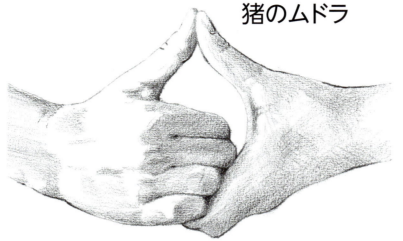

真の自己に中心軸を定め大いなる落ちつきと共に人生の難局に向き合います

　サマトヴァは「落ちつき」を意味し、内なる真の自己と同調した際に自然に目覚める、中心軸が定まってバランスのとれた状態を指します。性格のレベルでは、人生は心身のバランスを崩しかねない、上昇と下降をくり返すジェットコースターのようなものです。このジェットコースターに無自覚で乗っていると、高揚感と苦悩を共に経験することになります。一方、内なる存在に同調すれば、性格レベルでの浮き沈みに左右されない、中心軸が定まって落ちついた精神状態を体感します。一度深い落ちつきを得ると、旅路の途上で困難に遭遇しても、すばやく、また容易にバランスのとれた状態に戻れるようになります。深い落ちつきを得ることで、困難は人生という海の表面に盛り上がっては通りすぎていく波であり、真の自己の平安が乱されることはないと実感できます。

　ヴァラーハは「猪」を意味し、ヴィシュヌ神の化身の一つです。ヴィシュヌは宇宙の維持を司る神で、創造のリズムとサイクルのうちでバランスと調和を保つ役割を果たしています。ヴァラーカム・ムドラは、心身の内なる宇宙に、ダイナミックなバランスを維持するヴィシュヌ神の能力を呼び覚まします。このムドラを結ぶと、吸気と共に体の前面を呼吸が上昇し、呼気と共に体の背面を呼吸が下降します。この調和のとれた呼吸の円環において、おのずと調和が立ち現れます。調和のとれた呼吸が上体へのマッサージ効果を生み、全器官系の健康と癒やしが支えられます。呼吸とエネルギーの循環によって、身体感覚と確かな拠り所が強化されます。確かな拠り所と調和の感覚が結びつくことで、深い落ちつきが体感できるのです。

核となる特性
落ちつく

主な効能
- 落ちつきをもたらす。
- 全器官系のバランスを調える。
- 背中中部と上部のこりをほぐす。
- 腎臓と副腎周辺の血行を改善する。

類似のムドラ
ダルマ・チャクラ、アバヤ・ヴァラダ、トリムールティ、ヴァジュラ、スワスティ

注意・禁忌
なし

手順
1. 左手は手のひらを上に向け、みぞおちの前に保つ。右手は手のひらを下に向け、左手の上にかざす。
2. 両手の人差し指から小指までを鉤のように曲げて組み合わせ、穏やかに左右に引く。
3. 両手をややねじり、左右の親指を上に伸ばし、指先を合わせる。
4. 肩の力を抜いて後方に押し下げ、両肘をやや体から離し、背筋を自然に伸ばす。

調えられる器官系

活性化する五大元素

調えられるドーシャ

強まるプラーナ・ヴァーユ

調えられるチャクラ

沈静から活性に至るエネルギー目盛り
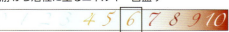

アンナマヤ・コーシャ（食物鞘）
- 呼吸を上体内で循環させることで、全器官系の血行と滋養を強化する。
- 呼吸を背中に向け、マッサージ効果によって筋肉のこりをほぐす。
- 背中中部の呼吸を強化し、腎臓と副腎周辺の血行を改善する。
- 確かな拠り所と中心軸を定める効果によって、ヴァータの不均衡に効くことが多い。
- 落ちつきが深まることで、ピッタの不均衡に効くことが多い。
- 呼吸の拡張によって、カパの不均衡に効くことが多い。

プラーナマヤ・コーシャ（生気鞘）
- プラーナ・ヴァーユ（上向きの流れ）とアパーナ・ヴァーユ（下向きの流れ）のバランスを調える。
- エネルギーの水平な流れ、サマーナ・ヴァーユを穏やかに活性化する。
- 自らを育む力を司る第2のチャクラを中心に、第1から第4までのチャクラを開き、バランスを調える。

マノマヤ・コーシャ（意思鞘）
- 身体への気づきを高める。
- 感情のバランスを支える。

ヴィジュニャーナマヤ・コーシャ（理智鞘）
- 真の自己の反映である深い落ちつきを体感するようになる。

アーナンダマヤ・コーシャ（歓喜鞘）
- 落ちつきと共に生きるにつれ、喜びと統合がおのずと立ち現れる。

シャクティ・ムドラ

シャクティ（精神エネルギー）を覚醒させるための女神のムドラ

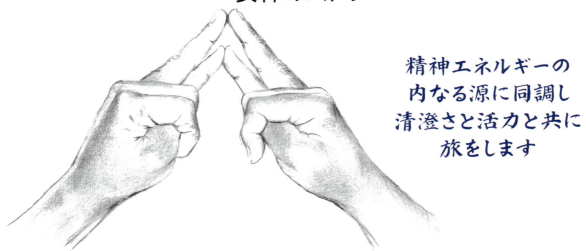

精神エネルギーの内なる源に同調し清澄さと活力と共に旅をします

　シャクティは「精神を覚醒させる潜在エネルギー」を意味し、女神シャクティとして神格化されています。性格レベルでの自分を縛る条件付けから解放されると、大量のエネルギーを精神の旅路に用いれるようになります。増加したエネルギーが変容の過程を早め、存在の微細な領域への扉を開いてくれます。精神の旅路に乗り出したばかりの頃は、エネルギーの大半は個人的な欲求を満たしたり、脅威と思える状況を避けたりするのに費やされます。旅路を進むにつれ、価値観や優先順位が徐々に変化し、自然と精神の覚醒にエネルギーを用いるようになります。この進化とも言える変容の旅路を象徴するのが、チャクラを上昇してついには精神の解放に至る、シャクティの流れです。

　シャクティ・ムドラは、変容のエネルギーを存在の全ての層において覚醒させる助けとなります。このムドラは呼吸と意識とエネルギーを、まずシャクティが宿る上体の基盤に向け、そこから上昇して、シャクティが広がり凝縮する第２チャクラに向けます。シャクティ・ムドラを結ぶと、潜在エネルギーの広大な海が思い描かれます。シャクティはこの海からチャクラを順に上昇し、純粋意識という存在の本質を体感できる、頭頂のサハスラーラ・チャクラに至ります。呼吸とエネルギーの拡張した流れが骨盤周辺を巡ることで、排泄器系、泌尿器系、生殖器系の機能が改善されます。

核となる特性
精神エネルギーを覚醒させる

主な効能
- 精神の旅路で霊感と導きを与えてくれる、潜在エネルギーを覚醒させる。
- 泌尿器系、生殖器系、排泄器系の健康を支える。
- 精神の旅路の基盤となる、支えられているという感覚と中心軸をもたらす。

類似のムドラ
スワディシュターナ、アド・メルダンダ、ヴィッタム

注意・禁忌
なし

手順
1. 指先を外側に向けて、へその下で合掌する。
2. 薬指と小指の先は合わせたまま、手のひらの下部と親指と人差し指と中指を離す。
3. 人差し指と中指で、親指を軽く握る。
4. 両手首を腹部に当てる。
5. 肩の力を抜いて後方に押し下げ、背筋を自然に伸ばす。

アンナマヤ・コーシャ（食物鞘）
- 呼吸と意識を上体の基盤と骨盤に向け、排泄器系、泌尿器系、生殖器系の血行を改善する。
- エネルギーが流動する効果によって、カパの不均衡に効くことが多い。
- 微細なエネルギーへの気づきが高まることによって、ピッタの不均衡に効くことが多い。
- 中心軸を定める効果によって、ヴァータの不均衡に効くことが多い。

プラーナマヤ・コーシャ（生気鞘）
- エネルギーの下向きの流れ、アパーナ・ヴァーユを活性化する。
- 第1と第2のチャクラを開いてバランスを調え、そのエネルギーを上昇させて、他のチャクラを覚醒させる。

マノマヤ・コーシャ（意思鞘）
- 感情のバランスと落ちつきをもたらす。

ヴィジュニャーナマヤ・コーシャ（理智鞘）
- 生気鞘への感受性が高まるにつれ、性格との一体化から解放され、真の自己と同調しやすくなる。

アーナンダマヤ・コーシャ（歓喜鞘）
- 精神エネルギーがチャクラを上昇するにつれ、至福感と自由と無限性が覚醒する。

調えられる器官系

活性化する五大元素

調えられるドーシャ

強まるプラーナ・ヴァーユ
↓

調えられるチャクラ

沈静から活性に至るエネルギー目盛り
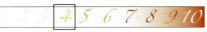

ウッターラボディ・ムドラ

ヴァシトヴァム（自己制御）のための
最も高き知恵のムドラ

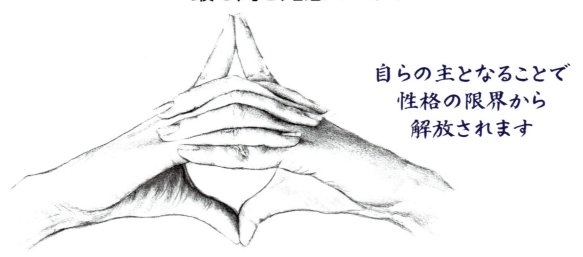

自らの主となることで
性格の限界から
解放されます

「自己制御」を意味するヴァシトヴァムは、精神の旅路における重大な転換点です。ここに至って人は、性格レベルにおける自分を縛る思いこみとの一体化から自由になるのです。こうした思いこみを観察できるようになると、それに関連した思考や感情に人生を支配されることはなくなります。自らをコントロールできるようになるにつれ、真の自己があらゆる活動の前面に立ち現れます。すると全身全霊でこの世界を生きつつ、全ての状況に客観的に、かつ思いやりをもって対応できるようになります。困難な思考や感情が浮かんできたら、いまだ排除されずにいる思いこみに気づいてそこから自由になるための手段を、自分は今観察しているのだと思うことです。

ウッターラは「最高の」、ボディは「知恵」を意味します。ウッターラボディとは、交流や活動全てにおいて真の自己と同調しつづける能力を指します。ウッターラボディ・ムドラは呼吸と意識とエネルギーを胸部に向け、胸腺周辺の血行を改善し、免疫系の健康を支えます。このムドラを結ぶと、安定性と、呼吸や心身における気楽さとのバランスがもたらされます。それによって、特に旅路において困難に遭遇したときに、真の自己と同調しつづけられるようになります。このムドラによって自己制御力が高まると、性格上の好き嫌いによって勝手な物語に引きずりこまれることなく、真の自己のうちに心安らかに生きられるようになります。

核となる特性
自己の主となる

主な効能
- 自己制御力を高める。
- 胸骨と肋骨を中心に、胸郭全体に呼吸を広げる。
- 免疫系を強化する。
- 統合の感覚と真実性を高める。

類似のムドラ
ジュニャーナ、チッタ、サークシー

注意・禁忌
なし

手順
1. 左手の小指が一番下に来るように、両手の指を組み合わせる。
2. 人差し指の先同士と、親指の先同士を合わせる。
3. 人差し指の先は上に、親指の先は下に向ける。
4. 人差し指の先が左右の鎖骨の間のくぼみに来るように、親指と人差し指を胸骨に当てる。
5. 肩の力を抜いて後方に押し下げ、両肘をやや体から離し、背筋を自然に伸ばす。

アンナマヤ・コーシャ（食物鞘）
- 呼吸と意識を、胸骨と肋骨を中心に胸郭全体に向け、マッサージ効果によって胸腺周辺の血行を改善する。
- エネルギーを活性化する効果によって、カパの不均衡に効くことが多い。

プラーナマヤ・コーシャ（生気鞘）
- エネルギーの上向きの流れ、プラーナ・ヴァーユを活性化する。
- 無条件の愛を司る第4のチャクラを開き、バランスを調える。

マノマヤ・コーシャ（意思鞘）
- 精神と感情の安定性を高める。
- 自信と内なる信頼感を高め、自己制御を助ける。

ヴィジュニャーナマヤ・コーシャ（理智鞘）
- 自己制御を通じた精神の安定性が、真の自己の不変性の反映であるとわかる。

アーナンダマヤ・コーシャ（歓喜鞘）
- 自己制御力が高まり、完全な自由と共に人生を十全に生きるようになる。

調えられる器官系

活性化する五大元素

調えられるドーシャ

強まるプラーナ・ヴァーユ
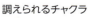

調えられるチャクラ

沈静から活性に至るエネルギー目盛り
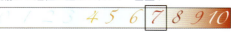

99 カーレシュヴァラ・ムドラ

モクシャ（精神の解放）を得るための
時の主人のムドラ

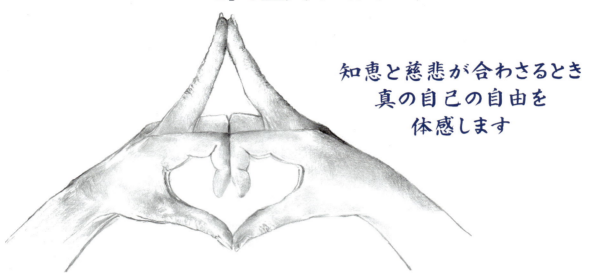

知恵と慈悲が合わさるとき真の自己の自由を体感します

「精神の解放」を意味するモクシャは、その瞬間ごとに自由と統合が体感される、精神の旅路の頂点です。精神の解放には、知恵と慈悲が共に必要です。知恵とは、条件付けの限界から自由になった、真の自己の本質に関する完全な明晰さのことです。この知恵、つまり自分はすでに完全性と全体性を備えているという絶対的な認識に至ると、帰郷したような感覚を味わいます。知恵は慈悲と均衡を保っていなければなりません。慈悲、つまり自分と万物は単一であるという認識に至ると、生きとし生けるものがみな統合に至る同じ旅路を共有していることが見えてきます。知恵と慈悲が融合すると、真の自己の自由のうちに生きながら、人生の全てを心から受け止めることができます。知恵と慈悲の融合によって、人生の一瞬一瞬を、自由と統合の旅路の開花として快く受け入れられるようになります。

カーレシュヴァラは「時の主人」を意味し、性格を形作る時空の限界から自由な、真の自己を指しています。カーレシュヴァラ・ムドラは呼吸と意識とエネルギーを、愛と思いやりのチャクラが宿る心臓から、明晰さと知恵のチャクラが宿る第三の目へと上昇させます。親指と人差指が作るハートの形は、慈悲心を表します。中指が作る上向きの三角形は、清澄な眼力によって立ち現れる知恵を表します。このムドラを結ぶと、知恵と慈悲の統合を通じて真の自己の自由を体感すると同時に、万物の無限の美に心ゆくまで参加できる喜びに気づかされます。

核となる特性
精神の解放に至る

主な効能
- 知恵と慈悲を融合させ、自由と統合を日々経験するという真の自己の本質を明かす。
- 神経内分泌系の健康を支える。

類似のムドラ
マンダラ、テジャス、アナンタ

注意・禁忌
なし

手順
1. 心臓の前で両手の手のひらを向かい合わせ、左右の中指の腹を合わせる。
2. 左右の人差し指の第1関節から第2関節までの背面を合わせる。
3. 左右の親指の腹を合わせ、親指の先を下に向けてハートを作る。
4. 薬指と小指は自然に内側に曲げる。
5. 心臓から手の幅くらい離して、両手を保つ。
6. 肩の力を抜いて後方に押し下げ、両肘をやや体から離し、背筋を自然に伸ばす。

調えられる器官系

活性化する五大元素

調えられるドーシャ

強まるプラーナ・ヴァーユ

調えられるチャクラ

沈静から活性に至るエネルギー目盛り
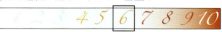

アンナマヤ・コーシャ（食物鞘）
- 呼吸と意識を胸部、首、頭に向け、マッサージ効果によって胸腺、甲状腺、下垂体周辺の血行を改善する。
- 高揚させるエネルギーによって、うつ病の治療に効果が期待できる。
- 穏やかにエネルギーを活性化する効果によって、カパの不均衡に効くことが多い。
- 心臓が開くことによって、ピッタの不均衡に効くことが多い。
- 集中力が高まることによって、ヴァータの不均衡に効くことが多い。

プラーナマヤ・コーシャ（生気鞘）
- プラーナ・ヴァーユ（上向きの流れ）とウダーナ・ヴァーユ（最上の流れ）を活性化する。
- 無条件の愛、精神の浄化、知恵を司る第4、第5、第6のチャクラを開き、バランスを調える。

マノマヤ・コーシャ（意思鞘）
- 精神を集中させ、一点への集中力を助ける。
- 高揚するエネルギーを高めることで、うつ病の治療に効果が期待できる。

ヴィジュニャーナマヤ・コーシャ（理智鞘）
- 知恵と慈悲の融合によって、真の自己への扉がおのずと開く。

アーナンダマヤ・コーシャ（歓喜鞘）
- 真の自己が覚醒するにつれ、生来の特性である全体性、喜び、開放性、無限性がおのずと体感される。

VI アーナンダマヤ・コーシャ（歓喜鞘）

第15章　今そこにある意識を高める 瞑想のムドラ

　瞑想は、自由と統合を本質とする真の自己を体感できる、純粋意識の流れです。真の自己はつねにそこに在り、認識されるのを待っています。変容と覚醒の旅路を支える瞑想の技法には、様々なものがあります。まずはリラックスし、ストレスをなくして、心により大きな平安をもたらす瞑想を実践するところから始めてみましょう。瞑想を始めてすぐに好ましい結果が得られることに心躍り、さらに深い瞑想を実践したくなるはずです。瞑想の旅路を進むにあたっては、真の自己の体感を阻む、何層にも積み重なった条件付けから自由になる必要があります。徐々に条件付けから解放されるにつれ、ストレスや分離の原因となっていた内外の葛藤が取り除かれ、瞑想の旅路を進むのが容易になります。瞑想の過程は多面的であり、主に5つの段階を内包しています。

1. 体と呼吸を安定させる

体と呼吸の安定は、瞑想のための揺るぎない基盤となります。体と呼吸のバランスが調うと、自然と精神も沈静化します。精神はもともと動的なもので、好機や潜在的な脅威がないかとつねに周囲を精査しています。こうした外界への警戒態勢は、生存のための欲求を満たすには重要な機能ですが、自己認識の旅においては、この精神のせわしなさを徐々に低下させなければなりません。プラージュナ・プラーナ・クリヤー・ムドラは体と呼吸を安定させ、それによって精神を瞑想の準備段階に導いてくれます。

2. 思考と感情を受け入れる

体と呼吸が安定し、精神が沈静化すると、自然と思考と感情が表面化し、統合され、徐々に排除されていきます。思考や感情を抑圧したり拒絶したりすれば、かえって思考や感情が幅を利かせてしまいます。この段階では、抵抗せずに思考と感情を受け入れるすべを学びましょう。思考や感情が自由に去来するのに任せておけば、やがては思考や感情は瞑想という意識の流れを邪魔する力を失います。メダー・プラーナ・クリヤー・ムドラを結ぶと開放性が高まり、思考や感情をたやすく受け入れることができ、おのずと瞑想が深まります。

3. 清澄な眼力を覚醒させる

瞑想の次の段階では、心身に立ち現れるもの全てを観察する能力を高めます。観察は、ただ受け入れることのもう一段上の段階です。観察することで、条件づけされた性格と、無限の真の自己の違いが明確に区別できます。観察によって、思考や感情のパターンを固定させる自分を縛る思いこみを吟味すると、それが条件付けの一部であって自分の本質ではないことが理解されます。

この理解を通じて、いまだに残る限界や不足、またその結果である苦しみから徐々に解放されていきます。ジュニャーナ・ムドラは一点への集中力と清澄さを強化し、真の自己との同調や、条件付けの排除を助けます。

4. 瞑想を容易にする

思考や感情をつなぎとめている自分を縛る思いこみや、思考や感情との一体化から解放されるに連れ、存在の全ての層がおのずと統合されます。この統合で調和の感覚がもたらされ、苦労せずに瞑想に留まれるようになります。ディヤーナ・ムドラは、瞑想の安定した流れに留まれるよう力を貸してくれます。

5. 統合を体験する

瞑想の旅路を進むにつれ、分離の感覚は消え失せ、自由と統合という本質に完全に同調できるようになります。この統合の感覚は初めは一時的ですが、次第に安定し、全活動に浸透していきます。このレベルに至ると瞑想は鍛錬ではなく、真の自己の単なる反映となります。バイラヴァ・ムドラはこの統合の体験を支え、無限の存在の感覚を高めることで、精神の動きを自然と静止させます。

瞑想の5段階における、ムドラと核となる特性

ムドラ	核となる特性
プラージュナ・プラーナ・クリヤー	体と呼吸を安定させる
メダー・プラーナ・クリヤー	思考と感情を受け入れる
ジュニャーナ	清澄な眼力を覚醒させる
ディヤーナ	瞑想を容易にする
バイラヴァ	統合を体験する

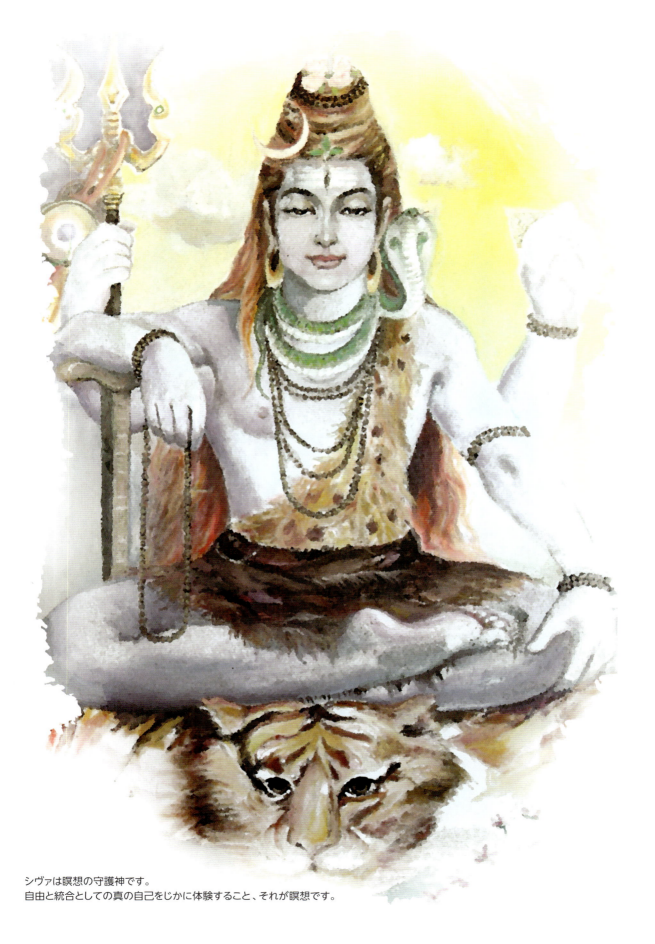

シヴァは瞑想の守護神です。
自由と統合としての真の自己をじかに体験すること、それが瞑想です。

100 プラージュナ・プラーナ・クリヤー・ムドラ

体と呼吸を安定させるための浄化する知恵のムドラ

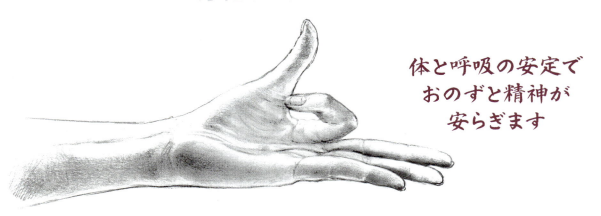

体と呼吸の安定でおのずと精神が安らぎます

体と呼吸の安定は、瞑想の基盤です。体と呼吸が調和すると、自然とその安定性が精神に反映され、瞑想に入りやすくなるのです。体と呼吸と精神はどれも、生存に必要な欲求を満たすために好機や脅威に反応しなければならず、動きに引きずられる傾向があります。刺激があるとすぐに人は注意を外界に向け、呼吸を速め、体と精神を活動に備えてしまいます。精神の旅路に乗り出せば、幸福と充足感への探求心で内なる存在に注意が向かい、呼吸と体が安定し、内面への旅への基盤ができます。

プラージュナは「知恵」、プラーナは「生命エネルギー」、クリヤーは「浄化の行為」を意味します。プラージュナ・プラーナ・クリヤーは、瞑想に入りやすくする、生命エネルギーを安定させる行為です。プラージュナ・プラーナ・クリヤー・ムドラは呼吸と意識とエネルギーを骨盤と上体の基盤に向け、確かな拠り所を強化し、体と呼吸を自然に安定させます。このムドラは呼吸を遅くし、呼気を長くし、心拍数と呼吸数を調節する脳の低次のセンターを沈静化させます。また、呼吸を肺の下部に向けることで沈静化の効果を与え、ストレスと不安を軽減させます。このムドラは背筋をまっすぐに伸ばすことで体と呼吸をさらに安定化させ、瞑想の強固な基盤を築きます。

核となる特性
体と呼吸を安定させる

主な効能
- 体と呼吸に安定性と快適さのバランスを生み、瞑想に入るための基盤を作る。
- 筋骨格系の健康を支える。
- ストレスと不安を軽減する。
- 生殖器系、排泄器系、泌尿器系の健康を支える。
- ゆったりしたリズミカルな呼吸によって、神経系を沈静化する。

類似のムドラ
アディ、ブー、チンマヤ、アパナヤナ

注意・禁忌
なし

手順
1. 人差し指の先を親指の付け根に押し当て、円を作る。
2. 親指と中指と薬指と小指はまっすぐ伸ばす。
3. 両手の甲を腿か膝の上に置く。
4. 肩の力を抜いて後方に押し下げ、背筋を自然に伸ばす。

アンナマヤ・コーシャ（食物鞘）
- 呼吸と意識を骨盤と上体の基盤に向け、マッサージ効果によって排泄器系、泌尿器系、生殖器系の血行を改善する。
- 呼吸数を減らし、呼気を長くすることでリラックス反応を活性化し、ストレスと不安を軽減させる。
- 肺の下部の呼吸を強化することで、ストレス反応の一端である胸の上部での呼吸をしがちな人の呼吸の是正に効果が期待できる。
- 確かな拠り所と安定化の効果によって、ヴァータの不均衡に効くことが多い。
- 沈静化の効果によって、ピッタの不均衡に効くことが多い。

プラーナマヤ・コーシャ（生気鞘）
- エネルギーの下向きの流れ、アパーナ・ヴァーユを活性化する。
- 安心感と自らを育む力を司る、第1と第2のチャクラを開き、バランスを調える。

マノマヤ・コーシャ（意思鞘）
- 深い落ちつきと内なる安心感を高める。

ヴィジュニャーナマヤ・コーシャ（理智鞘）
- 体と呼吸の安定で生存への欲求が沈静化し、真の自己の知恵に自然と惹かれるようになる。

アーナンダマヤ・コーシャ（歓喜鞘）
- 大いなる安定性を体感し、絶対的な安心感と保護されている感覚がおのずと立ち現れる。

調えられる器官系
  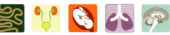

活性化する五大元素

調えられるドーシャ

強まるプラーナ・ヴァーユ

調えられるチャクラ

沈静から活性に至るエネルギー目盛り

101 メダー・プラーナ・クリヤー・ムドラ

思考と感情を受け入れるための
精神的活力のムドラ

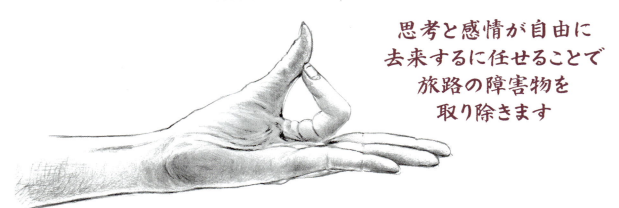

思考と感情が自由に
去来するに任せることで
旅路の障害物を
取り除きます

体と呼吸を安定化させて瞑想の強固な基盤を築いたら、次の段階では頭に浮かぶもの全てを拒まない態度を養います。瞑想中には、好ましいもの、困難なもの、どちらつかずのもの、様々な思考や感情が浮かんできます。私たちは好ましいものを受け入れ、困難な思考や感情は拒絶するか抑圧するか反撃してしまいがちです。しかし抵抗すればするほど、注意を惹こうとする思考や感情の力は強まります。思考や感情、特に困難な思考や感情に対する効果的な対処法は、それらを受け入れ、リズミカルな呼吸に合わせて思考や感情が自由に去来するに任せることです。そうすれば、頭の中や周囲で起きていることに関わりなく瞑想を続ける能力が高まります。

メダーは「精神的活力」、プラーナは「生命エネルギー」、クリヤーは「浄化の行為」を意味します。メダー・プラーナ・クリヤーは、生命エネルギーを浄化して精神的活力を高める行為です。メダー・プラーナ・クリヤー・ムドラは呼吸と意識とエネルギーを胸郭全体に向け、特に肺の中部における肺活量を増やします。この拡張によって心臓血管系全体が支えられ、肺と心臓へのマッサージ効果が得られます。このムドラを結ぶと胸腺周辺の血行が改善し、免疫系の健康が支えられます。このムドラを結ぶと情緒を処理する脳の感情センターが沈静化し、抑圧したり反応したりせずに、感情を受け入れられるようになります。

核となる特性
思考と感情を受け入れる

主な効能
- 抵抗や反撃をせずに、思考や感情を受け入れる。
- 呼吸器系と心臓血管系に活力を与える。
- 免疫系の健康を支える。

類似のムドラ
ウールドヴァム・メルダンダ、ヴァジュラプラダマ、ディールガ・スワラ

注意・禁忌
なし

手順
1. 人差し指の先を親指の第1関節に優しく押し当てる。
2. 親指と中指と薬指と小指は、まっすぐ伸ばす。
3. 両手の甲を腿か膝の上に置く。
4. 肩の力を抜いて後方に押し下げ、背筋を自然に伸ばす。

アンナマヤ・コーシャ（食物鞘）
- 呼吸と意識を胸郭全体に向け、マッサージ効果によって心臓血管系と呼吸器系の血行を改善する。
- 胸腺周辺の血行を促進する。
- 肺の中部と背中中部の呼吸を拡張し、腎臓と副腎周辺にマッサージ効果を与える。
- 胸郭の筋肉を強化して、肺活量を増やす。
- 肺の拡張とエネルギー活性化の効果によって、カパの不均衡に効くことが多い。
- 微細な心臓が開くことによって、ピッタの不均衡に効くことが多い。

プラーナマヤ・コーシャ（生気鞘）
- エネルギーの上向きの流れ、プラーナ・ヴァーユを穏やかに活性化する。
- 無条件の愛を司る第4のチャクラを開き、バランスを調える。

マノマヤ・コーシャ（意思鞘）
- 感情のバランスを調える。
- 穏やかにエネルギーを活性化する効果によって、うつ病の治療に効果が期待できる。

ヴィジュニャーナマヤ・コーシャ（理智鞘）
- 完全には同化せずに思考と感情を受け入れることで、真の自己とたやすく同調できるようになる。

アーナンダマヤ・コーシャ（歓喜鞘）
- 思考と感情を受け入れるにつれ、それらが生来ある好ましい特性を開花させる種に滋養を与える、単なるエネルギーであると感じ始める。

調えられる器官系

活性化する五大元素

調えられるドーシャ

強まるプラーナ・ヴァーユ
↑

調えられるチャクラ

沈静から活性に至るエネルギー目盛り
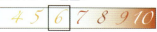

102 ジュニャーナ・ムドラ

清澄な眼力を覚醒させるための高次の知識のムドラ

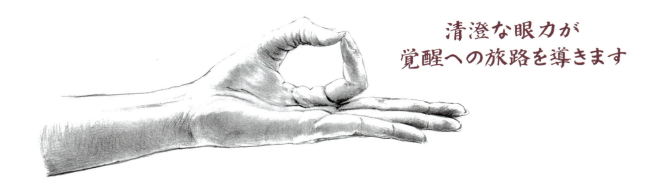

清澄な眼力が覚醒への旅路を導きます

　瞑想の第3段階は、清澄さの覚醒です。自分と人生と他者を、条件付けされた性格のレンズを通してではなく、真の自己の視点から見つめることのできる力です。清澄さは、思考と感情およびそれらを維持する自分を縛る思いこみに対する、観察力を高めることで立ち現れます。完全には同化せずに頭に浮かぶもの全てを観察することで、思考や感情の勝手な物語に引きずりこまれなくなります。真の自己に同調し、思考や感情をパターン化する思いこみを吟味できるようになると、瞑想においても、あらゆる交流や活動においても、思考や感情との同一化が薄まります。

　ジュニャーナは「知恵」を意味します。ジュニャーナ・ムドラは、真の自己を前面に現し、思考や感情を客観的に観察するのに必要な、清澄な眼力を支えてくれます。このムドラは意識を、精神の清澄さと一点への集中力を司るチャクラの宿る第三の目に向け、意識的な観察の力を高めます。ジュニャーナ・ムドラの指の形は、瞑想の過程のシンボルです。限定された性格を表す人差し指が内に向かい、無限の真の自己を表す親指と出合います。親指と人差指が形作る円は、真の自己の全体性と無限性を象徴しています。中指と薬指と小指は、サットヴァ（純粋性）とラジャス（動性）とタマス（惰性）の、3つのグナ（属性）を表しています。この3本の指が下向きに伸びているのは、3つのグナが本来の均衡状態に戻り、瞑想の邪魔をしないことを指しています。

核となる特性
清澄な眼力を覚醒させる

主な効能
- 観察の力を通じて清澄な眼力を覚醒させる。
- 一点への集中力を高める。
- 無限の真の自己と限定された性格との違いを見分ける。

類似のムドラ
チン、チッタ、トリシューラ、サークシー

注意・禁忌
なし

手順
1. 人差し指の先と親指の先を合わせる。
2. 親指と人差し指で円を形作る。
3. 中指と薬指と小指はまっすぐ伸ばす。
4. 両手の甲を腿か膝の上に置く。
5. 肩の力を抜いて後方に押し下げ、背筋を自然に伸ばす。

アンナマヤ・コーシャ（食物鞘）
- 呼吸と意識を肺の上部に向け、肺活量を増やす。
- リラクゼーションと気を張った状態とのバランスを調える。
- 左右の鼻孔を開き、鼻腔の浄化を支える。
- 右脳と左脳のバランスを高める。
- 穏やかにエネルギーを活性化する効果によって、カパの不均衡に効くことが多い。
- 性格を明け渡す力が高まることで、ピッタの不均衡に効くことが多い。
- 一点への集中力が高まることで、ヴァータの不均衡に効くことが多い。

プラーナマヤ・コーシャ（生気鞘）
- エネルギーの最上の流れ、ウダーナ・ヴァーユを穏やかに活性化する。
- 知恵を司る第6のチャクラを開き、バランスを調える。

マノマヤ・コーシャ（意思鞘）
- 精神の清澄さと落ちつきを高める。
- 思考と思考の間にスペースを作る。

ヴィジュニャーナマヤ・コーシャ（理智鞘）
- 清澄さが高まることで、限定された性格と無限の真の自己とを簡単に見分けられるようになる。

アーナンダマヤ・コーシャ（歓喜鞘）
- たやすく継続的に真の自己と同調することで、至福感と清澄さがおのずと立ち現れる。

調えられる器官系

活性化する五大元素

調えられるドーシャ

強まるプラーナ・ヴァーユ

調えられるチャクラ

沈静から活性に至るエネルギー目盛り
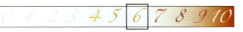

ディヤーナ・ムドラ

瞑想を容易にするための瞑想のムドラ

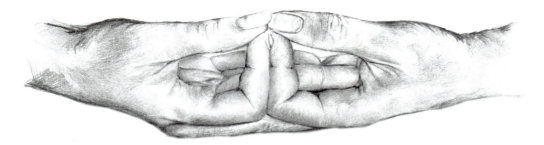

瞑想の流れに苦もなく安らぎ
体と呼吸と精神がおのずと統合されます

　瞑想の安定した流れに容易に安らぐことで、存在の全ての層が自然と統合されます。身体の下部・中部・上部、肺の3つの部位、脳の3つのセンターも統合されます。これら全レベルでの統合によって、完全な調和がおのずと体感されます。本章の最初の3つのムドラは、体、肺、脳という主な領域に、それぞれ気づきをもたらしてくれました。その基盤の上に統合の体験を高めるのが、4つめのムドラ、ディヤーナ・ムドラです。この統合によって瞑想は容易になり、真の自己とよりたやすく同調できるようになります。存在の全ての層が完全に統合されることで、全器官系の健康と癒やしが強力に支えられます。

　ディヤーナは「瞑想」を意味します。ディヤーナ・ムドラを結ぶと存在の全ての層における統合が促され、苦労せず長時間瞑想に留まれます。このムドラはヨガの完全呼吸法を助け、肺の3つの部位、身体、脳の統合を促します。呼吸に安定したリズムを生み、精神に休息する場所を与え、長時間の瞑想を強固に支えます。ディヤーナ・ムドラは左右の鼻孔における均等な呼吸の流れを活性化し、落ちつきを高めることでさらに瞑想を助けます。また呼気と吸気の間の止息を長くし、思考と思考の間にスペースを作り、頭の中に本来ある沈黙を垣間見させてくれます。

核となる特性
瞑想を容易にする

主な効能
- 容易な瞑想を支える。
- 全器官系の健康を促進する。
- 存在の全ての層を統合する。
- 思考と思考の間にスペースを作り、内なる沈黙を体感させる。

類似のムドラ
マンダラ、ハーキニー、ダルマ・チャクラ

注意・禁忌
なし

手順
1. 親指の先と人差し指の先を合わせる。
2. 他の3本の指は、そろえてまっすぐ伸ばす。
3. 右手の中指から小指までを左手の中指から小指までの上に置き、左右の人差し指の背面の第2関節までを合わせる。
4. 左右の親指の先を軽く合わせる。
5. 両手を腿の付け根に置く。
6. 肩の力を抜いて後方に押し下げ、両肘をやや体から離し、背筋を自然に伸ばす。

アンナマヤ・コーシャ（食物鞘）
- ヨガの完全呼吸法を支え、肺活量を増やす。
- 左右の鼻孔を均等に開き、活動と休息のバランスを調えることで、全器官系の健康を支える。
- バランスを調える効果によって、ヴァータとピッタとカパの不均衡全般に効く。

プラーナマヤ・コーシャ（生気鞘）
- 5つのプラーナ・ヴァーユ全てのバランスを調える。
- 知恵を司る第6のチャクラを中心に、第1から第6までのチャクラのバランスを調える。

マノマヤ・コーシャ（意思鞘）
- 精神を清澄にし沈静化させることで、落ちつきと調和を自然と高める。
- 頭に広々とした空間を生み、思考の流れを遅くする。

ヴィジュニャーナマヤ・コーシャ（理智鞘）
- 存在の全ての層の統合によって、調和を本質とする真の自己への扉が開く。

アーナンダマヤ・コーシャ（歓喜鞘）
- 存在の全ての層が統合されるにつれ、おのずとより深い瞑想に入りこみ、至福感と統合を体感する。

調えられる器官系

活性化する五大元素

調えられるドーシャ

強まるプラーナ・ヴァーユ

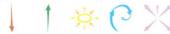

調えられるチャクラ

沈静から活性に至るエネルギー目盛り

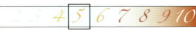

104 バイラヴァ・ムドラ

統合を体験するための
シヴァの恐怖の化身のムドラ

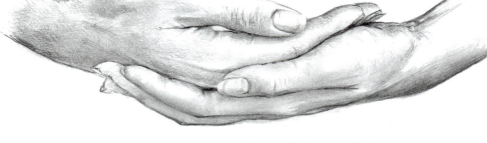

内なる沈黙と深い平安に安らぎ
あらゆる分離の感覚が消え去ります

　瞑想の最高点は、真の自己の表出である自由と統合を体験することです。性格の範囲内や周囲で起きることとは無関係に、自分が全体性と完全性を完璧に備えていると認識すること、それが自由の特徴です。統合とは、自分が万物と単一であり、たゆみなく流れる生命の流れの欠かせない一部であると認識することです。この自由と統合の体験は、瞑想時にだけ起きる一時的なもので、瞑想が終われば徐々に消えてしまうかもしれません。このように真の自己を一時的に体験することを、サマーディ（精神の統合）と呼びます。自由と統合が人生のあらゆる瞬間に浸透し、つねにその体験を生きる状態となったとき、それをモクシャ（精神の解放）と呼びます。

　バイラヴァはシヴァ神の恐怖の化身の名で、生来の自由を覆い隠す無知のヴェールを破壊する者です。またバイラヴァは、限定された条件付けから解放された、統合の経験の至福感をも意味します。バイラヴァ・ムドラは、特に本章の他のムドラと共に実践すると、自由と統合という真の自己の本質を垣間見せてくれます。手を重ね合わせるだけというシンプルな印相は、統合は遠い夢などではなく、つねにすぐそこにあり、自己の本質だと認識されるのを待っているだけだということの明らかな証左です。バイラヴァ・ムドラはケヴァラ・クンバカ（呼気のあとに起こる自然な止息）の体験を助け、統合の至福をより深く味わわせてくれます。

核となる特性
統合を体験する

主な効能
- 自由と統合という真の自己の体験を支える。
- 神経系、内分泌系、免疫系を中心に、全器官系の健康を改善する。
- 内なる沈黙の体感を助ける。

類似のムドラ
アナンタ、マンダラ、アンジャリ

注意・禁忌
なし

手順
1. 手のひらを上に向けて、左手を腿の付け根に置く。
2. 右手の甲を左手の上に乗せる。
3. 左右の親指の先を軽く合わせてもよい。
4. 両手を腿の付け根部分に自然に置く。
5. 肩の力を抜いて後方に押し下げ、両肘をやや体から離し、背筋を自然に伸ばす。

アンナマヤ・コーシャ（食物鞘）
- ヨガの完全呼吸法を助け、全器官系の健康を支える。
- 呼吸を静め、リラクゼーションを高める。
- バランスを調える効果によって、ヴァータとピッタとカパの不均衡全般に効く。

プラーナマヤ・コーシャ（生気鞘）
- 5つのプラーナ・ヴァーユ全てを穏やかに活性化する。
- 知恵と統合を司る第6と第7のチャクラを中心に、全てのチャクラのバランスを調える。

マノマヤ・コーシャ（意思鞘）
- 深い内なる沈黙と静けさのスペースを生む。

ヴィジュニャーナマヤ・コーシャ（理智鞘）
- 内なる沈黙を経験するにつれ、それがおのずと知恵を呼び覚ます真の自己の声だと認識する。

アーナンダマヤ・コーシャ（歓喜鞘）
- 自由と統合という自己の本質に同調するにつれ、至福感と無限性がおのずと立ち現れる。

調えられる器官系

活性化する五大元素

調えられるドーシャ

強まるプラーナ・ヴァーユ

調えられるチャクラ

沈静から活性に至るエネルギー目盛り
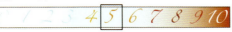

第16章 神の存在を祈願する 祈りと帰依のムドラ

祈りと帰依は、どちらも神とつながる方法です。祈りは神の支えと恵みを呼び覚ます方法で、帰依は神の存在に対する愛と憧れを伝える方法です。祈りも帰依も、「自分は個人の力の及ばない高次の摂理に支配された世界に生きている」という認識を反映しています。祈りによって、人は聖なる源との同調による支えと導きを求めます。帰依によって、人は心の底から神を崇敬し、精神的なつながりを深めます。

インド哲学の最も重要な聖典である『バガヴァッド・ギーター』は、異なるレベルの祈りや帰依を美しく叙述しています。第7章第16節では、神の化身であるクリシュナが、祈りと帰依の4段階を体現する4種類の帰依者について語っています。クリシュナは、4種類の帰依者はみな神に愛されているが、帰依者と神の間に分離が存在しなくなったときこそ、祈りと帰依が最高潮に達するのだと述べます。以下がその4種類の帰依者です。

アールティ：悩める嘆願者
普段はあまり祈りを捧げませんが、自分ではどうにもできない困難に見舞われたとき、支えや慰めや解決策を求めて神にすがる人々です。

アルタールティ：請願する嘆願者
物質的な豊かさ、子宝、健康などを請い願う人々です。その請願には、全てのよきものが最終的には聖なる源から来ること、また源と同調し、源を認識することでその無限の賜物を授かる力が増すこと、以上2つの認識が含まれます。

ジジニャース：
帰依を通じた神との交わりを求める者
保護や豊かさを求める代わりに、神との霊的な交わりを求めたり、神に心からの信愛を捧げる者です。この信愛の念は憧れを含んでいることがよくあります。霊的な志の高い者は、すでに神の愛を味わったがゆえに、さらなる交わりを求めるからです。この段階では神は人格神であることが多く、帰依者は自らの選んだ神との関わりを深めていきます。

ジュニャーニ：
真の自己の認識を通じた神との結合
これまでの3種類の帰依者に共通しているのは、神が帰依者とは分離している点です。深い信愛のうちにも、愛する者と愛される者との間にはやはり分離が存在します。しかし『バガヴァッド・ギーター』によれば、精神の旅路が最高潮に達するのは、自らの真の自己が神と分離していないと認識する瞬間です。これが認識できたとき、全体性と自由と統合の感覚がもたらされ、全ての探求は終わりを告げるのです。この単一性の経験において、人生の一瞬一瞬が、全てを包含する統合を継続的に認識し、尊ぶ時間となります。

実践者の意図に焦点を合わせ、それを増強してくれるムドラは、あらゆる祈りと帰依を支えてくれます。ムドラを結ぶとエネルギーと活力が強化され、祈りと帰依の実践が助けられます。また神との深いつながりを阻む、条件付けの除去が促進されます。さらにムドラによって洞察力の覚醒が促され、真の欲求に気づいて明確にそれを請い願うことができます。最終的にはムドラを実践することで、もとから全体性と完全性を備え、何も求めず必要とせず、解放される必要すらない、真の自己への扉が開きます。

祈りと帰依の段階

ムドラ	帰依の段階
フリダヤ	アールティ 悩める嘆願者
アーダーラ	アルタールティ 請願する嘆願者
テジャス	ジジニャース 帰依を通じた神との交わりを求める者
アンジャラ	ジュニャーニ 真の自己の認識を通じた神との結合

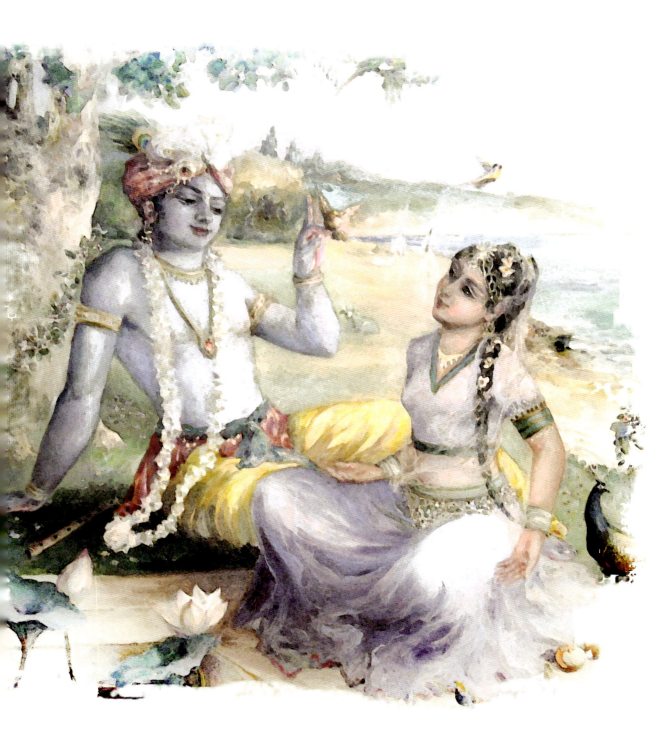

『バガヴァッド・ギーター』で、シュリー・クリシュナは４種類の帰依者について語ります。

フリダヤ・ムドラ

神の保護を求めるための霊的な心臓のムドラ

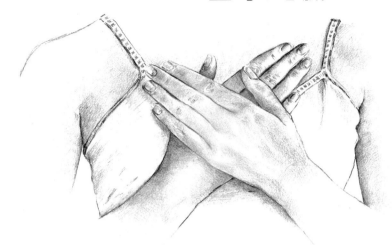

困難な時の恵みに
心を開き
神の全き助けを
受けとります

　困難な時に神にすがるのは、自分の力ではどうにもならない難局も、偉大な知性ならば支えと導きを与えてくれると認識しているからです。神に支えを求める人は、目の前の困難を大局から見通せる力を与え、解決策を見出す助けとなる、清澄さを受け入れる心構えができています。神の導きで洞察力と知恵が備わり、現在の難局の元となった条件付けが将来は生じにくくなります。困った時に神の保護を求めることで、困難そのものの認識も徐々に変化し、遭遇する障害は全て旅路の導きなのだとわかるようになります。より広い視野を得ることで、難局を精査し、大いなる認識を目覚めさせるための手段という深い意味が難局にあることに気づけるようになります。

　フリダヤは「心臓」を意味します。フリダヤ・ムドラは神に支えと慰めを求めるのに必要な、内なる避難所のスペースを生みます。このムドラは呼吸と意識とエネルギーを心臓のチャクラに向け、信頼感と安心感を高め、感情を受け入れて目の前の難局をあらゆる面から精査するのを助けます。このムドラを結ぶと心が落ちつき、ストレスが原因の胸部の緊張がほぐれます。また困難時にも自信がもたらされ、ストレスが軽減し、免疫系の健康が支えられます。吸気が長くなることで、難局に対処するエネルギーが効果的に供給されます。呼気も長くなるためリラクゼーションと解放感が高まり、困難に対して、より平静に客観的に対処できるようになります。

核となる特性
神の保護を求める

主な効能
- 困難な時に神の支えを求める。
- 胸部の緊張をほぐす。
- 免疫系の健康を支える。
- 信頼感と感情のバランスを高める。

類似のムドラ
カポタ、カルナー、プールナ・フリダヤ

注意・禁忌
なし

手順
1. 右手の手のひらと心臓の間にわずかに隙間を残したまま、右手をそっと心臓の上に置く。
2. 左手を右手の上に重ねる。
3. あごを下げてかすかに頭を垂れ、神に身を委ねる態度を示す。
4. 肩の力を抜いて後方に押し下げ、背筋を自然に伸ばす。

調えられる器官系

活性化する五大元素

調えられるドーシャ

強まるプラーナ・ヴァーユ

調えられるチャクラ

沈静から活性に至るエネルギー目盛り
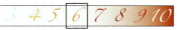

アンナマヤ・コーシャ（食物鞘）
- 呼吸と意識を胸の上部と胸骨に向け、マッサージ効果によって胸腺周辺の血行を改善する。
- 胸部の筋肉をリラックスさせ、緊張とこりをほぐす。
- 困難な時に信頼感と自信をもたらし、免疫系を支える。
- 感情の表出を助けることで、カパの不均衡に効くことが多い。
- 心臓のチャクラとつながることで、ピッタの不均衡に効くことが多い。
- 支えられている感覚を強めることで、ヴァータの不均衡に効くことが多い。

プラーナマヤ・コーシャ（生気鞘）
- プラーナ・ヴァーユ（上向きの流れ）とアパーナ・ヴァーユ（下向きの流れ）のバランスを調える。
- 無条件の愛を司る第4のチャクラを開き、バランスを調える。

マノマヤ・コーシャ（意思鞘）
- 心地よさと感情のバランスを高める。
- 信頼感と支えられている感覚をもたらす。

ヴィジュニャーナマヤ・コーシャ（理智鞘）
- 困難な時に神の助けにすがることで、旅路のどの瞬間にも神が存在することに徐々に気づき始める。

アーナンダマヤ・コーシャ（歓喜鞘）
- 大いなる助けに気づくにつれ、心臓のチャクラから信頼感と解放感がおのずと開花し始める。

アーダーラ・ムドラ

豊かに受けとるための支えのムドラ

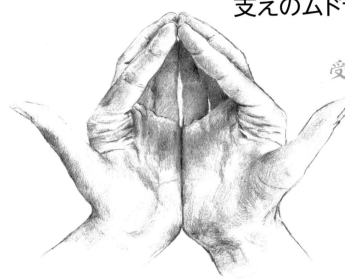

受けとるために心を開くことで神は必要なものを全て授けて下さいます

個人的な請願を満たすために祈ることがあります。聖なる源に願いを表明し、助けを求めるというタイプの祈りです。この種の祈りを強化するには、表面的な願望の先を見据えて、本当に必要なものを明確にしなければなりません。たとえば、物質的な欲求をさらに精査すると、愛や安心感や真の自己とのつながりといった、より深い情緒的・精神的欲求が露わになるかもしれません。物質的な欲求を満たしてもある程度の安心感は得られるかもしれませんが、より深刻な欲求を解明して満足させることの代わりにはなりません。真の欲求を明確化できたら、次は受け止めるに値しない思いこみを除去する番です。最終的には、物質的な助けも、また深刻な欲求の充足に関しても、私たちに必要なものをつねにご存知の神に全てを委ねることです。

アーダーラは「基盤」を意味し、全ての豊かさの源である神を指しています。アーダーラ・ムドラは呼吸と意識とエネルギーをみぞおちに向け、やる気と自尊心を高め、自分は豊かな贈り物を受けとるに値するものだという認識を支えてくれます。開いた両手は、授かり物を受けとる意志と同時に、それを阻む自分を縛る思い込みを除去する意志をも表しています。このムドラを結ぶと一点への集中力が高まり、自らの欲求を明確化し、客観的に請願することができるようになります。アーダーラ・ムドラは、必要なものは全て、旅路のふさわしい瞬間に与えられるものだという信頼感をもたらします。

核となる特性
豊かな授かり物を受けとる

主な効能
- 豊かな授かり物を受けとる開放性を自然に生みだす。
- 消化を支える。
- 背中中部のこりをほぐす。
- 腎臓と副腎の健康を支える。
- 自尊心を高め、不適当で受けとるに値しない思いこみの除去を助ける。

類似のムドラ
アーヴァーハナ、ハスタプラ、クベラ

注意・禁忌
なし

手順
1. 指先を前方に向け、腹部の前で合掌する。
2. 人差し指から小指までの指先と、小指側の手の側面は合わせたまま、親指を翼のように左右に開き、両手の手のひらの間にスペースを作る。
3. 肩の力を抜いて後方に押し下げ、前腕は腹部に当て、背筋を自然に伸ばす。

アンナマヤ・コーシャ（食物鞘）
- 呼吸と意識をみぞおちに向け、マッサージ効果によって消化器系の血行を改善する。
- 横隔膜の水平の動きを強化し、呼吸に使う主な筋肉を鍛える。
- 背中側の横隔膜の動きによって、腎臓と副腎周辺をマッサージし、背中中部のこりをほぐす。
- エネルギーを活性化する効果によって、カパの不均衡に効くことが多い。
- 一点への集中力を高めることで、ヴァータの不均衡に効くことが多い。

プラーナマヤ・コーシャ（生気鞘）
- エネルギーの水平な流れ、サマーナ・ヴァーユを穏やかに活性化する。
- 個人の力を司る第3のチャクラを開き、バランスを調える。

マノマヤ・コーシャ（意思鞘）
- 自尊心を高める。
- 集中力を高め、意図を明確化するための理想的な環境を調える。

ヴィジュニャーナマヤ・コーシャ（理智鞘）
- 授かり物を受けとろうとすることで、神が全ての源であることを認識する。

アーナンダマヤ・コーシャ（歓喜鞘）
- 自尊心が高まることで、内なる豊かさと輝きがおのずと立ち現れる。

調えられる器官系

活性化する五大元素

調えられるドーシャ

強まるプラーナ・ヴァーユ

調えられるチャクラ

沈静から活性に至るエネルギー目盛り
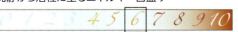

107 テジャス・ムドラ

信愛を高めるための光のムドラ

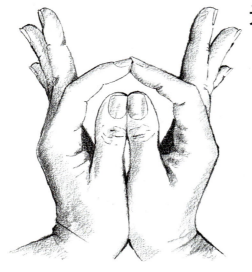

神への心からの信愛を通じて
心と頭を輝かしい光が包みます

　「帰依」を意味するバクティは、神に対する深い愛と憧れを指します。全てを包みこむ激しいこの思いは、しばしば愛する者に対する焦がれるような愛情と比較されます。この心からの信愛は特定の神に向けられることが多く、その際にはより深いつながりを求めて、「聖なる言葉」を意味するマントラがくり返し唱えられます。インド文化においては、種々の性質を体現する無数の神が存在します。たとえばガネーシャは、愛ある保護と障害物の除去を象徴します。シヴァは解放に至る精神の浄化を体現し、サラスヴァティは知識と創造性の化身です。クリシュナは、知恵と愛ある慈悲心を共に体現しています。選んだ神とのつながりや信愛が深まるにつれ、徐々にその神の特性が自らに溶けこみ、精神の旅路を自然と支えてくれます。

　テジャスは「光、輝き」を意味します。テジャス・ムドラは、帰依者と選んだ神、またその神と関連する特性とを結合させる、信愛の光を覚醒させます。このムドラは呼吸と意識とエネルギーを心臓のチャクラに向け、そこに聖域の感覚を設け、選んだ神を受け入れ、交流しやすくしてくれます。このムドラを結ぶと楽観主義と幸福感が高まり、親愛の情がおのずと深まります。また心拍数と血圧を穏やかに刺激し、エネルギーと活力を高めることで、選んだ神に長期間集中し続けられるようになります。ムドラの形は、輝きを放つ精神の炎を表しています。神と深く真摯につながるにつれ、この輝きが自分の存在全体に染みわたり、旅路の導きとなるばかりでなく、選んだ神の全ての特性を身につけさせてくれます。

核となる特性
信愛を高める

主な効能
- 信愛を高める。
- 免疫系を強化する。
- 楽観主義、やる気、高揚するエネルギーをもたらす。

類似のムドラ
パドマ、カルナー、プールナ・フリダヤ

注意・禁忌
なし

手順
1. 心臓の前で合掌する。
2. 人差し指を曲げ、親指に触れずに、親指の周りに光背を形作る。
3. 親指の側面は合わせたまま、中指から小指までを広げる。
4. 肩の力を抜いて後方に押し下げ、両肘をやや体から離し、背筋を自然に伸ばす。

アンナマヤ・コーシャ（食物鞘）
- 呼吸と意識を心臓周辺に向け、マッサージ効果によって胸腺を含む胸の上部の血行を改善する。
- 愛や思いやりなどポジティヴな感情を高め、免疫系の健康を支える。
- 活力を高める効果によって、カパの不均衡に効くことが多い。

プラーナマヤ・コーシャ（生気鞘）
- プラーナ・ヴァーユ（上向きの流れ）とヴィヤーナ・ヴァーユ（中心から四肢への全方向の流れ）を活性化する。
- 無条件の愛を司る第4のチャクラを開き、バランスを調える。

マノマヤ・コーシャ（意思鞘）
- 帰依する神に向けうる、内なる光とエネルギーを高める。
- 集中力をもたらし、中心軸を定める。

ヴィジュニャーナマヤ・コーシャ（理智鞘）
- バクティ（心からの帰依）によって、愛を本質とする真の自己への扉が開く。

アーナンダマヤ・コーシャ（歓喜鞘）
- 神への信愛が存在の隅々にまで染みわたるにつれ、全体性、静穏さ、崇敬の念、信頼感、平安などの本質的な特性を体感する。

調えられる器官系

活性化する五大元素

調えられるドーシャ

強まるプラーナ・ヴァーユ

調えられるチャクラ

沈静から活性に至るエネルギー目盛り
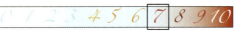

第16章 神の存在を祈願する 祈りと帰依のムドラ

108 アンジャリ・ムドラ

神との統合を呼び覚ますための崇敬のムドラ

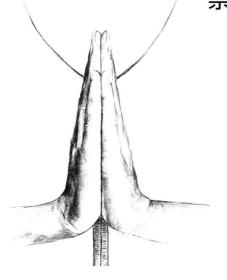

出会う人全てに合掌することで
本質的な統合を確認します

　これまでの祈りと帰依においては、祈る者と祈りの対象との間、帰依者と神との間に分離が存在していました。精神覚醒の旅路をたどるにつれ、この分離の感覚は徐々に消え去り、帰依者と神が完全に一つに融合します。『バガヴァッド・ギーター』の考え方によれば、どの祈りや帰依も旅路の支えとはなりますが、究極的にはどれもみな、統合を求める心の反映なのです。困った時に神にすがる者は、性格から生じる限定された物の見方を超越したより大きな統合を受け入れることで、心の支えを得ています。豊かさを求めて祈る者は、あらゆる豊かさの源である神と同調しています。神へ信愛を捧げる者は、真の自己の本質をなす統合を味わっています。そして精神の旅路が最高潮に達したとき、分離の感覚は全て消え失せ、帰依者は探し求めるものがすでに自身の本質として存在していることに気づくのです。

　アンジャリは「崇敬」を意味し、自分自身と万物のうちにある神性への崇敬の念を指しています。合掌によってこの統合を呼び覚ますアンジャリ・ムドラは、存在のうちにある全ての極の統合を象徴しています。このムドラは呼吸と意識とエネルギーを胸部中央に向け、真の自己へと意識を内に向けやすくし、神との単一性を自然と深めます。創造物全てを内包する統合に気づくことで、人生における疑念や問いや困難は完全に消え去ります。この合掌のムドラはまた挨拶としても用いられ、出会う人全てと、本質的な統合の認識を伝えあう手段となっています。

核となる特性
神との統合を呼び覚ます

主な効能
- 神との統合の感覚を呼び覚ます。
- 五感を内に向けることで精神を静め、ストレスを軽減し、血圧を下げる。
- 肩甲骨の間のこりをほぐす。
- 免疫系の健康を支える。
- 内なる沈黙を高める。

類似のムドラ
カポタ、カルナー、チッタ

注意・禁忌
なし

手順
1. 指先を上に向け、心臓の前で合掌する。
2. 手のひらの中央はかすかに隙間を空けておく。
3. 親指の外側の側面を胸骨に当てるか、両手を体からやや離して保つ。
4. 肩の力を抜いて後方に押し下げ、両肘をやや体から離し、背筋を自然に伸ばす。

アンナマヤ・コーシャ（食物鞘）
- 呼吸と意識を胸部前面に向け、マッサージ効果によって胸腺周辺の血行を改善する。
- 肩甲骨の間に呼吸を拡張し、その周辺のこりをほぐす。
- 統合の効果によって、ヴァータ、ピッタ、カパの不均衡全般に効く。

プラーナマヤ・コーシャ（生気鞘）
- プラーナ・ヴァーユ（上向きの流れ）とアパーナ・ヴァーユ（下向きの流れ）のバランスを調える。
- 無条件の愛を司る第4のチャクラを中心に、全てのチャクラを開き、統合する。

マノマヤ・コーシャ（意思鞘）
- 落ちつきを高める。
- 五感を内に向ける。
- 崇敬の念をもたらす。

ヴィジュニャーナマヤ・コーシャ（理智鞘）
- 平静になり中心軸が定まるにつれ、真の自己の反映である統合を体感する。

アーナンダマヤ・コーシャ（歓喜鞘）
- 大いなる融合を体感するにつれ、全体性と統合がおのずと立ち現れる。

調えられる器官系

活性化する五大元素

調えられるドーシャ

強まるプラーナ・ヴァーユ

調えられるチャクラ

沈静から活性に至るエネルギー目盛り

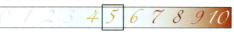

付録A　　　主なヨガのポーズを助けるムドラ

アーサナ	サンスクリット語の名前	助けるムドラ	ムドラで強化される利点
アルダ・チャンドラーサナ 立位の半月のポーズ	メダー・プラーナ・クリヤー・ムドラ（上げた手）		肋骨を開いて拡張し、完全な呼吸を強化すると同時に、姿勢を長く維持する。
ヴィラバドラーサナ II 戦士のポーズ II	メルダンダ・ムドラ		呼吸をみぞおちに向け、力とエネルギーと安定性を高める。集中力を強化し、背筋を伸ばして地面と垂直にする。
ヴィラバドラーサナ I 戦士のポーズ I	ヴァジュラプラダマ・ムドラ		胸の前で結ぶ。胸郭の前後左右を拡張し、勇気と不屈の精神を高め、心を開いて人生と対峙する力を強める。
パールシュヴァコーナーサナ 体側を伸ばすポーズ	ヴァーユ・ムドラ		上げた手で結ぶ。風の元素を活性化し、肋骨を広げ、胸郭を開いてねじりやすくする。軽さと安楽さがもたらされ、背筋を斜めに伸ばしやすくなる。
トリコーナーサナ 三角のポーズ	プラーナ・ムドラ（上げた手） アパーナ・ムドラ（下の手）		ムドラと組み合わせるとプラーナ・ヴァーユ（エネルギーの上向きの流れ）とアパーナ・ヴァーユ（下向きの流れ）が調和し、背筋がまっすぐに伸びる。
ヴリクシャーサナ 木のポーズ	ヴィヤーナ・ヴァーユ・ムドラ		体への気づきを強化し、バランスを助ける一方、背骨全体を牽引して長くする。
ナタラージャーサナ 踊りの神のポーズ	ハンシー・ムドラ（前方の手。手のひらを上に）		ポーズの安定性を高め、バランスを支える。顔の緊張をほぐし、喜びと優美さを高め、胸をさらに開き、長時間のポーズの維持を可能にする。
アルダ・チャンドラーサナ 半月のポーズ	アヌシャーサナ・ムドラ（上げた手）		集中力と体への気づきを高めると同時に、体の中心から周縁への放射状のエネルギーの流れを支える。
ヴィラバドラーサナ III 戦士のポーズ III	スーリヤ・ムドラ		呼吸をみぞおちに向け、活力を高め、長時間のポーズの維持を可能にする一方、エネルギーを蓄える。
パリヴリッタ・プラサーリタ・パードッターナーサナ ねじった立位の開脚前屈のポーズ	ヴァーユ・ムドラ（上げた手）		肋骨を広げ、胸郭を開いてねじりやすくする。

※ムドラはアーサナの前に行うが、心地よさを感じるならアーサナ中に行ってもよい。

付録 A — 主なヨガのポーズを助けるムドラ

アーサナ	サンスクリット語の名前	助けるムドラ	ムドラで強化される利点
	アダーラ・ウトゥカターサナ 安定した椅子のポーズ	アディ・ムドラ	確かな拠り所を強化し、微細なエネルギーを全身に流す。増加したエネルギーが長時間のポーズの維持を可能にする。
	マーラーサナ・バリエーション 花輪のポーズバリエーション	シヴァリンガム・ムドラ	バランスと中心軸を強化すると同時に、背筋を伸ばす。増加したエネルギーが長時間のポーズの維持を可能にする。
	マーラーサナ 花輪のポーズ	ムールティ・ムドラ	アパーナ・ヴァーユ(エネルギーの下向きの流れ)を活性化し、確かな拠り所と安定性を強化し、身体の浄化を助ける。
	ダンダーサナ 杖のポーズ	アヌシャーサナ・ムドラ	ヴィヤーナ・ヴァーユ(エネルギーの全方向への流れ)を活性化し、背骨を伸ばし、四肢に活力を与える。
	パリプールナ・ナーヴァーサナ 舟のポーズ	ヴィヤーナ・ヴァーユ・ムドラ	ヴィヤーナ・ヴァーユを活性化し、体への気づきを促し、体の中心の力とエネルギーを強める一方、エネルギーを四肢に放射する。
	バッダ・コーナーサナ 合蹠のポーズ	ミーラ・ムドラ	呼吸とエネルギーを骨盤に向け、股関節を開きやすくし、背筋を伸ばしたままでの前屈を助ける。
	ウパヴィシュタ・コーナーサナ 開脚前屈のポーズ	プラニダーナ・ムドラ	呼気を長くし、リラックスを高めて、特に腿のこりをほぐす。呼吸を背骨に向け、背筋を伸ばす。
	ヴィーラーサナ 英雄座	プリティヴィ・ムドラ	確かな拠り所と支えられる感覚を強化し、上体の基盤を床に接地しやすくする。
	ヴァジュラーサナ 稲妻のポーズ	アディ・ムドラ	身体感覚を強化し、確かな拠り所と安定性をもたらし、背筋を自然に伸ばすための強固な基盤を作る。
	マンドゥカーサナ カエルのポーズ	ジャラーシャヤ・ムドラ	呼吸とエネルギーを骨盤と上体の基盤に向け、腰を開くと同時に、確かな拠り所と安定性を強化する。

付録A　主なヨガのポーズを助けるムドラ

アーサナ	サンスクリット語の名前	助けるムドラ	ムドラで強化される利点
	デヴィアーサナ 女神のポーズ	ヴァジュラプラダマ・ムドラ	胸の前で結ぶ。胸郭を拡張し、背筋を自然に伸ばし、軽さをもたらして長時間のポーズの維持を可能にする。
	チャクラヴァカーサナ 太陽鳥のポーズ	スーリヤ・ムドラ（上げた手）	みぞおちを活性化し、力とエネルギーを高めて長時間のポーズの維持を可能にすると同時に、エネルギーを蓄える。
	アルダ・マッチェンドラーサナ 半分の魚の王のポーズ	パッリ・ムドラ（上げた手）	ねじりを強める一方、伸ばした背筋を自然に維持する。
	アルダ・マンダラーサナ 半円のポーズ	ヴァーユ・ムドラ（上げた手）	胸郭の四方を拡張する。軽さをもたらし、長時間のポーズの維持を可能にする。
	ヴァシシュターサナ 横向きの板のポーズ	プラーナ・ムドラ（上げた手）	軽さ、エネルギー、活力を高め、長時間のポーズの維持を可能にする。
	スプタ・ナーヴァーサナ 横たわった舟のポーズ	アヌシャーサナ・ムドラ	呼吸とエネルギーを体の中心から四肢に向け、長時間のポーズの維持と背筋の牽引を助ける。
	スプタ・ヴィーラーサナ 仰向けの英雄のポーズ	プーシャン・ムドラ	消化器系と排泄器系へのマッサージ効果を強める。確かな拠り所を強め、長時間のポーズの維持を助ける。
	ジャタラ・パリヴァルタナーサナ ワニのポーズ	メダー・プラーナ・クリヤー・ムドラ（伸ばした手）	胸部と胸郭側面の呼吸を拡張し、ねじりを強め、背筋を自然に伸ばす。
	アパーナーサナ ガス抜きのポーズ	ムールティ・ムドラ	アパーナ・ヴァーユ（エネルギーの下向きの流れ）を活性化し、呼気を長くし、腹部へのマッサージ効果を強め、背筋を伸ばす。
	パドマーサナ 蓮華座	ジュニャーナ・ムドラ	ポーズを安定させ、脚の心地よさを増す。エネルギーを第6チャクラまで上げ、集中力と瞑想力を高める。

付録B　　　　　　　　　　　**主なプラーナヤーマを助けるムドラ**

名前と説明	助けるムドラ	ムドラで強化される利点
カーキー・プラーナヤーマ *カラスのくちばしの呼吸法* 鼻孔から息を吸い、カラスのくちばしの形にした口から長く息を吐く。	ブー・ムドラ	呼気を長くすると同時に、確かな拠り所と安定性を高める。身体感覚を強化し、プラーナヤーマの浄化の効果を全身に溶けこませる。
サダンタ・プラーナヤーマ *リフレッシュする呼吸法* 閉じた歯の隙間から息を吸い、口を閉じてゆっくりと鼻孔から息を吐く。	スワディシュターナ・ムドラ	呼気と吸気を共に長くし、この呼吸法の冷却する効果を高める。
ディールガ・プラーナヤーマ *ヨガの完全呼吸法(体の前面)*	プールナ・スワラ・ムドラ	体の前面を上下するヨガの完全呼吸法を強化する。
ディールガ・プラーナヤーマ *ヨガの完全呼吸法(体の背面)*	アヌダンディ・ムドラ	体の背面を上下するヨガの完全呼吸法を強化する。
ディールガ・プラーナヤーマ *ヨガの完全呼吸法(全身)*	ハーキニー・ムドラ	全身にわたってヨガの完全呼吸法を強化する。
ヴィローマ・クラマ *3段階の呼気* 鼻孔から息を吸い、短く活発に、3段階で息を吐く。	シヴァリンガム・ムドラ	呼気の全体量を増やす。
アヌローマ・クラマ *3段階の吸気* 3段階で穏やかに息を吸い、自然に息を吐く。	マディヤマ・シャリーラ・ムドラ	吸気の全体量を増やす。
カパーラバーティ・プラーナヤーマ *頭蓋骨を輝かせる呼吸法* 腹部を完全に拡張させて受動的に息を吸い、短く活発に息を吐く。	メルダンダ・ムドラ	完全な吸気と活発な呼気を助ける。
スーリヤヌローマ・プラーナヤーマ *右の鼻孔の呼吸法*	ピンガラ・ムドラ	呼吸を、太陽の気道である右の鼻孔、右肺、右半身に向ける。
チャンドラヌローマ・プラーナヤーマ *左の鼻孔の呼吸法*	イダー・ムドラ	呼吸を、月の軌道である左の鼻孔、左肺、左半身に向ける。
ナーディ・ショーダナ・プラーナヤーマ *交互の鼻孔の呼吸法* 左の鼻孔から息を吸い、止息し、右の鼻孔から息を吐き、止息する。右の鼻孔から息を吸い、止息し、左の鼻孔から息を吐き、止息する。これをくり返す。	イダー・ムドラ(左の鼻孔) ピンガラ・ムドラ(右の鼻孔)	交互に違う鼻孔から呼吸するのを助ける。また、吸気と呼気のあとの自然な止息を長くする。

付録C　　　　　マントラの詠唱を助けるムドラ

ブランマールパナム・マントラとムドラ

『バガヴァッド・ギーター』第4章第24節から取られた祈りの言葉です。私たちが受けとるものは全て神の賜物であると諭し、食前の祈りとしてよく用いられています。

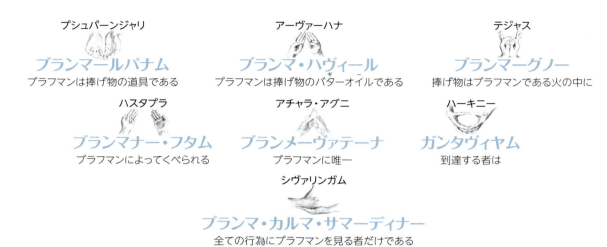

ガーヤトリー・マントラとムドラ

ガーヤトリー・マントラは、ヴェーダの伝統のなかでも最もよく知られ、愛唱されているマントラです。唯一の源である「意識」の体現者、太陽神サヴィトリへの祈祷です。ムドラと組み合わせた以下のシークエンスは、ジョゼフ・ルペイジとリリアン・ルペイジが開発しました。

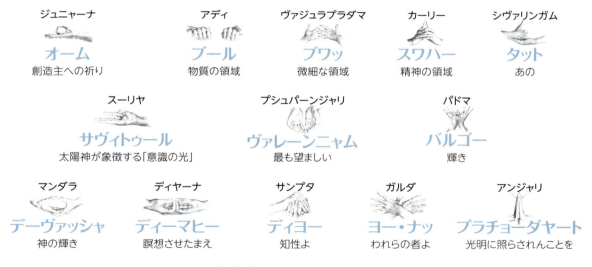

おお　存在の全ての層に浸透する創造主よ
われらに霊感を与え　われらを導くあの聖なる光を　願わくは瞑想させたまえ

ロカ・サマスタ・スキノ・バヴァントゥ

ロカ・サマスタは、万物全ての幸福と癒やしを祈祷するヴェーダ語のマントラです。

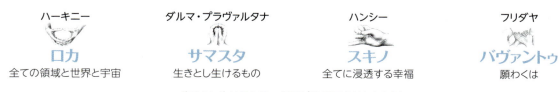

生きとし生けるもの　全てが幸福でありますように

260

付録C　　　　　　マントラの詠唱を助けるムドラ

サハナーヴァヴァトゥ・マントラ

サハナーヴァヴァトゥ・マントラは、『タイッティリーヤ・ウパニシャッド』に起源を持つシャーンティ・マントラ（平和の祈り）の一つです。平和と繁栄を祈願する言葉として全世界で広く使われていますが、特に神の恵みによって教師と生徒の円満な関係を祈願するときには、このマントラが唱えられます。

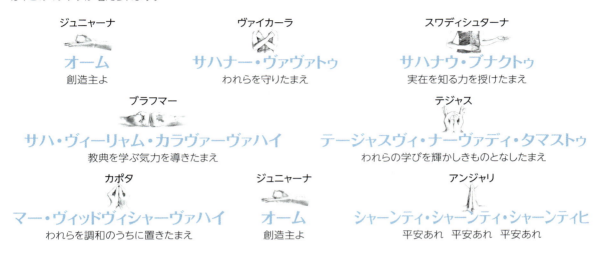

オーム・アサトーマ・マントラ

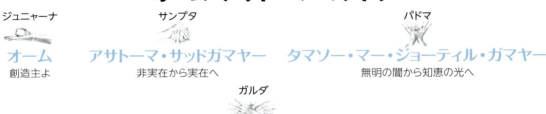

トワメーヴァ・マントラ

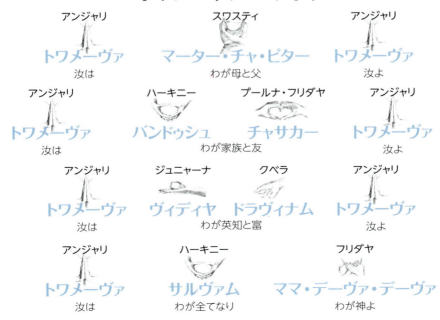

261

付録D　ムドラの核となる特性

ムドラ名	核となる特性	ムドラ名	核となる特性
1. カニシュタ	大地とつながる	55. チンマヤ	安心感をもたらす
2. アナーミカー	自らを癒やす	56. スワディシュターナ	自らを育む
3. マディヤマ	エネルギーのバランスを調える	57. ヴァジュラ	潜在能力を引きだす
4. タルジャニー	心を開く	58. パドマ	無条件の愛を感得する
5. アングシュタ	内なる声を聴く	59. カーリー	精神を浄化する
6. ハーキニー	統合する	60. トリシューラ	非二元性を感得する
7. カニシュタ・シャリーラ	上体下部の呼吸を調える	61. アナンタ	統合を意識する
8. マディヤマ・シャリーラ	上体中部の呼吸を調える	62. ダルマ・チャクラ	全チャクラを統合する
9. ジェシュタ・シャリーラ	上体上部の呼吸を調える	63. イダー	受容力を高める
10. プールナ・スワラ	完全呼吸法を調える	64. ピンガラ	活力を高める
11. アディ	静止する	65. シャカタ	精神を統合する
12. アド・メルダンダ	中心軸を定める	66. ヴァイカーラ	自然現象から保護する
13. メルダンダ	一直線になる	67. スワスティ	ネガティヴなエネルギーから保護する
14. ウールドヴァム・メルダンダ	拡張する	68. グプタ	自分を縛る思いこみから保護する
15. プリティヴィ	身体感覚を高める	69. ガネーシャ	新たな始まりに向けて保護する
16. ヴィッタム	生命エネルギーの自由な流れを助ける	70. ドヴィムカム	深いリラクゼーションをもたらす
17. プールナ・フリダヤ	思考と感情を尊ぶ	71. クールマ	五感への負荷を減らす
18. チッタ	内なる観察者を覚醒させる	72. プラニダーナ	執着心をなくす
19. ハンシー	好ましい特性を開花させる	73. ウシャス	新たな可能性に心を開く
20. ルーパ	骨格系を健康に保つ	74. カポタ	暴力を犯さない
21. アヌダンディ	腰痛を緩和する	75. サンプタ	正直さを高める
22. マツヤ	関節を健康に保つ	76. ハスタプラ	盗みを働かない
23. アパナヤナ	排泄のバランスを調える	77. クベラ	エネルギーを保持する
24. ヴァールナ	泌尿器系を健康に保つ	78. プシュパーンジャリ	執着心をなくす
25. ヨニ	女性の生殖器系を健康に保つ	79. ヴィシュッダ	清浄になる
26. シャーンカ	男性の生殖器系を健康に保つ	80. チャトゥルムカム	満ち足りる
27. トリムールティ	調和のとれた人生の節目を迎える	81. ムシュティカーム	精神を鍛錬する
28. プーシャン	消化のバランスを調える	82. サークシー	自己を探究する
29. ブラフマー	エネルギーと活力を覚醒させる	83. チン	神に身を委ねる
30. ミーラ	呼吸を楽にする	84. ムールティ	安定した快適な座法を支える
31. ヴァーヤン	血行を改善する	85. ディールガ・スワラ	生命エネルギーを拡張する
32. アパーナ・ヴァーユ	心臓を健康に保つ	86. イーシュヴァラ	五感を制御する
33. マハーシールシャ	頭痛を緩和する	87. アビシェカ	一点への集中力を高める
34. ガルダ	代謝のバランスを調える	88. ダルマダートゥ	瞑想を支える
35. ヴァジュラプラダマ	生きる気力を与える	89. マンダラ	精神を統合する
36. パーラ	不安を緩和する	90. シヴァリンガム	精神の旅路に全力を傾ける
37. ヴィヤーナ・ヴァーユ	神経系を健康に保つ	91. シューンヤ	変容に心を開く
38. ブラーマラ	免疫系を健康に保つ	92. パッリ	内なる導きを信頼する
39. マニ・ラトナ	全てを癒やす	93. アーヴァーハナ	心から受け入れる
40. ブー	大地の安定性をもたらす	94. カルナー	慈悲心を持つ
41. ジャラ	水の流動性をもたらす	95. プールナ・ジュニャーナム	洞察力を高める
42. スーリヤ	光り輝く火のエネルギーをもたらす	96. ヴァラーカム	落ちつく
43. ヴァーユ	風の軽やかさをもたらす	97. シャクティ	精神エネルギーを覚醒させる
44. アーカーシャ	空間の広大さをもたらす	98. ウッターラボディ	自己の主となる
45. ダルマ・プラヴァルタナ	五大元素のバランスを調える	99. カーレシュヴァラ	精神の解放に至る
46. アチャラ・アグニ	消化を改善する	100. プラージュナ・プラーナ・クリヤー	体と呼吸を安定させる
47. アバヤ・ヴァラダ	恐怖心をなくす	101. メダー・プラーナ・クリヤー	思考と感情を受け入れる
48. ジャラーシャヤ	静穏さをもたらす	102. ジュニャーナ	清澄な眼力を覚醒させる
49. ラトナ・プラバー	活力をもたらす	103. ディヤーナ	瞑想を容易にする
50. アパーナ	浄化するエネルギーの流れをもたらす	104. バイラヴァ	統合を体験する
51. プラーナ	エネルギーの上向きの流れをもたらす	105. フリダヤ	神の保護を求める
52. マータンギー	エネルギーの放射状の流れをもたらす	106. アーダーラ	豊かな授かり物を受けとる
53. リンガ	清澄にするエネルギーの流れをもたらす	107. テジャス	信愛を高める
54. アヌシャーサナ	全方向へ広がるエネルギーの流れをもたらす	108. アンジャリ	神との統合を呼び覚ます

付録E　　　ムドラと健康上の問題

健康上の問題	主要なムドラ	補助的なムドラ
アレルギー	ブラーマラ	アンジャリ、プールナ・スワラ、ハーキニー、ダルマ・チャクラ
アンガーマネジメント	パドマ	カポタ、プールナ・フリダヤ、ジャラーシャヤ、スワディシュターナ
依存症	スワディシュターナ	アナーミカー、ドヴィムカム、シャーンカ、マツヤ
うつ病	ヴァジュラプラダマ	パドマ、プールナ・フリダヤ、ディールガ・スワラ、カーレシュヴァラ
ADHD（注意欠陥・多動性障害）	チンマヤ	ブー、ムールティ、プリティヴィ、アビシェカ
顎関節症	チンマヤ	ドヴィムカム、マハーシールシャ、マツヤ
風邪	プラーナ	ブラーマラ、マディヤマ・シャリーラ、ディールガ・スワラ
過敏性腸症候群	アパナヤナ	アパーナ、プラニダーナ、ジャラーシャヤ、ハーキニー
がん	カポタ	ドヴィムカム、アーヴァーハナ、ハーキニー、スワディシュターナ
恐怖症	パーラ	アディ、シャーンカ、スワディシュターナ、アバヤ・ヴァラダ
月経前症候群など女性生殖器系の疾患	ヨニ	ミーラ、マツヤ、トリムールティ、ジャラーシャヤ
高血圧	ヴァーヤン	チンマヤ、ドヴィムカム、アパーナ、ジャラーシャヤ
甲状腺疾患など内分泌系の疾患	ガルダ	カーレシュヴァラ、ヴィシュッダ、アングシュタ
更年期障害	トリムールティ	ヨニ、ミーラ、ダルマ・チャクラ、マンダラ
呼吸器系の疾患	ディールガ・スワラ	ミーラ、シャクティ、メダー・プラーナ・クリヤー、ヴァーユ
骨粗しょう症など骨格系の疾患	ルーパ	ジャラーシャヤ、ブー、アディ、パッリ、アヌダンディ
自尊心の低さ	ヴァジュラ	クベラ、マータンギー、ブラフマー、スーリヤ、メルダンダ
消化器系の疾患	プーシャン	アチャラ・アグニ、ヴァジュラ、クベラ、スワディシュターナ
心臓病	アパーナ・ヴァーユ	ヴァーヤン、パドマ、プールナ・フリダヤ、ハンシー
頭痛と偏頭痛	マハーシールシャ	プラニダーナ、ドヴィムカム、アパーナ、チンマヤ
脊椎側湾症	メルダンダ	アヌダンディ、ブー、プリティヴィ、パッリ、リンガ
摂食障害	ハーキニー	カルナー、スワディシュターナ、プーシャン、チンマヤ
線維筋痛症	マツヤ	ジャラーシャヤ、ジャラ、スワディシュターナ、ヴィヤーナ・ヴァーユ
喘息	ミーラ	ヴィッタム、メダー・プラーナ・クリヤー、ディールガ・スワラ
前立腺肥大症など男性生殖器系の疾患	シャーンカ	プラージュナ・プラーナ・クリヤー、アド・メルダンダ、アパーナ
体重コントロール	ブラフマー	マータンギー、ムシュティカーム、ガネーシャ、スーリヤ
多発性硬化症など神経系の疾患	ヴィヤーナ・ヴァーユ	アヌシャーサナ、ハーキニー、マンダラ、ダルマ・チャクラ
聴覚障害	シューンヤ	マンダラ、カーレシュヴァラ、ガルダ、アーカーシャ
糖尿病（2型）	マディヤマ	プーシャン、ダルマ・チャクラ、ハーキニー、ヴァジュラ
認知症とアルツハイマー病	ディヤーナ	トリシューラ、ジュニャーナ、ウシャス、イーシュヴァラ、ドヴィムカム
脳卒中	イダー／ピンガラ	ダルマ・チャクラ、ハーキニー、マンダラ
PTSD（心的外傷後ストレス障害）	スワディシュターナ	ドヴィムカム、パーラ、ウシャス、イーシュヴァラ、アバヤ・ヴァラダ
冷え性	ヴィヤーナ・ヴァーユ	アヌシャーサナ、ダルマ・チャクラ
貧血	メルダンダ	ヴァジュラ、クベラ、スーリヤ、プーシャン
不安障害	パーラ	ブー、チンマヤ、ドヴィムカム、プラニダーナ
副鼻腔炎	ブラーマラ	マツヤ、ヴィッタム、スワディシュターナ
不眠症	ドヴィムカム	アパーナ、プラニダーナ、チンマヤ、スワディシュターナ
変形性関節症など関節の疾患	マツヤ	ジャラ、ヴィヤーナ・ヴァーユ、ミーラ、スワディシュターナ
便秘	アパーナ	アパナヤナ、プラニダーナ、ジャラ、プラージュナ・プラーナ・クリヤー
膀胱炎など泌尿器系の疾患	ヴァールナ	ジャラ、ドヴィムカム、マツヤ、ミーラ
慢性ストレス	プラニダーナ	ブー、ドヴィムカム、チンマヤ、ジャラーシャヤ
慢性疲労症候群	ヴァジュラ	ハーキニー、マンダラ、ダルマ・プラヴァルタナ
免疫系の疾患	プールナ・フリダヤ	ブラーマラ、ダルマ・チャクラ、ハーキニー、カーレシュヴァラ
腰痛など背中の痛み	アヌダンディ	ディールガ・スワラ（背中上部）、ヴァジュラ（中部）、ヨニ（下部）

BIBLIOGRAPHY

1. Barks, Coleman. The Essential Rumi. New York: Harper Collins, 1995.

2. Berry, Thomas & Swimme, Brian. The Universe Story. New York: Harper Collins, 1992.

3. Borysenko, Joan. Minding the Body, Mending the Mind. Canada: Bantam, 1988.

4. Bunce, Frederick W. Mudras in Buddhist and Hindu Practices: An Iconographical Consideration. New Delhi, India: DK Printworld, 2009

5. Daty, K.K. Yoga and Your Heart. Mumbai: Jaico Publishing House, 2003.

6. Dev, Keshav Acharya. Mudras for Healing. New Delhi: Aacharya Shri Enterprises

7. Dienstfrey, Harris. Where the Mind Meets the Body. New York: Harper Perennial, 1991.

8. Dychtwald, Ken. Bodymind. New York: Tarcher Penguin, 1950.

9. Eliade, Mircea. Yoga Imortalidade e Liberdade. Sao Paulo: Editora Palas Athenas, 1996.

10. Eraly, Abraham. Gem in the Lotus. New Delhi: Penguin Books, 2000.

11. Feuerstein, Georg. The Yoga Tradition. Arizona: Hohm Press, 1998.

12. Feuerstein, Georg. Wholeness or Transcendence?, New York: Larson Publications, 1992.

13. Feuerstein, Georg. Yoga The Technology of Ecstasy. Los Angeles: Jeremy P. Tarcher, Inc., 1989.

14. Fried, Robert. The Breath Connection. New York: Insight Books, 1935.

15. Hermogenes, Jose. Saude Plena com Yogaterapia. Rio de Janeiro: Nova Era, 2005.

16. Hirschi, Gertrud. Yoga in Your Hands. Maine: Samuel Weiser In.,2000.

17. Johari, Harish. Chakras the Energy Centers of Transformation. Vermont: Destiny Books, 2000.

18. Judith, Anodea. Eastern Body Western Mind. Berkeley, CA: Celestial Arts Publishing, 1996.

19. Kabat-Zinn, Jon. Full Catastrophe Living. New York: Dell Publishing, 1990.

20. Kupfer, Pedro. Mudra Gestos de Poder. Florianopolis, 1999.

21. Lefevre, Clemence. Manuel Pratique des Mudras. France: Editions Exclusif, 2006

22. Levine, Stephen. Healing into Life and Death. New York: Doubleday, 1987.

23. Morrison, Judith H. The Book of Ayurveda. New York: Fireside, 1995.

24. Ornish, Dean. Love and Survival. New York: Harpers Collins Publishers, 1997

25. Radha, Sivananda Swami. Hatha Yoga the Hidden Language. Boston: Shambala Publications, 1987.

26. Ramm-Bonwitt, Ingrid. Mudras, as Maos como Simbolo do Cosmos. Sao Paulo: Editora Pensamento Ltda., 1987.

27. Sapolsky, Robert M. Why Zebras Don't Get Ulcers. New York: W. H. Freeman and Company, 1998.

28. Saraswati, Karmananda Swami. Yogic Management of Common Diseases. India: Bhargava Bhushan Press, 1983.

29. Saraswati, Niranjanananda Swami. Prana Pranayama Prana Vidya. India: Bihar School of Yoga, 1994.

30. Saraswati, Satyananda Swami. Asana Pranayama Mudra Bandha. Bihar, India: Bihar Yoga Bharati, 1996

31. Saraswati, Swami Satananda. A Systematic Course in the Ancient Tantric Techniques of Yoga and Kriya. Bihar, India: Bihar School of India, 1981.

32. Sargeant, Winthrop. The Bhagavad Gita. New York: State University of New York Press, 2009

33. Saunders, E. Dale. Mudra a Study of Symbolic Gestures in Japanese Buddist Sculpture. New Jersey: Princeton University Press, 1960.

34. Singleton, Mark. Yoga Body. New York: Oxford University Press,2010.

35. Tirtha, Sada Shiva Swami. The Ayurveda Encyclopedia. New York: Ayurveda Holistic Center Press, 1998.

36. Tulku, Tarthang. Conhecimento da Liberdade. Sao Paulo: Dharma Publishing, 1984.

37. Upadhaya, PT. Rajnikant. Mudra Vigyan. New Delhi: Diamond Books

38. Upadhyay, R.P. Mudras, Postures and Mantras for Health, Fitness and Happiness. Delhi: Health and Harmony, 1999.

39. G.P. Bhatt & Pancham Sinh. The Forceful Yoga. Delhi: Motilal Banarsidass Publishers, 2004.

40. Venkatesananda, Swami. Enlightened Living. Canada: Anahata Press, 1999

41. Worthington, Vivian. A History of Yoga. London: Arkana, 1989.

42. Zambito, Salvatore. The Unadorned Thread of Yoga. Washington: The Yoga Sutras Institute Press, 1992.

REFERENCES NOTES

1. 1 - G.P. Bhatt & Pancham Sinh. The Forceful Yoga. Delhi: Motilal Banarsidass Publishers, 2004

2. 2- Online Etymology Dictionary: www.etymonline.com

3. 3. Grana, W. (2011). Osteoporosis. *Orthopedic Knowledge Online, from the American Academy of Orthopedic Surgeons.* Retrieved November 30, 2011, from http://www5.aaos.org/

4. 4. Low back pain fact sheet. (Reviewed June 15, 2011). In *National Institute of Neurological Disorders and Stroke.* Retrieved January 2, 2012 from http://www.ninds.nih.gov/disorders/backpain/detail_backpain.htm

5. 5.Osteoarthritis. (Reviewed November 26, 2011). *In A.D.A.M. Medical Encyclopedia.* Retrieved December 29, 2011, from http://www.ncbi.nlm.nih.gov/pubmedhealth/PMH0001460/

6. 6. U.S. Department of Health and Human Services, National Digestive Diseases Information Clearinghouse (NDDIC). (September 2007). *Irritable Bowel Syndrome.* NIH Publication No. 07-693. Retrieved December 8, 2011, from http://digestive.niddk.nih.gov/ddiseases/pubs/ibs/

7. 7. Our main resource for the effects of stress on health is *Why Zebras Don't Get Ulcers. Sapolsky, Robert M.* New York: W. H. Freeman and Company, 1998.

8. 8. U.S. Department of Health and Human Services, Women's Health. (April 14, 2010). *Interstitial cystitis/bladder pain syndrome fact sheet.* Retrieved December 13, 2011, from http://www.womenshealth.gov/publications/our-publications/fact-sheet/interstitial-cystitis.cfm

9. 9. Potter, J., Bouyer, J., Trussell, J., & Moreau, C. (2009). Premenstrual syndrome prevalence and fluctuation over time: results from a French population-based survey. *Journal of Women's Health, 18*(1), 31-39. doi: 10.1089/jwh.2008.0932

10. 10. http://www.eocinstitute.org/Meditation_boosts_Serotonin_levels_s/435.htm

11. 11. Enlarged Prostate. (Reviewed December 14, 2011). In *A.D.A.M. Medical Encyclopedia.* Retrieved December 31, 2011, from http://www.nlm.nih.gov/medlineplus/ency/article/000381.htm

12. 12. Lummus, W., & Thompson, I. (2001). Prostatitis.(3), 691-707. doi: 10.1016/S0733-8627(05)70210-8

13. 13. Mayo Clinic. (July 23, 2011). *Menopause.* Retrieved December 15, 2011, from http://www.mayoclinic.com/health/menopause/DS00119

14. 14. Lad, V. (2002). *Textbook of Ayurveda: Fundamental Principles of Ayurveda, Volume 1.* Albuquerque, New Mexico: The Ayurvedic Press.

15. 15. U.S. Department of Health and Human Services, National Institute of Diabetes and Digestive and Kidney Diseases (NIDDK). (April 2008). *Your digestive system and how it works. NIH Publication No. 08-2681.* Retrieved January 9, 2011, from http://digestive.niddk.nih.gov/ddiseases/pubs/yrdd/

16. 16. Obesity. (Reviewed July 11, 2011). In *A.D.A.M. Medical Encyclopedia.* Retrieved December 30, 2011, from http://www.ncbi.nlm.nih.gov/pubmedhealth/PMH0004552/

17. 17. Mayo Clinic. (May 27, 2010). *Asthma.* Retrieved December 7, 2011, from http://www.mayoclinic.com/health/asthma/DS00021

18. 18. National Headache Foundation. (2011). *Resources from the National Headache Foundation.* Retrieved December 2, 2011, from https://www.headaches.org

19. 19. Nussey, S., & Whitehead, S. (2001). *Endocrinology: An integrated approach.* Oxford: BIOS Scientific Publishers.

20. 20. U.S. Department of Health and Human Services, National Institute of Mental Health (NIMH). (2011). *Depression.* NIH Publication No. 11-3561. Retrieved December 9, 2011, from http://www.nimh.nih.gov/health/publications/depression/complete-index.shtml

21. 21. U.S. Department of Health and Human Services, National Institute of Mental Health (NIMH). (2011). *Anxiety Disorders.* NIH Publication No. 09-3879. Retrieved December 11, 2011, from http://www.nimh.nih.gov/health/publications/anxiety-disorders/nimhanxiety.pdf

22. 22. Multiple Sclerosis. (Reviewed December 3, 2011). In *A.D.A.M. Medical Encyclopedia.* Retrieved December 26, 2011, from http://www.ncbi.nlm.nih.gov/pubmedhealth/PMH0001747/

23. 23. U.S. Department of Health and Human Services, National Institute of Allergy and Infectious Diseases. (December 6, 2011). *Immune System.* Retrieved December 13, 2011, from http://www.niaid.nih.gov/topics/immuneSystem/Pages/default.aspx

著者:

ジョゼフ・ルペイジ (Joseph Le Page)
リリアン・ルペイジ (Lilian Le Page)
ジョゼフ・ルペイジとリリアン・ルペイジは、1994年に設立されたヨガセラピー界の
パイオニア団体、インテグラティヴ・ヨガセラピーのディレクター。夫妻は南米屈指
の規模を誇るスピリチュアル・リトリート・センター、エンチャンテッド・マウンテン・セ
ンター（ブラジル、サンタカタリーナ州所在）の共同設立者でもある。夫妻は、ヨガ
の癒しの真髄をだれもがすぐにそのまま日常生活に取り入れられるよう、古来のヨガ
の実践をクリエイティブな方法で体験的に広める活動を熱心に行っている。著書に
『ムドラ瞑想』、『ムドラ手札』（ガイアブックス）。

翻訳者:

小浜 杏 (こはま はるか)
翻訳家。東京大学英語英米文学科卒。書籍翻訳のほか、映画字幕翻訳も手がけ
る。訳書に『ハタヨーガ』、『ヨーガバイブル』、『ムドラ瞑想』、『ムドラ手札』（以上
ガイアブックス）、『サーティーナイン・クルーズ』シリーズ、『ピーターラビット』（以上
KADOKAWA）、『Remember記憶の科学』（白揚社）ほか多数。

編集協力者:

長谷 江利子 (はせ えりこ)
学生時代にクリパルヨガに出会い、卒業後米マサチューセッツ州クリパルセンター
にボランティアとして働きながらヨガを学ぶ。ヨガやホリスティックヘルス関連の通訳
や翻訳などを手がける。

ご購入いただきました皆さまに増刷記念プレゼントキャンペーン! のお知らせ

『ムドラ全書』をご購入いただきまして誠にありがとうございました。日頃の感謝を込めまして、
『ムドラ全書』オリジナルシール（1シートに20シール）をプレゼントいたし
ます。数に限りがございますので、お早めのご応募をお勧めします。

応募方法 QRコードおよび下記URLにアクセスしてご応募いただけます。
先着順にてお届けさせていただきます。
https://www.gaiajapan.co.jp/news/campaign/7691/

MUDRAS For Healing and Transformation

ムドラ全書 108種類のムドラの意味・効能・実践手順

発　　　行	2019年3月1日
第 7 刷	2025年7月1日
発 行 者	吉田 初音
発 行 所	株式会社 **ガイアブックス**

〒107-0052 東京都港区赤坂1-1-16 細川ビル2階
TEL.03（3585）2214　FAX.03（3585）1090
https://www.gaiajapan.co.jp

印 刷 所　シナノ書籍印刷株式会社

Copyright for the Japanese edition GAIABOOKS INC. JAPAN2025
ISBN978-4-86654-015-3 C2077

本書は細部まで著作権が保護されています。著作権法の定める範囲を超えた本書の利用は、出版社の同
意がない限り、禁止されており違法です。特に、複写、翻訳、マイクロフィルム化、電子機器によるデータ
の取込み・加工などが該当します。

落丁本・乱丁本に関しては、下記URLよりお問い合わせ下さい。
https://www.gaiajapan.co.jp/news/info/7233/